NURSINGRAPHICUS
ナーシング・グラフィカ

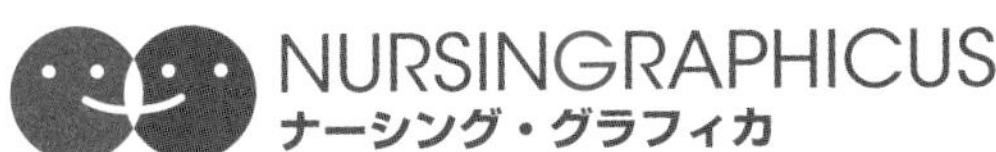

臨床栄養学

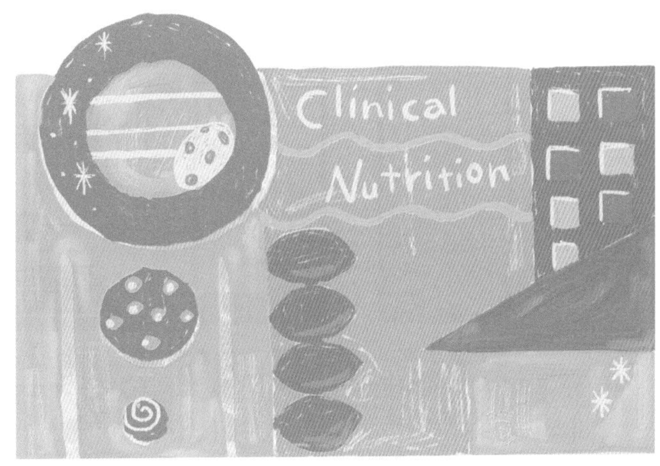

MC メディカ出版

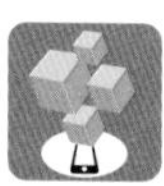

「メディカAR」の使い方

「メディカ AR」アプリを起動し，マークのある図をスマートフォンやタブレット端末で映すと，飛び出す画像や動画，アニメーションを見ることができます．

アプリのインストール方法

メディカ AR で検索

お手元のスマートフォンやタブレットで，App Store（iOS）もしくは Google Play（Android）から，「メディカ AR」を検索し，インストールしてください（アプリは無料です）．

アプリの使い方

①「メディカAR」アプリを起動する

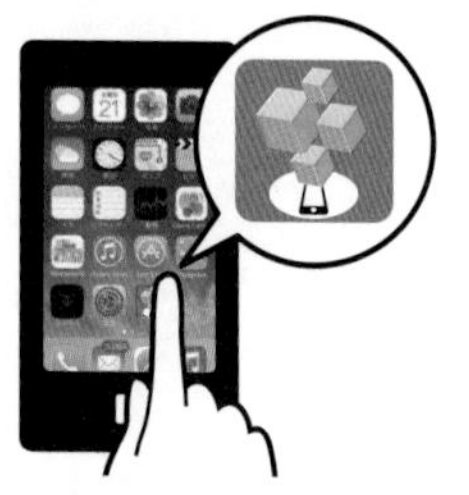

※カメラへのアクセスを求められたら，「許可」または「OK」を選択してください．

②カメラモードで，マークがついている 図 を映す

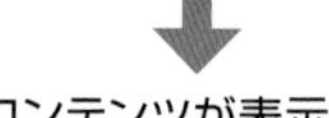

コンテンツが表示される

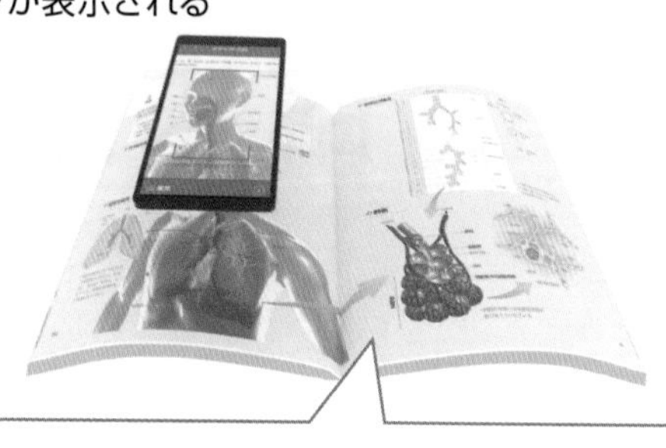

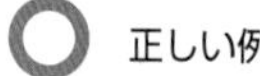

正しい例　誤った例

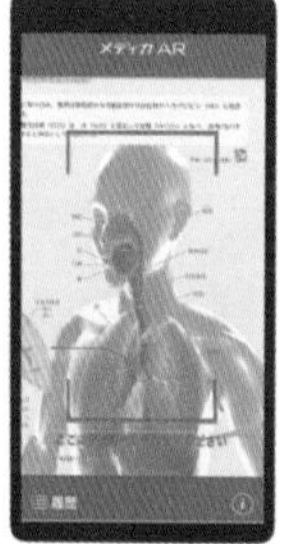

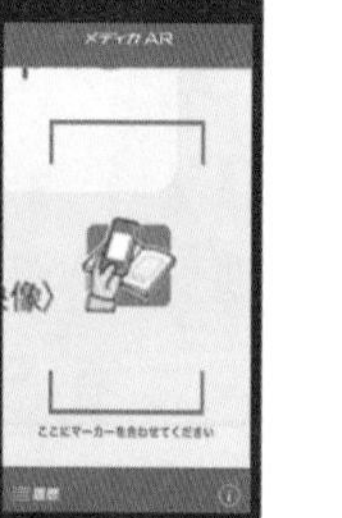

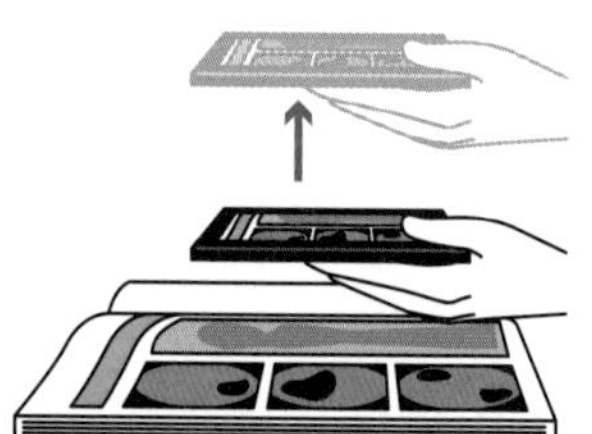

ページが平らになるように本を置き，マークのついた図とカメラが平行になるようにしてください．

マークのついた図を画面に収めてください．マークだけを映しても正しく再生されません．

読み取りにくいときは，カメラをマークのついた図に近づけてからゆっくり遠ざけてください．

正しく再生されないときは

・連続してARコンテンツを再生しようとすると，正常に読み取れないことがあります．
・不具合が生じた場合は，一旦アプリを終了してください．
・アプリを終了しても不具合が解消されない場合は，端末を再起動してください．

※アプリを使用する際は，Wi-Fi等，通信環境の整った場所でご利用ください．
※iOS，Android の機種が対象です．動作確認済みのバージョンについては，下記サイトでご確認ください．
※AR コンテンツの提供期間は，奥付にある最新の発行年月日から４年間です．

関連情報やお問い合わせ先等は，以下のサイトをご覧ください．
https://www.medica.co.jp/topcontents/ng_ar/

●AR コンテンツおよび動画の視聴は無料ですが，通信料金はご利用される方のご負担となります．パケット定額サービスに加入されていない方は，高額になる可能性がありますのでご注意ください．●アプリケーションダウンロードに際して，万一お客様に損害が生じたとしても，当社は何ら責任を負うものではありません．●当アプリケーションのコンテンツ等を予告なく変更もしくは削除することがあります．●通信状況，機種，OS のバージョンなどによっては正常に作動しない場合があります．ご了承ください．

はじめに

臨床栄養学はいかに人々の栄養状態を改善するかに始まり，飽食の時代を迎えると生活習慣病の予防・改善に貢献してきた．さらに，超高齢社会が到来した日本は，健康長寿社会を目指しており，また新たな臨床栄養学の知識が必要とされている．臨床栄養学は，時代のニーズが変わっても，人々の生活の質を高めるために欠くことのできない学問である．

人々の健康を支援する専門職は，いつの時代にあっても適用可能な基礎知識を身に付け，そこから根拠を持って適切に看護を実践できる能力が求められる．そのため，臨床で実践する場合に不可欠となる基礎知識については，学習を避けるわけにいかない．本書では「臨床栄養学の基礎知識」として第１章にまとめ，図表を多く用い，わかりやすく学べるように工夫した．第２章では，2020年に改定された「日本人の食事摂取基準（2020年版）」について取り上げた．第３章以降は，対象者の健康の段階に合わせて，栄養学の基礎知識を踏まえ，実際の対象者にどのように適用していくのかをより具体的に述べた．健康の維持増進に関わる内容を第３章「日常生活と栄養」に，健康障害の治療に関わる内容を第４章「療養生活と栄養」，第５章「疾患別の栄養食事療法」にまとめた．第６章では，「栄養食事指導の実際」について説明した．また，全章にわたって，今後ますます必要となる高齢者に対する栄養について，特に説明を加えた．

臨床栄養学に必要な知識がもれることのないようテキストを構成し，学生が知識を積み上げ，統合しながら学べるように，学習段階に沿って項目を配置するように工夫した．さらに，本文の用語説明や関連事項を補足するplus αや動画を有効に配置し，本書だけで十分理解が得られるように充実させた．

本書では，各章の学習項目ごとに，該当分野の専門家に執筆を担当してもらうことにより，最新の臨床栄養学の中から学生にとって必要な内容を精選し，理解しやすい記述で説明することができたと考えている．本書で学習する主な対象は看護学生であるが，看護以外の医療従事者を目指す学生にも十分に役立てていただけるものと思う．広く，臨床栄養学を学ぶ人にとってのテキストとして利用されることを願うものである．

終わりに，本書の執筆にあたりご助言およびご協力をいただいた方々に深く感謝いたします．

宝塚医療大学和歌山保健医療学部看護学科教授
關戸啓子

本書の特徴

読者の自己学習を促す構成とし，必要最低限の知識を簡潔明瞭に記述しました．全ページカラーで図表を多く配置し，視覚的に理解しやすいよう工夫しました．

学習目標

各章のはじめに学習目標を記載．ここで何を学ぶのか，何を理解すればよいのかを明示し，主体的な学習のきっかけをつくります．

用語解説 *

本文に出てくる*のついた用語について解説し，本文の理解を助けます．

plus α

知っておくとよい関連事項についてまとめています．

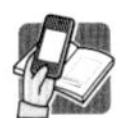

このマークのある図や写真に，「メディカAR」アプリ（無料）をインストールしたスマートフォンやタブレット端末をかざすと，関連する動画や画像を見ることができます．（詳しくはp.2「メディカAR」の使い方をご覧ください）

重要用語

これだけは覚えておいてほしい用語を記載しました．学内でのテストの前や国家試験にむけて，ポイント学習のキーワードとして役立ててください．

学習達成チェック

理解したことをどのように活用できればよいのかを明示しています．学んだことを看護実践に結びつけていく上で役立ててください．

◆ 学習参考文献

本書の内容をさらに詳しく調べたい読者のために，読んでほしい文献や関連ウェブサイトを紹介しました．

臨床場面で考えてみよう

学習した知識を実際の看護につなげるため，本文の最後に課題を提示しています．臨床判断能力を養います．

看護師国家試験出題基準対照表

看護師国家試験出題基準（令和５年版）と本書の内容の対照表を掲載しました．国家試験に即した学習に活用してください．

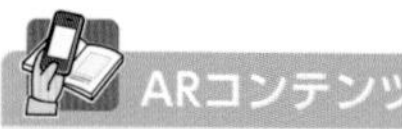

臨床栄養学

ARコンテンツ

「メディカAR」の使い方はp.2をご覧ください.

＊ 複数ページで同一のコンテンツが表示されます.

3 日常生活と栄養

4 療養生活と栄養

■本書で使用する単位について
本書では，国際単位系（SI単位系）を表記の基本としています．
本書に出てくる主な単位記号と単位の名称は次のとおりです．
m：メートル　L：リットル　g：グラム
cal：カロリー　mmHg：水銀柱ミリメートル
mol：モル　mEq：ミリイクイバレント　IU：国際単位
SI接頭語
k：キロ10^{3}　d：デシ10^{-1}　c：センチ10^{-2}
m：ミリ10^{-3}　μ：マイクロ10^{-6}　n：ナノ10^{-9}

編集・執筆

編　集

關戸　啓子　せきど けいこ　宝塚医療大学和歌山保健医療学部看護学科教授

執　筆（掲載順）

關戸　啓子　せきど けいこ　宝塚医療大学和歌山保健医療学部看護学科教授 …… 1章1節，4章4節，6章

佐々木公子　ささき きみこ　元 美作大学生活科学部食物学科管理栄養士養成課程教授 …… 1章2節，2章

田中　俊治　たなか としはる　帝塚山学院大学人間科学部食物栄養学科非常勤講師 …… 1章3節，4章2節

久木久美子　ひさき くみこ　大阪国際大学短期大学部栄養学科教授 …… 3章1節

武田ひとみ　たけだ ひとみ　大阪電気通信大学医療健康科学部健康スポーツ科学科教授 …… 3章2節

黒川　浩美　くろかわ ひろみ　大阪青山大学健康科学部健康栄養学科准教授 …… 3章3節1・2・5

山本みどり　やまもと みどり　食と健康みどり企画代表 …… 3章3節3・4，4章3節

大池　教子　おおいけ きょうこ　独立行政法人国立病院機構大阪南医療センター栄養管理室室長 …… 3章3節6

塚田　芳枝　つかだ よしえ　杏林大学医学部付属病院栄養部部長 …… 4章1節

竹市　仁美　たけいち ひとみ　神戸女子大学家政学部管理栄養士養成課程教授 …… 5章1節

田邉　節子　たなべ せつこ　元 兵庫医科大学病院栄養部長 …… 5章1節

本田　佳子　ほんだ けいこ　女子栄養大学栄養学部実践栄養学科教授 …… 5章2～4節

1 臨床栄養学の基礎知識

学習目標

- 臨床栄養学と看護の関連を説明できる.
- 各栄養素の体内における役割と臨床的意義を説明できる.
- 栄養アセスメントを行う判定方法と判定基準を説明できる.

1 臨床栄養学の意義と看護

1 臨床栄養学とは

実験や地域の調査によって得られた栄養学の基礎的なデータを，実際に人を対象として用い，食物を通して人の健康に直接寄与する学問が**臨床栄養学**である．生活習慣病が生涯を通して大きな健康問題となっている日本においては，食習慣の改善は重要な課題である．さらに，超高齢社会を迎えた現代においては，新たに高齢者の低栄養が問題になっている．臨床栄養学は，栄養を通して疾病の予防や改善，生活の質の向上に寄与する学問であり，今後ますますその重要性は増すと考えられる．

臨床栄養学を用いた栄養ケアのマネジメントは，①栄養を評価する，②健康な栄養状態を維持・増進する，③栄養を改善して疾患を治癒させる，重症化を予防する，という過程で行われる．看護者は，看護の対象となる人の健康状態を把握し，その健康レベルに合わせて，健康生活の維持・増進や，健康障害からの回復の援助を行う．援助の中には，当然，栄養に関する指導やマネジメントも含まれる．また，人にとって栄養を摂取するという行為は，それだけが独立したものではなく，社会経済的背景や自然・生活環境，人間関係など生活そのものと密接に関係している．さらに，食事を摂取できる機能，消化・吸収の機能，代謝機能，排泄機能などにおいて，個人が抱える健康障害との関連も深い．すなわち臨床栄養学は，治療の上でも，生活する人を援助する上でも，看護者にとって必要不可欠な知識である．

摂取エネルギーや栄養素が不足しないような食事のとり方を目指していた時代から，豊富な食物の中から適切なエネルギー量や栄養素の摂り方を選ぶ時代へと変化し，人々の「食」を通しての健康増進意欲は高まるばかりである．このような飽食の時代において，看護者には正しい臨床栄養学の知識をもち，個々人の生活や健康状態に合った食生活の援助方法を見極め，実践できる能力が求められている．

2 臨床栄養学の看護への活用

看護者が臨床栄養学の知見を看護ケアに生かすためには，まず基礎となる知識が必要である．それは，各栄養素の役割，代謝の過程，栄養アセスメント，食品の成分構成，食事摂取基準などである．このような基礎となる知識をもつことで，健康的な栄養状態からの逸脱の有無，また逸脱の原因や理由を判断することができる．次に，健康な日常生活における栄養状態についての知識が必要である．食文化の変化や，スポーツをするときの栄養補給，そして人の成長各期における望ましい栄養摂取の基準などである．特に高齢化が進む現状においては，高齢者の栄養状態に対する理解が重要となる．これらを的確にとらえることによって，望ましい食生活への援助や，異常の早期発見が可能になる．

健康状態を逸脱している人に対する栄養食事療法は，治療そのものであり，その必要性や根拠について理解しておかなければならない．根拠を理解することによって，食事や栄養がどのようにコントロールされているかを理解し，その管理も可能になるからである．このように，看護者は対象者がどのような健康状態にあっても，QOL（生活の質）を高める上で臨床栄養学の知識を活用することを求められている．

近年，チーム医療が当たり前となり，看護者は多職種と連携する上で，また栄養サポートチーム（NST）の一員として役割を果たす上でも，臨床栄養学の知識をもつことが欠かせない．

治療の直接的なケアばかりではなく，食事指導の場面においては，臨床栄養学の知識に基づいた患者教育を行わなければならない．また，対象者の生活を把握し，対象者が指導された食事を取り入れ，継続的に実行できるように援助し，管理することも大切である．このように幅広い観点から，臨床栄養学は看護の根拠を提示し，看護ケアに活かされている．

3 超高齢社会と臨床栄養学

ここで，具体的に日本の健康に関する現状をみてみると，飽食の時代といわれて久しく，成人期においては，**メタボリックシンドローム**の四つの危険因子（肥満，高血圧，高血糖，脂質代謝異常）を早期発見する**特定健康診査**および**特定保健指導**も根付いてきた．特定保健指導では，個々の人がもつリスクに応じた，看護者による指導が必要とされている．

➡ メタボリックシンドロームについては，5章2節p.193参照．

➡ 特定健康診査，特定保健指導については，3章3節p.120参照．

また，近年の新たな問題として，高齢者の**健康寿命**の延伸という課題がある．平均寿命が延び，超高齢社会といわれる日本では，自立した生活を送れる健康寿命を延伸することが重要になっている．高齢者は，筋量や筋力の低下に伴って運動機能や認知機能が低下し，心身が虚弱となる**フレイル**や，足腰の動きが衰えて身体を動かす機能に障害を来す**ロコモティブシンドローム**（運動器

➡ フレイルについては，2章2節p.81，3章3節p.126参照．

➡ ロコモティブシンドロームについては，3章2節p.109参照．

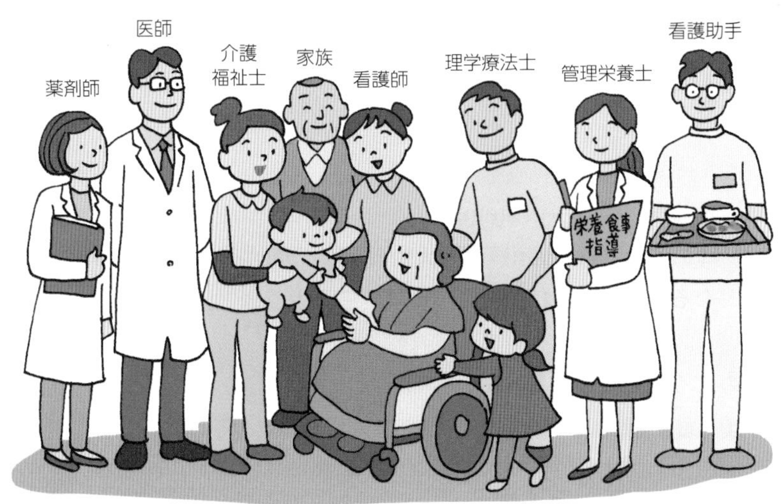

症候群）に陥りやすく，それが健康寿命を短くする要因ともなっている．これらの改善には，食事と運動がいかに大切か，患者の理解・認識を促すため，栄養食事指導の意義・役割は大きい．

人は，栄養なくして生きていくことはできない．また，食は生きる楽しみや文化や社会，経済状態にも影響を与える．看護者は，生活する人として対象者をとらえ，多角的に栄養に関するアセスメントを行い，援助できなくてはならない．そのために，臨床栄養学の学習が必要なのである．

2 栄養とは

1 栄養と栄養素

私たちは日々，さまざまな生理現象（呼吸・食事・排泄・運動・生殖など）を繰り返しながら生命を維持し生活している．必要なものは外界から取り入れて利用し，不要になったものは排泄する．この一連の営みを「**栄養**：nutrition」といい，持続するために取り入れる物質を「**栄養素**：nutrient」と呼んでいる．

そして，栄養素が体内に取り入れられ，体成分に変換されることを「**同化**：anabolism」，反対に体成分を分解していくことを「**異化**：catabolism」，新しい物質と古い物質が体内で入れ替わることを「**新陳代謝**：metabolism」という．これらが円滑に行われないと，日常の生活活動や免疫力は低下し，感染やストレスに対する抵抗力が減少して，病気にかかりやすくなったり，回復にも影響を及ぼしたりすることになる．

栄養素は「**食品**（food）*」に含まれているので，毎日の「**食事**（diet）*」をしっかりとることが，健康な身体や生活を維持するために大切である．19世紀半ば，ナイチンゲールは，その著書『Notes on Nursing：看護覚え書』の第 6・7 章で，食事や食物の重要性について言及している．

2 栄養素の分類

栄養素は，糖質（glucide）・たんぱく質（protein）・脂質（lipid）・ミネラル（無機質：mineral）・ビタミン（vitamin）の**五大栄養素**に分類される．このうち，エネルギー源となる糖質・たんぱく質・脂質は，**三大栄養素**と呼ばれている．

栄養素の主な働きは，以下のように分類される（図1.2-1）．

❶エネルギー源　糖質，たんぱく質，脂質

毎日の食事でしっかり摂る必要がある成分（エネルギー産生栄養素）

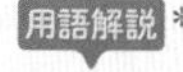
用語解説*

食品（food）

栄養素を含み，食用に適したもの．

plus α

食物（cooked）

食品を調理や加工によって食べられる形態にしたもの．

用語解説*

食事（diet）

生命を維持するために，食物を摂取すること．または，その食物のこと．

plus α

炭水化物

栄養学では，消化されてエネルギー源となる糖質（glucide）と，人間の消化酵素の作用を受けない食物繊維（dietary fiber）を総称して炭水化物（carbohydrate）と呼ぶ．

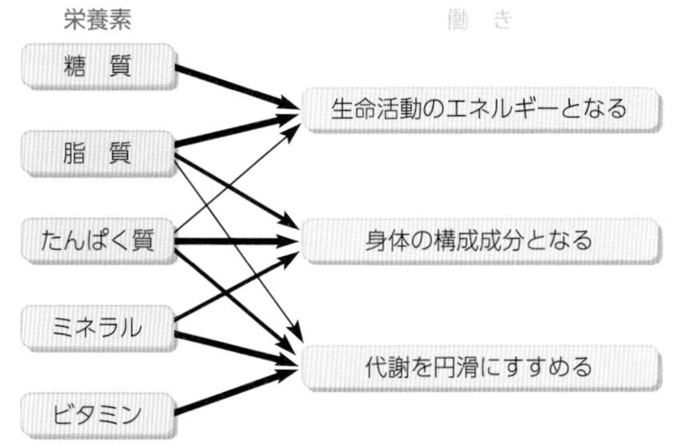

矢印の太さは，各栄養素の作用の強さを表す．

図1.2-1　**五大栄養素の働き**

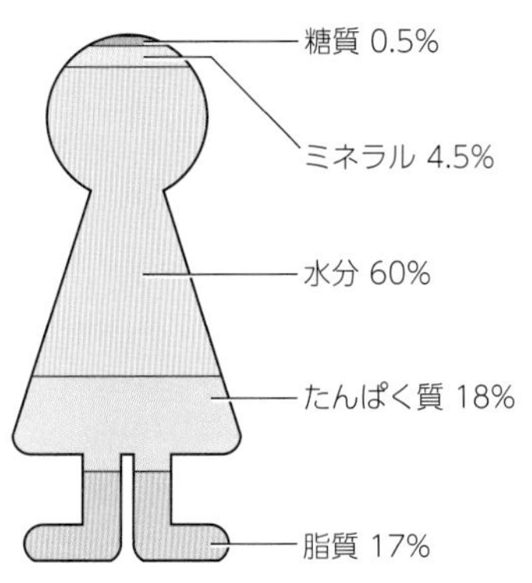

図1.2-2　**人体の構成成分の目安（体重60kg成人男性の例）**

❷身体の構成成分　たんぱく質，ミネラル，脂質

筋肉・血管・骨格・皮膚などを作る成分

❸生体の代謝を調節　ビタミン，ミネラル

微量で生理機能を調節する成分（微量栄養素）

年齢・個人差などはあるが，これらの栄養素の人体における構成比率は，たんぱく質が約15～18%，脂質は約15%以上，ミネラルは約２～5%の比率である．食事の中で最も多くを占める糖質がたった0.5%しか存在しないのは，エネルギー源として常に消費されるためである（図1.2-2）．

また，五大栄養素以外で食品中に存在する成分として，**食物繊維**（**dietary fiber**）と**水**がある．食物繊維はさまざまな生活習慣病予防の観点から，生理的重要性が注目されている．水は，成人では体重の約50～60%を占めており，体内での物質の輸送・化学反応の場として重要である．

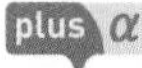

「たんぱく質」の名前の由来

たんぱく質（protein）は，ギリシア語「第一に重要なもの」というproteiosに由来する．

1 たんぱく質（protein）

たんぱく質は，筋肉，臓器，血管など身体を構成するほかに，ホルモン，酵素，免疫抗体など主に身体の機能に関わる成分としても重要である．

炭水化物および脂質は，炭素（C）・水素（H）・酸素（O）から構成されているが，たんぱく質はこのほかに，**16%の窒素**（**N**）を含んでいることが大きな特徴である．さらに，硫黄（いおう）（S）・リン（P）・鉄（Fe）・ヨウ素（I）なども含んでおり，たんぱく質分解酵素により**加水分解**されると**アミノ酸**になる．

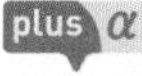

窒素-たんぱく質換算係数

食品中のたんぱく質量は，たんぱく質中の窒素（N）量に窒素-たんぱく質換算係数（100／16＝6.25）を乗じた値である．各食品に含まれる窒素の割合は，ほぼ16%であるから，多くの食品ではこの係数を使うが，主要な食品に関しては個別に係数が求められ，日本食品標準成分表（➡p.69参照）に記載されている．

|1| たんぱく質の種類

たんぱく質は，アミノ酸という低分子化合物が，チェーン状に**多数結合**（**ペプチド結合**）した高分子化合物で，結合するアミノ酸の種類と組み合わせにより，**単純たんぱく質**，**複合たんぱく質**，**誘導たんぱく質**の３種類に分けられる（表1.2-1）．アミノ酸のみで構成されているものを単純たんぱく質，分子中にたんぱく質以外の成分を含み重要な生理機能を果たしているものを複合たんぱく質という．さらに，天然たんぱく質が熱・酸・アルカリ・酵素などの作用に

表1.2-1　たんぱく質の種類と特徴

種　類		特　徴	主なものの名称
単純たんぱく質	アルブミン	水に溶け，加熱すると凝固する．	卵：オボアルブミン 乳：ラクトアルブミン 血清アルブミン
	グロブリン	水に不溶，うすい食塩水に溶け，加熱すると凝固する．アルブミンと共存．	大豆：グリシニン 肉：ミオシン
	グルテリン	水に不溶，うすい酸やアルカリに溶け，加熱しても凝固しない．	小麦：グルテニン 米：オリゼニン
	プロラミン	水に不溶，アルコールに溶ける．	小麦：グリアジン とうもろこし：ツェイン
	硬たんぱく質	水・食塩水・酢・アルカリなどに不溶．	骨など：コラーゲン 腱：エラスチン 毛や爪など：ケラチン
複合たんぱく質	核たんぱく質	単純たんぱく質と核酸が結合したもの．たんぱく質の合成に関係．	細胞核：ヒストン
	糖たんぱく質	たんぱく質に糖が結合したもの．たんぱく質にはこの形が多い．	卵白：アビジン 唾液：ムチン
	リンたんぱく質	たんぱく質にリン酸が結合したもの．	乳：カゼイン 卵黄：ビテリン
	色素たんぱく質	たんぱく質に色素が結合したもの．	血液：ヘモグロビン 筋肉：ミオグロビン
	リポたんぱく質	たんぱく質に脂質が結合したもの．脂質の体内輸送に関与．	血液中：リポたんぱく質
	金属たんぱく質	たんぱく質に金属が結合したもの．ミネラルの貯蔵・輸送に関与．	フェリチン：Fe セルロプラスミン：Cu
誘導たんぱく質	単純たんぱく質・複合たんぱく質が，化学的・物理的・酵素的な作用により生成されたもの．		コラーゲン→ゼラチン たんぱく質→ペプトン

表1.2-2　アミノ酸の種類

アスパラギン酸	**イソロイシン**＊1，2
グルタミン酸	**メチオニン**＊1
アスパラギン	システイン
グルタミン	チロシン
セリン	**フェニルアラニン**＊1
トレオニン（スレオニン）＊1	**トリプトファン**＊1
グリシン	プロリン
アラニン	**リシン（リジン）**＊1
バリン＊1，2	**ヒスチジン**＊1
ロイシン＊1，2	アルギニン

＊1　太字は必須（不可欠）アミノ酸．
＊2　分岐鎖アミノ酸．

より構造に変化が生じたものを誘導たんぱく質という．

　また，**動物性たんぱく質・植物性たんぱく質**といった自然界の起源による分類や，乳たんぱく質・大豆たんぱく質など，食品の起源を表した名称も使用されている．

コンテンツが視聴できます（p.2参照）

タンパク質の高次構造
二次から四次はタンパク質の高次構造

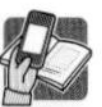

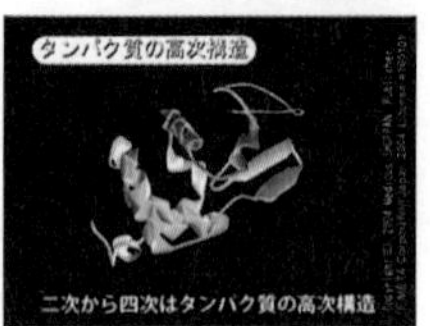

●タンパク質の高次構造〈動画〉

plus α
アルギニン

成人では非必須アミノ酸であるが，乳幼児期では，体内での合成量が不足しやすいため，準必須アミノ酸と呼ばれる．

plus α
分岐鎖アミノ酸（BCAA）

branched chain amino acid．分枝アミノ酸ともいう．必須アミノ酸のうち，バリン・ロイシン・イソロイシンは，骨格筋のたんぱく質合成を促進し，たんぱく質分解を抑制する作用がある．術後侵襲期のたんぱく質栄養状態改善のため，輸液に分岐鎖アミノ酸が多用される．最近では，スポーツ選手の骨格筋維持・増量に利用される．

plus α
アミノ酸の上手な摂り方

アミノ酸は，20種類のうち1種類でも欠けると人体の構成や生理作用に必要なたんぱく質をつくることができないため，バランスよく摂取することが重要である．

a アミノ酸

アミノ酸はたんぱく質を構成している最小単位であり，身体を構成しているアミノ酸は20種類といわれている（表1.2-2）．このうち９種類のアミノ酸は，人体で作ることができないか，作られる量が少ないため，食物として摂取しなければ欠乏症を生じるため，これらのアミノ酸を**必須アミノ酸**（不可欠アミノ酸）という．またそれ以外の体内合成できるアミノ酸を非必須アミノ酸（可欠アミノ酸）という．

成人・乳幼児とも必須アミノ酸は９種類だが，乳幼児ではアルギニンの欠乏にも注意が必要である（1985年FAO/WHO/UNU報告）．

2 たんぱく質の代謝

口から入った食物中のたんぱく質は咀嚼（そしゃく）され，消化酵素の作用を受けやすい状態で胃に送られる．胃では，たんぱく質分解酵素の**ペプシン**によってペプトンなどの**ポリペプチド**に分解される．小腸では，膵液（すいえき）中の数種類の消化酵素や膜消化酵素により，**ジペプチド**やアミノ酸にまで分解され，絨毛（じゅうもう）突起から吸収される．そして，門脈を経て肝臓に運ばれる（図1.2-3）．

a アミノ酸の代謝

肝臓に運ばれたアミノ酸は，たんぱく質合成やエネルギー源として利用されたり，筋肉や末梢組織へ運ばれて，それぞれの組織に必要なたんぱく質に合成される．筋肉や臓器のほか，ヘモグロビン，酵素，ホルモン，免疫たんぱく質などに合成される．

体内のたんぱく質は，それぞれの働きの後，分解されアミノ酸に戻り，再度たんぱく質合成に利用される．一部はさらにアミノ基と炭素骨格に分解される．生じた**アミノ基**は肝臓の**尿素回路***を経て尿素になり，腎臓から排泄され

plus α

必須アミノ酸の覚え方

アルギニン（準必須）
メチオニン
フェニルアラニン
リシン
ヒスチジン
トリプトファン
イソロイシン
ロイシン
バリン
トレオニン

雨降り一色鳩（アメフ ヒトイロバト）

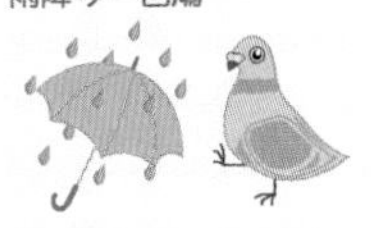

➡ WHO（p.58 参照）
➡ UNU（p.18 参照）

用語解説*

尿素回路

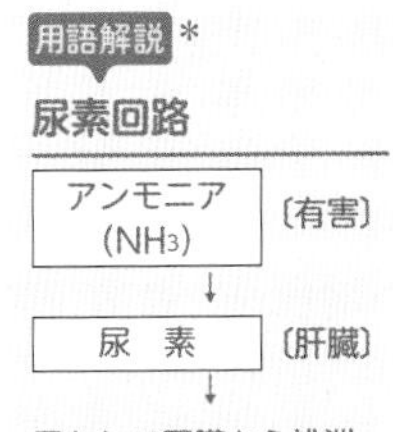

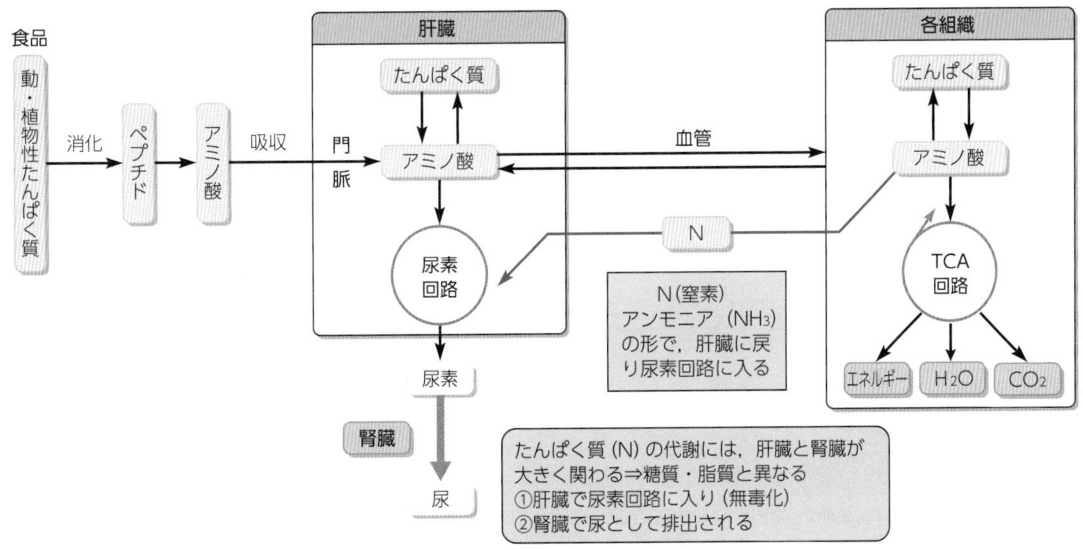

図1.2-3　**たんぱく質の代謝**

る．一方，**炭素骨格**はTCA回路（トリカルボン酸回路，クエン酸回路）に入り，エネルギーと二酸化炭素，水を生じる．

このように，体たんぱく質は絶えず分解と合成を繰り返している．植物は，土中や空気中の窒素をもとにたんぱく質を合成できるが，ヒトは毎日の食物からたんぱく質を供給しなければならない．

3 たんぱく質の栄養

たんぱく質の栄養価（栄養効果）は，含まれるアミノ酸の種類と量によって決まる．栄養価を調べる方法は，動物実験による**生物学的方法**と，たんぱく質のアミノ酸組成からみる**化学的方法**の２種類あり，主に化学的方法の一つである**アミノ酸価（アミノ酸スコア）**によって表される．

a アミノ酸価

ヒトにとって理想的な必須アミノ酸組成（**アミノ酸評点パターン**，表1.2-3）を100として，それぞれの食品に含まれるアミノ酸の組成を比較し，最も不足している必須アミノ酸がその食品の**アミノ酸価**となる．**アミノ酸評点パターン**より多ければ（100以上でも），アミノ酸価は100となる．また，最も不足している必須アミノ酸をその食品の**第一制限アミノ酸**という．ほとんどの動物性たんぱく質や大豆などは，どの年齢区分でもアミノ酸価は100である．しかし穀類や野菜類では年齢区分によってはアミノ酸価は低値になる（表1.2-4）．

たんぱく質・アミノ酸の栄養価は，他の栄養素にはない窒素の出入り（窒素出納）で評価することができる．**体内保留窒素量**が正の場合は体たんぱく質量の増加を，負の場合は体たんぱく質量の減少を示し，０の場合を**窒素平衡**という（表1.2-5）．

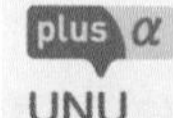

UNU

United Nations University（国連大学）．学者・研究者の国際的共同体で，国連と世界の学術社会の架け橋としての役割を担う．本部は東京にあり，世界13カ国に国連大学研究所・事務所がある．

表1.2-3　FAO/WHO/UNUによるアミノ酸評点パターン（2007年）

	アミノ酸評点パターン（2007年）mg/gたんぱく質					
	0.5歳	1～2歳	3～10歳	11～14歳	15～17歳	18歳以上
イソロイシン	32	31	31	30	30	30
ロイシン	66	63	61	60	60	59
リシン（リジン）	57	52	48	48	47	45
含硫アミノ酸合計	28	26	24	23	23	22
芳香族アミノ酸合計	52	46	41	41	40	38
トレオニン（スレオニン）	31	27	25	25	24	23
トリプトファン	8.5	7.4	6.6	6.5	6.3	6.0
バリン	43	42	40	40	40	39
ヒスチジン	20	18	16	16	16	15
合　計	337	312	292	290	286	277

※成人のたんぱく質推定平均必要量は，0.66g/kg体重/日として計算されている．
※含硫アミノ酸合計は，メチオニン＋シスチン
※芳香族アミノ酸合計は，フェニルアラニン＋チロシン

表1.2-4　食品のアミノ酸価と第一制限アミノ酸

食　品	アミノ酸価	第一制限アミノ酸
精白米	70	リシン
小麦粉（薄力粉）	39	リシン
とうもろこし（冷凍スイートコーン）	70	リシン
大　豆	100	なし
牛　乳	100	なし
鶏卵（全）	100	なし
牛肉・豚肉・鶏肉	100	なし
あじ（魚）	100	なし

※2007年FAO/WHO/UNU基準アミノ酸評点パターン3～10歳を用いて算出
※アミノ酸成分表2020 第2表を参考に作成

表1.2-5　窒素出納

出　納	体たんぱく質	対応する時期および状態
正	増　加	乳幼児期，成長期，妊娠期
負	減　少	栄養不良，出血，火傷，外傷

b たんぱく質の補足効果

栄養価の低いたんぱく質は，必須アミノ酸のうちの一つ，またはいくつかが量的に少なく，バランスが悪い．しかし，**良質たんぱく質**＊を組み合わせることで，アミノ酸バランスが改善されて栄養価が高くなる．これをたんぱく質の**補足効果**という．例えば，日本の典型的な朝食（ご飯，豆腐の味噌汁，卵焼き）では，ご飯にはリジンという制限アミノ酸がある．しかし，豆腐・味噌・卵を一緒に食べることによってリジンが補足され，この朝食の必須アミノ酸のバランスは改善されることになる．

一般的には，動物性たんぱく質のアミノ酸価はほぼ100で，制限アミノ酸が少ないため，植物性たんぱく質よりも栄養価が高い．しかし，動物性たんぱく質の過剰摂取は動物性脂肪の過剰を招くため，**動物性たんぱく質比**＊は40～50％を目安に摂取する．

用語解説＊
良質たんぱく質
必須アミノ酸を多く含む食品．肉類，卵，魚介類，牛乳・乳製品，大豆・大豆製品など．

用語解説＊
動物性たんぱく質比
摂取総たんぱく質のうち動物性たんぱく質が占める割合．

食事摂取基準 2020
たんぱく質の推奨量
成人男性：65g/日
成人女性：50g/日
（➡p.214参照）
＊以下，1章2節2項の「食事摂取基準2020」は，成人（18～64歳）のデータを表示する．

c 欠乏症

開発途上国や紛争地域，戦争地帯では，低たんぱく質摂取による**栄養障害**（protein-energy malnutrition：**PEM**）がみられることが多い．低たんぱく質・低アミノ酸価の場合（クワシオルコル）と，飢饉（ききん）などによる低エネルギー・低たんぱく質（マラスムス）では，異なった病態を示す．日本では，クワシオルコルが**高齢者の栄養障害**として挙げられている．

①**クワシオルコル**（kwashiorkor）：開発途上地域の離乳期以降から3歳ぐらいの幼児に多い．エネルギー源が炭水化物中心のため起こり，皮膚の異常・発育不全・全身浮腫（ふしゅ）・精神遅滞が特徴である．

②**マラスムス**（marasmus）：食糧事情の悪い地域の成長期の幼児に多発．エネルギー欠乏が強いことで起こり，筋萎縮・成長障害・慢性の下痢などが特徴である．免疫力低下による死亡率が高い．

③免疫力低下

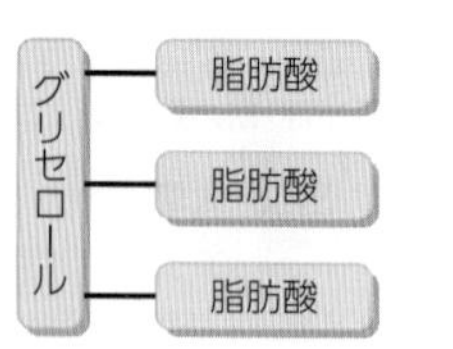

図1.2-4　**中性脂肪の構造**

表1.2-6　**脂質の分類と働き**

分　類	種　類	働　き
単純脂質	中性脂肪	エネルギー源
複合脂質	リン脂質 糖脂質	細胞膜の構成成分
誘導脂質	コレステロール 脂溶性ビタミン 性ホルモン	生体内の成分

食事摂取基準 2020

脂質の目標量
(%エネルギー)*
成人男女：20～30
飽和脂肪酸の目標量
成人男女：7以下
*総エネルギーに占める脂質の割合　(➡p.215参照)

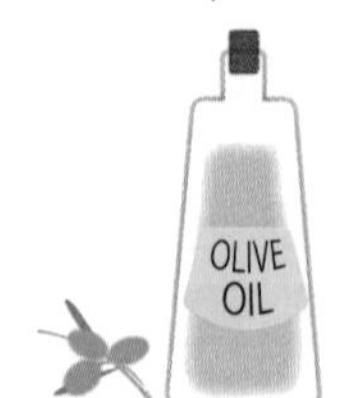

④スタミナ不足

⑤貧血

d 過剰症

①尿中カルシウム排泄量の増大による骨粗鬆症

②たんぱく質・アミノ酸代謝による腎機能への過剰な負担

③肥満

④代謝亢進（体温上昇・頻脈）

2 脂質（lipid）

炭素（C）・水素（H）・酸素（O）から構成され，水に不溶で，エーテルやクロロホルムなどの有機溶媒に可溶な性質をもつ物質の総称である．

生体での役割には，①細胞膜の構成成分，②血液，脳・神経細胞の構成成分，③エネルギー源，④皮下脂肪として体内貯蔵および保温・衝撃緩和作用などがある．

plus α

脂質のエネルギー産生

脂質は効率のよいエネルギー源で，1g当たり9kcal（糖質やたんぱく質の2倍以上）を産生する．　(➡p.59 参照)

1 脂質の種類

化学構造により**単純脂質**，**複合脂質**，**誘導脂質**に分類される．

単純脂質のうち，食品として摂取するのは**グリセロール**（**グリセリン**）に3分子の脂肪酸が結合した**中性脂肪**で，エネルギー源として重要である（図1.2-4）．単純脂質にリン酸が結合した**リン脂質**や，グルコースやガラクトースが結合した**糖脂質**は，生体膜，赤血球，脳・神経細胞の構成成分として重要な働きをしている．さらに，単純脂質や複合脂質が加水分解してできる誘導脂質には，**コレステロール**や**脂溶性ビタミン**，**性ホルモン**などがあり，生体内で重要な働きをする（表1.2-6）．

a 中性脂肪（トリアシルグリセロール：TG）

私たちが食品として摂取する脂質はほとんどが中性脂肪で，一般には脂肪とか油脂と呼ばれ，単純脂質に分類される．**皮下脂肪**として体内貯蔵され，**エネルギー源**のほか，保温や外力からの保護，体型保持などの働きがある．

plus α

ジアシルグリセロール

グリセロールに2分子の脂肪酸が結合した脂質で，消化の過程でできる．自然界にもわずかに存在する．ジグリセライドともいう．

b 脂肪酸

結合する炭素の数や，二重結合の違いにより，次のように分類される（表1.2-7）．

❶飽和脂肪酸　saturated fatty acid（S）．炭素の結合部分に二重結合のない脂肪酸で，バターやラードなどの動物油脂に多い．

表1.2-7 主な脂肪酸の種類

炭素の数による分類	二重結合の数による分類	二重結合の位置による分類	脂肪酸名	炭素数：二重結合数	多く含む食品
短鎖脂肪酸（炭素数6以下）	飽和脂肪酸（S）		酪酸 カプロン酸	4：0 6：0	バター，ラードなど
中鎖脂肪酸（炭素数8，10）			カプリル酸 カプリン酸	8：0 10：0	ココナッツオイル，母乳，牛乳，マクトン®
長鎖脂肪酸（炭素数12以上）			ラウリン酸 ミリスチン酸 パルミチン酸 ステアリン酸	12：0 14：0 16：0 18：0	パーム油，動物油
	一価不飽和脂肪酸（M）	n-9系	オレイン酸	18：1	オリーブ油，ヘーゼルナッツなど
	多価不飽和脂肪酸（P）	n-6系	リノール酸*	18：2	植物油
			γ-リノレン酸	18：3	母乳，月見草油など
			アラキドン酸*	20：4	肉・卵に含まれる動物油脂
		n-3系	α-リノレン酸*	18：3	シソ油（エゴマ油）など
			エイコサペンタエン酸（EPA）	20：5	魚油
			ドコサヘキサエン酸（DHA）	22：6	魚油

＊ 必須脂肪酸．アラキドン酸はリノール酸から体内変換できるため，必須脂肪酸に含めない場合もある．
なお，WHOではエイコサペンタエン酸（EPA）とドコサヘキサエン酸（DHA）も必須脂肪酸としている．

❷一価不飽和脂肪酸　monounsaturated fatty acid（M）．二重結合が1個ある脂肪酸で，オリーブ油などの植物油に多い．

❸多価不飽和脂肪酸　polyunsaturated fatty acid（P）．二重結合が2個以上ある脂肪酸で，菜種油やコーン油などの植物油に多い．二重結合を多くもつ脂肪酸は，生体内で酸化されて**過酸化脂質**＊を生成しやすい．

|2| 脂質の代謝

a 消化吸収

食品中の中性脂肪（TG）は，**膵液リパーゼ**の作用で**2-モノアシルグリセロール**と**脂肪酸**に分解され，一部はさらにグリセロールと脂肪酸にまで分解されて小腸上皮細胞から吸収される．吸収後，中性脂肪に再合成されて，たんぱく質・コレステロール・リン脂質と結合してリポたんぱく質の**キロミクロン**（**カイロミクロン**）となって，リンパ管から胸管を経て血管に入る（図1.2-5）．

b 体内代謝

脂肪細胞や他の組織に運ばれたカイロミクロンは，**リポたんぱく質リパーゼ**によりグリセロールと脂肪酸に分解される．脂肪酸は，**β酸化**を受けて**アセチルCoA**（活性酢酸）となってTCA回路・電子伝達系で**エネルギー**となる．

|3| コレステロール

アセチルCoAを原料として，肝臓や小腸壁で合成される（1.0～1.5g/日）**誘導脂質**の一つで，**胆汁酸や性ホルモン・副腎皮質ホルモンの原料**となる．さらに，生体内のいろいろな生理作用に関与しているが，**エネルギー源にはならない**．

用語解説＊
過酸化脂質
細胞膜では，発がん・老化促進因子となる．血管内では，動脈硬化を引き起こし，心疾患・脳血管疾患の要因となる．

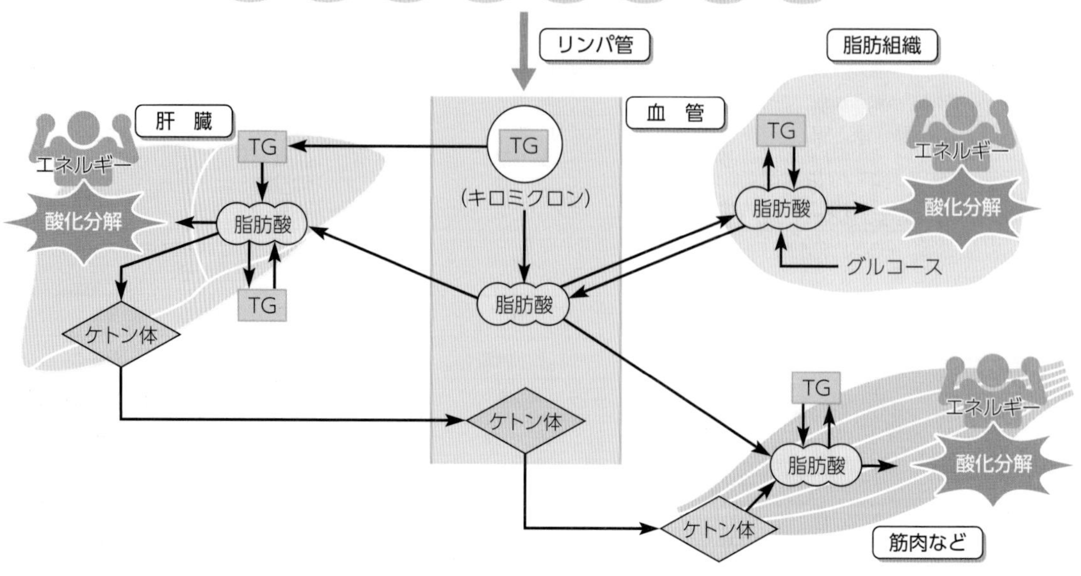

図1.2-5　**中性脂肪の代謝**

表1.2-8　**血漿中リポたんぱく質の種類**

分　類	キロミクロン chylomicron	VLDL very low density lipoprotein	LDL low density lipoprotein	HDL high density lipoprotein
比重（g/mL）	＜0.95	0.95～1.006	1.006～1.063	1.063～1.21
トリアシルグリセロール	85%	55%	10%	5%
コレステロール（エステル型）	7% (5%)	19% (12%)	45% (37%)	15～24% (12～18%)
生理作用	食物由来の中性脂肪の運搬	肝臓で合成された脂質（主に中性脂肪）を末梢組織に運搬	・コレステロールを肝臓から末梢組織へ運搬 ・動脈硬化のリスク因子	・末梢組織で余ったコレステロールを肝臓へ運搬 ・動脈硬化を予防

望月光由．臨床生化学．第5版．メディカ出版，2018．p.85，（ナーシング・グラフィカ．人体の構造と機能2）．より一部改変．

コレステロールは水に溶けないため，リン脂質やたんぱく質と結合して**リポたんぱく質**となって血液中を移動する．比重によって4種類に分類されている（表1.2-8）．このうち**LDL**と**HDL**のコレステロール測定は，健康の指標となる．

体内のコレステロールは，動物性脂肪や卵黄などを多量に摂取すると血中コレステロール値が上昇するが，食事からの摂取が増加すると肝臓での合成量は減少するように調整されている．また，食事由来のコレステロールが直接，血中コレステロール値の上昇に影響するわけではない．しかし，コレステロールの過剰摂取は**動脈硬化**を促進させることがあり，「動脈硬化性疾患予防ガイドライン2022年版」では，動脈硬化性疾患予防のためコレステロール摂取量を

➡ コレステロールを多く含む食品は，資料②p.228参照．

200mg/日未満に抑えることが記載されている．

コレステロールのとり方の注意（高値を示す人）

①飽和脂肪酸の多い動物性食品（バター，生クリーム，ラード，ヘット，肉類）を控えめにする．

②不飽和脂肪酸の多い青背の魚（かつお，いわし，あじ）をとる．ただし脂肪分であることに変わりはないので摂取量に注意する．

③卵は重要なたんぱく質源でもあるので１日に1/2個ぐらいとする．

④コレステロール排泄作用のある食物繊維（野菜，いも，海藻・きのこ類）やレシチン（大豆製品）を十分に摂る．

4 脂肪酸の栄養

a 必須脂肪酸（essential fatty acid：EFA）

食品中の中性脂肪を構成している脂肪酸のうち，植物油に多い**リノール酸・α-リノレン酸**は，体内で合成できず食物から摂取する必要があることから**必須脂肪酸**と呼ばれ，不足すると成長障害や皮膚疾患を起こす．

動物油脂に多い**アラキドン酸**は，リノール酸から生体内で合成されるが，リノール酸は体内合成できないため，食事からの摂取が不足すると欠乏症を招く．

b EPA・DHA

魚類に含まれる**エイコサペンタエン酸（EPA***）や**ドコサヘキサエン酸（DHA***）は，n-3系の多価不飽和脂肪酸で，血清コレステロールや中性脂肪を低下させる作用がある．生体内ではα-リノレン酸を原料としてEPA･DHAを生合成するため，広義では必須脂肪酸となる（図1.2-6）．生合成のほか，日本人はさばやいわし，さんま等の青魚の魚油から多くを摂取している．

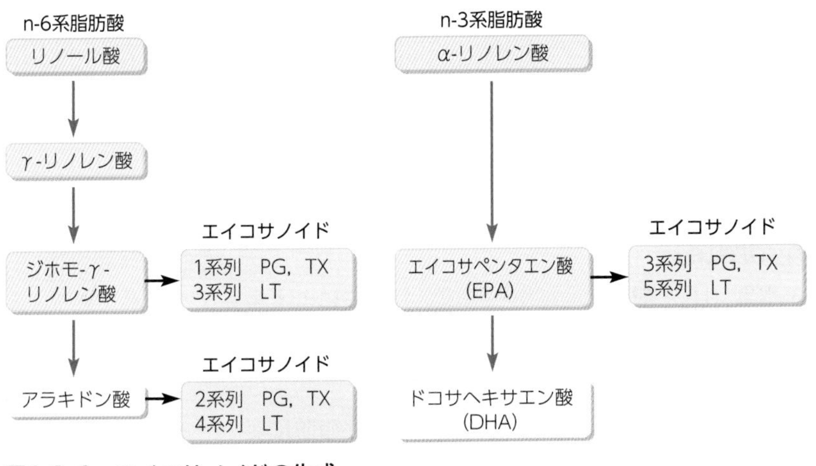

図1.2-6　**エイコサノイドの生成**

---

plus α

総コレステロール・LDLコレステロール上昇因子

①動物性食品中の飽和脂肪酸
②総エネルギーの過剰摂取
③コレステロール含有量の多い食品（特に中年期以降）
④過度のアルコール
⑤食物繊維・タウリン・レシチン不足

食事摂取基準2020

脂肪酸の目安量

n-3系脂肪酸（g/日）
成人男性：2.0～2.2
成人女性：1.6～1.9
n-6系脂肪酸（g/日）
成人男性：10～11
成人女性：8

（➡p.215参照）

用語解説*

EPA

エイコサペンタエン酸，Eicosapentaenoic acidの略．IPA（イコサペンタエン酸）ともいう．n-3系多価不飽和脂肪酸で，DHAと同じく体内で作ることはできない．魚の脂肪が主で，さば，さんま，いわし，さけなどに多く含まれる．抗血栓，コレステロール低下，炎症性疾患・アトピー性皮膚炎などに有効な脂肪酸である．

用語解説*

DHA

ドコサヘキサエン酸，Docosahexaenoic acidの略．n-3系の多価不飽和脂肪酸．体内で作ることができないので食品からとる必要がある．脂質の多い魚（さば，はまち，いわし，さんま，まぐろのとろなど）に含まれる．作用は，血小板凝集を抑制，動脈硬化・心筋梗塞の予防，アレルギーの予防と治療である．クローン病では，DHA，EPAを含むn-3系の魚油をとるのが望ましい．α-リノレン酸を含むえごま油もn-3系油で，使用されることがある．

❶**EPAの生理作用**　血栓，心筋梗塞・脳梗塞，動脈硬化，がん・アレルギーなどの予防

❷**DHAの生理作用**　認知症の改善・予防，学習機能の向上，視力低下抑制など

c エイコサノイド

リノール酸，アラキドン酸，α-リノレン酸を原料として，生体内で**エイコサノイド**が生成される（図1.2-6）．エイコサノイドは，心臓血管系・肺動脈系・免疫系・分泌系・調節系において特有の生理作用や生理活性を示す物質で，**プロスタグランジン（PG）・トロンボキサン（TX）・ロイコトリエン（LT）**などがある．また，n-6系とn-3系では，生成されるエイコサノイドは異なり，互いの生理作用や生成を抑制し合うため，n-6系とn-3系の摂取バランスが重要である．

食品中の必須脂肪酸は，生体内でのエイコサノイド生成を通して，生理機能に大きな影響を与えている．このような食品のもつ機能性について盛んに研究されるようになってきており，疾病の予防や治療においても食品の重要性を認識する必要がある．

d 脂溶性ビタミン

脂質は**脂溶性ビタミン（ビタミンA・D・E・K）**の供給源で，体内吸収を促進する．また，**ビタミンE**には，不飽和脂肪酸やビタミンA・Cなどの酸化を抑制して，過酸化脂質の生成を防止する**抗酸化作用**がある．

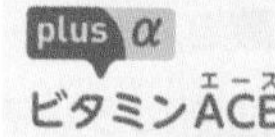

ビタミンACE（エース）

がん・生活習慣病・老化などは，生体内の酸化によって促進される．食品中のビタミンA（プロビタミンA）・C・Eには，この酸化を抑制する抗酸化作用がある．ビタミンA・C・Eはそれぞれ独自の作用をするが，一緒に摂ることでさらに相乗効果を発揮する．

e 中鎖脂肪（medium chain triacylglycerol：MCT）

グリセロールに中鎖脂肪酸が結合した中性脂肪．長鎖脂肪酸が結合した中性脂肪（多くの食品中に存在する中性脂肪）に比べて消化・吸収されやすいため，脂肪を利用できない胆嚢（たんのう）や肝臓の疾患でのエネルギー源として用いる．

中鎖脂肪酸は，ココナッツ，パームフルーツ，ヤシ科植物の種子や，母乳，牛乳などにも含まれる天然成分である．

f トランス酸

不飽和脂肪酸の異性体で，マーガリンやショートニングに多く含まれ，血中のLDLを上昇させて動脈硬化を促進させる．

g 共役（きょうえき）リノール酸

リノール酸の過酸化によって，また天然には，反芻（はんすう）動物（ウシ，ヤギ，ヒツジなど）の体脂や乳脂に存在する．抗アレルギー，抗動脈硬化，抗がん作用，肥満予防などの生理作用が報告されている．

3 炭水化物（carbohydrate）

炭水化物は，炭素（C）・水素（H）・酸素（O）から構成され，主にエネルギー源として生体内で利用される**糖質**（易消化性）と，**食物繊維**（難消化性）に分類される．

糖質の生体での役割には，①エネルギー源，②血糖維持，③中性脂肪に変換して貯蔵，④非必須アミノ酸の合成，⑤核酸，糖たんぱく質などの構成成

食事摂取基準 2020

炭水化物の目標量

成人男女：1日の総エネルギー量の50～65%

（➡p.216参照）

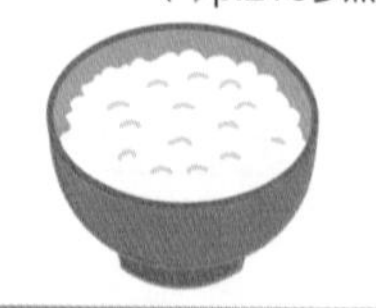

分などがある.

|1| 糖質の種類

これ以上加水分解できない糖質の最小単位を**単糖**(ブドウ糖,果糖,ガラクトース)といい,結合する単糖の数と種類によって**少糖**,**多糖**に分類される.日常,食品としてよく摂取し,栄養上重要な糖質は,ブドウ糖・果糖・乳糖・ショ糖・でんぷんである.

❶ブドウ糖　グルコース(glucose).単独では,果物やはちみつの甘味,輸液のエネルギー成分,**ショ糖・乳糖・でんぷんの構成成分**として,自然界に最も多く存在する.血液中には,**血糖**として約0.1%存在する.単糖類.

❷果糖　フルクトース(fructose).単独では果物やはちみつに存在する.ブドウ糖と結合してショ糖を構成する.単糖類.

❸乳糖　ラクトース(lactose).母乳(約7%),牛乳(約4.5%)に存在し,乳糖分解酵素(ラクターゼ)の欠乏は,**乳糖不耐症**(にゅうとうふたいしょう)*を起こす.二糖類.

❹ショ糖　スクロース(sucrose).さとうきびや果物に存在し,砂糖の主成分で,甘味料として重要である.二糖類.

❺でんぷん　starch.穀類・いも類・豆類に存在し,**ヒトの主なエネルギー供給源**である.ブドウ糖の結合のしかたにより,**アミロース***(**直鎖型**)と**アミロペクチン***(**分岐鎖型**)がある.多糖類.

❻グリコーゲン　glycogen.動物の肝臓と筋肉に存在し,エネルギー源となる**貯蔵多糖類**で,ブドウ糖が多数結合したもの.でんぷんのアミロペクチンに似た構造で,貝類に多く存在する.

|2| 糖質の代謝

a 消化吸収

口に入ったでんぷんは,最終的には**単糖類**に分解され,小腸で吸収される.そして門脈を経て肝臓に運ばれる.単糖類の果糖(フルクトース)とガラクトースも,肝臓でブドウ糖に変換されて利用・貯蔵される.

b 体内代謝

吸収されたブドウ糖は,**血糖**として肝臓から各組織に送られ,**TCA回路**や**電子伝達系**でエネルギーとなる(➡p.104 図3.2-3参照).糖質のエネルギー代謝では,**ビタミンB群が補酵素**として作用するため,糖質摂取が多い場合はビタミンB群(特にB_1)の欠乏に注意する.

一部は肝臓や筋肉で**グリコーゲン**に変換され,貯蔵される.血糖維持には,肝臓のグリコーゲンが使われる.過剰な糖質は**中性脂肪**に変換されて,脂肪組織に貯蔵される(表1.2-9).

c 過剰症

エネルギーとして消費されなかった糖質は,中性脂肪に変換されるため,肥満の原因になる.また,ショ糖の過剰摂取は**脂質異常症**(高脂血症),**糖尿病**,**脂肪肝**を誘発し,さらに**生活習慣病**へと発展する.また,虫歯の原因にも

---

plus α

甘味度

糖質の甘味度
(ショ糖を100としたとき)
果糖:175
ブドウ糖:74
ガラクトース:32
乳糖:16

用語解説*

乳糖不耐症

代謝性食物障害の一つで,腸管での乳糖分解酵素(ラクターゼ)の分泌が不十分なため,牛乳・乳製品中の乳糖の代謝ができず,腹部の不快感や下痢などを起こす.乳糖不耐症の人は世界的に多いが,白人に比べて黒人やアジア人などに多い.

用語解説*

アミロース,アミロペクチン

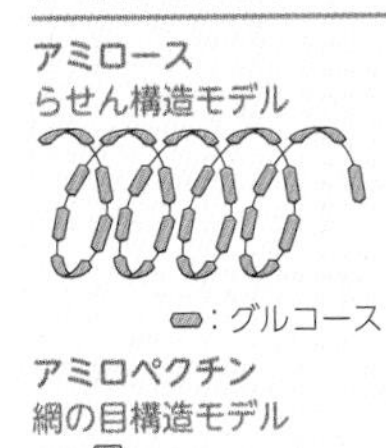

表1.2-9　グリコーゲンの体内貯蔵

	グリコーゲン：360g（体重70kg男性）	
	肝臓グリコーゲン	筋肉グリコーゲン
濃　度	高い：6%	低い：0.7%
重　量	少ない：100g	多い：260g
生理作用	グルコースに変換して，血糖値の維持	グルコースに変換されず，筋肉の収縮時のエネルギー源

全グリコーゲン量 360g
100g（肝臓）
260g（筋肉）

表1.2-10　食物繊維の分類

	名　称	所　在	
不溶性食物繊維（I）	セルロース ヘミセルロース	植物の細胞壁	穀類・野菜・果物
	リグニン		穀類・野菜
	キチン*	甲殻類の殻	えび・かにの外皮
水溶性食物繊維（S）	ペクチン	植物の細胞壁	野菜・果物
	アルギン酸Na	海藻の細胞壁	褐藻類（こんぶ）
	アガロース		紅藻類（てんぐさ・おごのり）
	グルコマンナン	植物の細胞内	こんにゃくいもの球茎に含まれる
	グアーガム		マメ科植物の種子胚乳部

I；insoluble 不溶性，S；soluble 水溶性

食事摂取基準 2020

食物繊維の目標量
成人男性：21g/日以上
成人女性：18g/日以上
（➡p.216参照）

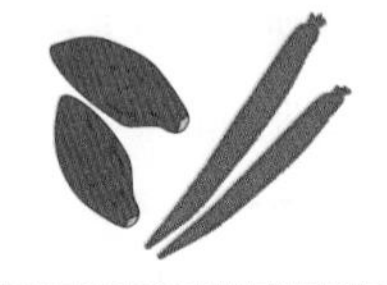

用語解説*

キチン

かにやえびなどの甲殻類の殻に存在する，動物性の食物繊維．キチンをさらに加工したものをキチン・キトサンという．さまざまな生理作用のほか，人工皮膚やコンタクトレンズなどに利用される．

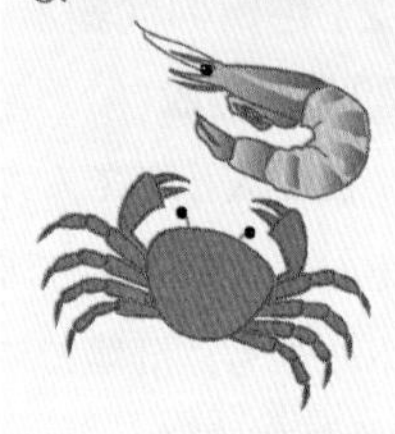

なる．

d 欠乏症

エネルギー不足は，疲労感や集中力の減少を生じる．また，**ブドウ糖をエネルギー源とする組織**（**脳・神経・赤血球**）のうち，特に脳への供給不足は意識障害を起こすため，血糖調節をしている**糖尿病患者**では低血糖に注意する．

飢餓時のような長期低血糖状態では，**ケトン体**が利用されるため，脳障害は起こらない．しかし，ケトン体の産生が増加して，**ケトーシス**になりやすい．

また，血糖を維持するために**糖新生**が活発化すると，体たんぱく質の分解が亢進して筋肉量が減少する．

3 食物繊維（dietary fiber）

ヒトの消化酵素では分解されない，**動・植物食品**中の難消化性成分の総体．物理的性質や消化管に対する作用により，**水溶性食物繊維**（**SDF**）と**不溶性食物繊維**（**IDF**）に分類される（表1.2-10）．食物繊維の摂取が生活習慣病予防に効果があると，疫学調査や介入試験で報告されている．

a 食物繊維の機能

①整腸作用（**I**；insoluble 不溶性，**S**；soluble 水溶性）
- 腸内で水を吸収し，体積を増やし，便の「かさ」を増やして腸を刺激する．
- 便の「かさ」を増やすことにより，内容物（便など）の通過時間を短くする．

②肥満防止（I，S）

- 食べ物の「かさ」が増えることによって，食事のエネルギー密度が低くなる．
- 噛（か）みにくい物が多いので，食事に時間がかかり，早食いの防止につながる．
- 胃を膨張させ，満腹感を生じさせる．
- 小腸での栄養素の吸収を阻害または抑制する．

③大腸がんの予防（I，S）

- 善玉菌*が増加し，悪玉菌*が減少する．
- 発がん物質を希釈する．

④毒性の抑制・排泄作用（I，S）

- 合成色素・有害金属・合成保存料・合成発がん物質などの吸収を抑制する．

⑤糖尿病の予防（S）

- 小腸からのグルコースの吸収を遅らせることによって，血糖の急上昇を抑制し，インスリンの分泌を節約する．

⑥コレステロール低下作用（S）

- 血液中のコレステロールや胆汁酸を吸着して吸収を抑制し，便と共に排泄する．

⑦高血圧の予防（S）

- ペクチンやアルギン酸などはイオン交換作用をもち，Na^{+}を吸着して排泄する．

b 食物繊維の摂取の目安

①毎日，スムーズに排便できる．

②便は，バナナのような色と形状をしており，水に浮く．

③「健康日本21（第三次）」（厚生労働省）では，**野菜350g**，**果物200g**が目標量である．

c 過剰症

サプリメントとして多量に連続して摂取すると，**下痢**や**腸内細菌の環境**に悪影響を与える．また，微量栄養素のうち，**鉄・銅・亜鉛**などのミネラルの腸管吸収を低下させる．

d 欠乏症

食生活の欧米化により，食物繊維の摂取量は特に20歳以上の成人～高齢者で不足している（令和元年国民健康・栄養調査）．食物繊維の生理作用には**生活習慣病を予防**する効果があり，欠乏によってその作用が阻害されることを認識し，目標量は摂取できるよう工夫する必要がある．

4 難消化性糖質（non-digestible saccharide）

ヒトの小腸内で消化・吸収されにくく，腸内細菌の発酵により短鎖脂肪酸（酪酸，プロピオン酸，酢酸などの有機酸）に代謝される糖質．オリゴ糖*や糖アルコール*などがある．食物繊維と類似した生理作用により，腸内環境の

用語解説*

善玉菌と悪玉菌

ヒトの腸内には約300種類（100兆個）の腸内細菌が存在し，その種類や数には個人差がある．宿主の健康維持に貢献する善玉菌と，害を及ぼす悪玉菌に分類することがある．
善玉菌：ビフィズス菌や乳酸桿菌などの有機酸（乳酸や酪酸など）をつくるもの
悪玉菌：ウェルシュ菌や大腸菌などの腐敗物質を産生するもの

plus α

食物繊維の摂取量を増やす工夫

①主食に麦，雑穀米や全粒パン，シリアルを取り入れ，欠食しない．
②おやつには，果物，ナッツ類，さつまいもなどを選ぶ．
③加熱する（炒める，煮る）と，野菜のかさが減り食べやすい．
④乾物類を常備菜に利用する．
⑤「おふくろの味」の料理には，食物繊維が豊富である．
⑥野菜をミキサーにかけたジュースも供給源になる．

用語解説*

オリゴ糖

フラクトオリゴ糖，ガラクトオリゴ糖，大豆オリゴ糖など．ビフィズス菌などのヒトにとって有用な腸内細菌を増やす．

用語解説*

糖アルコール

エリスリトール，マルチトール，キシリトールなど．甘味はあるが吸収されにくいため，抗う蝕の低エネルギー甘味料として利用されている．

改善や健康促進，疾病予防に役立つ．難消化性糖質や食物繊維は，腸内細菌による代謝により約2 kcal/gの有効エネルギーをもつと考えられる．過剰に摂取すると一過性の下痢を起こすことがある．

4 ビタミン（vitamin）

微量（mg，μg）で生体機能を正常に維持する栄養上必須の**有機化合物**である．エネルギー・身体構成成分にはならないが，**三大栄養素の代謝を円滑**にする．

必要量を**体内合成できない**ため，食物から摂取しなければならない．脂溶性と水溶性があり，脂溶性ビタミンは排泄されにくいため，過剰症を生じやすい．水溶性ビタミンは，蓄積されにくいため欠乏症になりやすい．

高齢者やダイエットをする若者では，血中や組織中のビタミン濃度が低下する**潜在性欠乏症**がみられる．

■脂溶性ビタミン

1 ビタミンA（vitamin A，retinol）

a 特徴

一連のビタミンA関連化合物をレチノイド（retinoid）といい，その中のレチノール（retinol）を一般にビタミンAと呼ぶ．

b 分類

①動物性食品：**レチノール**と，**レチナール**（retinal），**レチノイン酸**（retinoic acid）

②植物性食品：プロビタミンAカロテノイド，主に**β-カロテン**（β-carotene）として存在

c 生理作用

〈ビタミンA〉

①網膜（retina）に存在する，弱い光での視覚に関与する色素たんぱく質のロドプシン（視紅（しこう））を生成する．

②皮膚・粘膜の機能保全

③成長促進

④免疫力の強化

〈β-カロテン〉

①活性酸素発生を防止して，がん予防・動脈硬化予防に働く．

②体内に吸収後，小腸粘膜細胞で酵素によりレチナールに変換後，レチノイン酸にも変換される．また，必要に応じてβ-カロテンとしても利用される．

d 欠乏症

夜盲症，眼球乾燥症，皮膚角化症，麻疹（ましん）などの感染症にかかりやすくなる．成長遅延，歯・骨の発育障害

e 過剰症

①急性：脳圧亢進症状（頭痛，悪心，嘔気（おうき），嘔吐（おうと）），骨障害，肝障害

食事摂取基準 2020

ビタミンAの推奨量
（μgRAE/日）*1
成人男性：850～900*2
成人女性：650～700*2
耐容上限量
成人男女：2,700*3
*1 RAEはレチノール活性当量．
*2 プロビタミンAカロテノイドを含む．
*3 プロビタミンAカロテノイドを含まない．
（➡p.217参照）

plus α

ビタミンAの上手な摂り方

①動物性食品と植物性食品で半々に摂る．
②β-カロテンは，油を使って調理したり，牛乳・肉類と一緒に摂ると吸収率が上がる．

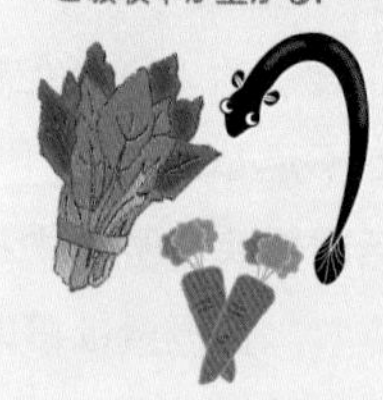

②慢性：微熱，体重減少，甲状腺機能低下，色素沈着
③妊婦：胎児の先天性異常や自然流産
④小児：骨の異常
⑤β-カロテンでは，ビタミンA過剰症は起こらないが，柑皮症（かんぴしょう）（手のひらなどが黄色になる）になる．

2 ビタミンD（vitamin D，calciferol）

a 特徴

①植物起源の**ビタミンD_2**（エルゴカルシフェロール：ergocalciferol）
②動物起源の**ビタミンD_3**（コレカルシフェロール：cholecalciferol）
③プロビタミンD_2とD_3：紫外線照射によりビタミンDに変換
- エルゴステロール（プロビタミンD_2）
- 7－デヒドロコレステロール（プロビタミンD_3）

b 生理作用

①十二指腸でのカルシウム結合たんぱく質（CaBP）の生成を促進
②カルシウムとリンの腸管吸収を促進
③骨や歯の石灰化を促進
④腎臓の尿細管でカルシウムとリンの再吸収促進

c 欠乏症

くる病（小児），骨軟化症（成人），骨粗鬆症（高齢者）

d 過剰症

高カルシウム血症（全身倦怠，食欲不振，意識混濁），腎機能障害，組織の石灰化

3 ビタミンE（vitamin E，tocopherol）

a 特徴

①α，β，γ，δの，**トコフェロール**（tocopherol）と**トコトリエノール**（tocotrienol）の８種類の同種体がある．
②天然にはトコフェロール類が多く存在し，植物中には特にαとγの含有量が高い．
③生理活性はαを100とすると，β（40），γ（10），δ（1）で，αが最も高いが，食品の酸化防止作用はδが強い．

b 生理作用

①抗酸化作用
- 細胞膜内の過酸化脂質の生成を防止
- 赤血球膜の酸化防止
- ビタミンA，ビタミンC，セレンの酸化防止

②血行促進
③性ホルモン分泌を促進し，生殖機能を活性化

食事摂取基準 2020
ビタミンDの目安量（μg/日）
成人男女：8.5
乳児（0～11カ月）：5.0
耐容上限量（μg/日）
成人男女：100
乳児（0～11カ月）：25
（➡p.217参照）

plus α
ビタミンDの上手な摂り方
①必要量の半分は体内のプロビタミンD_3から合成し，あと半分を食品から摂取する．
②週に２～３回はいわしやさばなどの青背の魚を食べる．
③高齢者・乳幼児は，１日30分ほど屋外に出て日光に当たる．

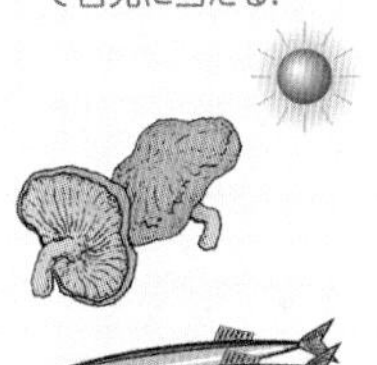
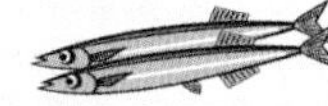

食事摂取基準 2020
ビタミンEの目安量
成人男性：6.0～7.0mg/日
成人女性：5.0～6.0mg/日
耐容上限量（mg/日）
成人男性：850～900
成人女性：650～700
値はα-トコフェロールのみを算定．（➡p.217参照）

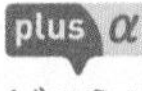

plus α
ビタミンEの上手な摂り方
①同じ抗酸化作用のあるビタミンAやCを含む緑黄色野菜と一緒に摂る．
②ビタミンE豊富な植物油は加熱せず，ドレッシングやマヨネーズなどソースとして使うと風味も栄養価も失われにくい．

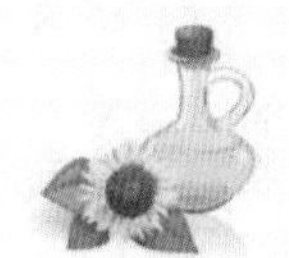

c 欠乏症

①ヒトでは欠乏症は起こりにくい.

②未熟児・乳幼児では，赤血球溶血が起こり黄疸になりやすい.

③食物脂質の腸管吸収に障害のある人では，ビタミンEの吸収不良から欠乏症を起こすこともある.

d 過剰症

ヒトにおいては，食事からの摂取では認められていない.

|4| ビタミンK（vitamin K，phylloquinone）

a 特徴

①血液の凝固に必要なビタミンであり，「抗出血性因子」ともいう.

②天然：**ビタミンK_1**（フィロキノン：phylloquinone）…植物由来

ビタミンK_2（メナキノン：menaquinone）…動物と微生物由来

③化学合成：**ビタミンK_3**（メナジオン：menadione）

④黄色油状の物質で，アルカリ性・紫外線に不安定，酸性や熱には安定

⑤ビタミンK_2は骨粗鬆症の治療薬として処方されている.

⑥ビタミンK_3は，生理活性・毒性とも強い.

b 生理作用

①血液凝固に必須のプロトロンビンの合成に関与

②骨の代謝に不可欠なたんぱく質（オステオカルシン）の合成を促進して，骨の質を維持する.

③ビタミンK依存性たんぱく質（MGP）を活性化して，動脈の石灰化を抑制する.

c 欠乏症

①通常の食事および腸内細菌により合成されるため，通常は欠乏しない.

②血液凝固遅延による出血傾向

③抗生物質の長期使用による腸内細菌叢の変化

④新生児では，体内貯蔵量不足，母乳中の含量不足，腸内細菌叢の未熟などで，新生児メレナ（消化管からの出血）や，予後不良になりやすい頭蓋内出血などを生じる.

d 過剰症

- 成人：嘔吐，貧血，低血圧，呼吸困難，腎障害
- 乳児：溶血性貧血，高ビリルビン血症

食事摂取基準 2020

ビタミンKの目安量

成人男女：150μg/日

（➡p.218参照）

plus α

ビタミンKの上手な摂り方

植物由来のビタミンK_1は光合成によって合成されるので，緑黄色野菜では，日の当たる外側部分や，緑色の濃いものに多い.

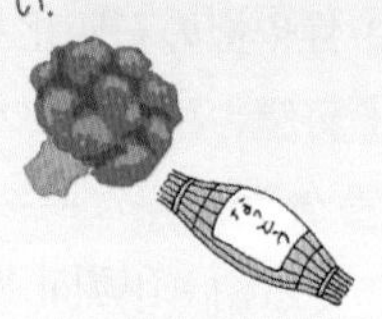

■水溶性ビタミン

|1| ビタミンB_1（vitamin B_1，thiamine）

a 特徴

①体内でリン酸と結合して**チアミンピロリン酸**（thiamine pyrophosphate：TPP）となり，活性化される.

②水に溶けやすく，熱・アルカリ性に不安定，酸性には安定.

食事摂取基準 2020

ビタミンB_1の推奨量

成人男性：1.3～1.4mg/日

成人女性：1.1mg/日

（➡p.218参照）

plus α

ビタミンB_1の上手な摂り方

①水溶性で調理により30～50%損失するので，煮汁ごと食べる.

②ぬか漬けにするとビタミンB_1が増加し，生で食べるので調理による損失も少ない.

③めん類など，糖質を多くとるときには，ビタミンB_1の多いにんにくやねぎ・にらなどをたっぷり加える.

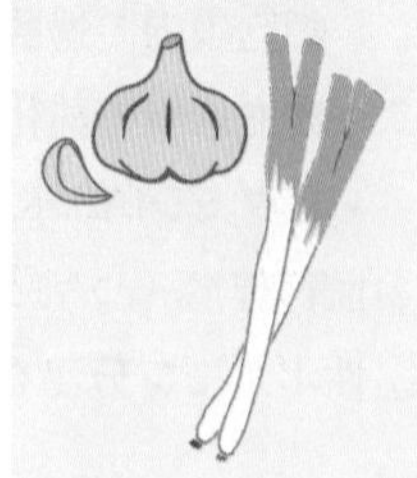

③にんにくに含まれる**アリシン**と結合し，脂溶性で腸管吸収・体内保持に優れた**アリチアミン**となる．吸収後，ビタミンB_1として作用するのでビタミン剤として用いる．

b 生理作用

①活性化されたTPPは，生体内で脱炭酸酵素の補酵素として，糖質の代謝に関与する．

②神経膜のビタミンB_1レセプターに結合して，神経伝導などに関与する．

c 欠乏症

①脚気：初期は食欲減退・倦怠感・浮腫，進行すると精神的錯乱・筋力低下・末梢神経障害・運動障害

②ウェルニッケ脳症：中枢神経障害（眼球運動麻痺・運動失調・意識障害）

③コルサコフ症：アルコール依存症患者に多発する精神症

④乳幼児脚気：チアノーゼ・呼吸困難・頻脈，心不全による突然死

⑤ヒトの消化管中にアノイリナーゼ*を産生する腸内細菌が存在し，この菌の保有者はビタミンB_1欠乏を起こしやすい．

⑥代謝異常に対して，ビタミンB_1大量投与が有効な場合がある．

○メープルシロップ尿症

- 分岐鎖α-ケト酸脱水素酵素（BCKDH）複合体の先天的欠損
- 生後１週間以内に，嘔吐・けいれん・昏睡（こんすい）

○亜急性壊死性脳症

- ピルビン酸脱水素酵素の欠損
- 嚥下困難，視力障害，けいれん，末梢神経障害

> **用語解説*** アノイリナーゼ
> ビタミンB_1分解酵素．こい・ふな・あさり・しじみ・はまぐり・ぜんまい・わらびなどはビタミンB_1を分解するアノイリナーゼという酵素を含む．加熱すると酵素は活性を失う．

➡ ビタミンB_1については，4章4節考えてみよう p.164参照．

2 ビタミンB_2（リボフラビン）（vitamin B_2，riboflavin）

a 特徴

①橙黄色の結晶で，水に溶けにくく，蛍光性（静脈投与治療液に大量混入できない）．

②酸性では熱に強いが，アルカリ性条件下では光分解して不活型のルミフラビンを生じる．

③生体内では，**FMN**（flavin mononucleotide：フラビンモノヌクレオチド）や，**FAD**（flavin adenine dinucleotide：フラビンアデニンジヌクレオチド）などの補酵素として存在．量的にはFADのほうが多い．

b 生理作用

フラビン酵素の補酵素として，生体内の多数の酸化還元反応を触媒する．

○FMN，FADが補酵素となる酵素

- コハク酸脱水素酵素（好気的エネルギー産生のTCA回路に関与）
- アシルCoA脱水素酵素（脂肪酸のβ酸化に関与）
- グリセロール-3-リン酸脱水素酵素（解糖系と糖新生に関与）
- グルタチオン還元酵素（過酸化脂質の代謝に関与）

> **食事摂取基準2020** ビタミンB_2の推奨量
> 成人男性：1.5～1.6mg/日
> 成人女性：1.2mg/日
> （➡p.218参照）

> **plus α** ビタミンB_2の上手な摂り方
> ①牛乳は手軽にビタミンB_2を補給できるが，ガラス容器に入っているものは，光によって分解される．
> ②日光の当たる店頭に並んだ野菜類などは，ビタミンB_2がかなり減少している可能性がある．

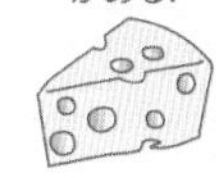

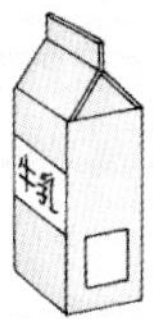

○電子伝達系の構成員として水素を運搬

c 欠乏症

①ビタミンB_2単独ではなく，ナイアシンやビタミンAなどと同時に欠乏する場合が多い．

②ペニシリンなどの抗菌薬には，欠乏症を誘発させる作用がある．

③口角炎，口内炎，口唇炎，舌炎，脂漏性皮膚炎（鼻や顔の中央部に脂性ぬか状滲出（しんしゅつ）物），眼のチカチカや充血，肛門のただれ，貧血，神経疾患，シビ・ガッチャキ症（青森地方の風土病）

d 過剰症

一定以上は，速やかに尿・便中へ排泄される．

3 ビタミンB_6（vitamin B_6，pyridoxine，pyridoxal，pyridoxamine）

a 特徴

①ビタミンB_6としての活性型は三つのタイプがある．

- アルコール型：**ピリドキシン**（PN）
- アルデヒド型：**ピリドキサール**（PL）
- アミン型：**ピリドキサミン**（PM）

②主要なビタミンB_6の型は植物性食品ではPN，動物性食品ではPLとPMである．

③水やエタノールに溶けたものは，光で分解されビタミンとしての作用を失う．

④熱に対して，酸性下では安定，アルカリ性下では不安定

b 生理作用

①リン酸化型のピリドキサールリン酸（PLP）は約100種類以上の酵素の補酵素となっているが，主にアミノ酸の代謝に広く関与している（アミノ酸脱炭酸反応，アミノ基転移反応，アミノ酸の脱離反応）．

②糖新生，ナイアシン生成，神経伝達物質の合成

③脂質代謝，核酸代謝，ホルモン作用調節

c 欠乏症

①ヒトでは腸内細菌により合成されるので，欠乏しにくい．

②薬剤（アンフェタミン，経口避妊薬）によって吸収・代謝阻害が生じる．

③トリプトファン代謝異常により，尿中にキサンツレン酸（xanthurenic acid）が多量に排泄される．

④脚気・ペラグラ（➡p.35参照）は，ビタミンB_6の欠乏が合併して起こることが多い．

⑤脂漏性皮膚炎，ペラグラ様皮膚炎，貧血，神経障害，乳児ビタミンB_6欠乏性けいれん，つわり

d 過剰症

①薬理的にビタミンB_6を500 mg/日以上の投与が長期にわたると，毒性が現れる．

②末梢神経障害を伴う神経毒性・歩行困難・光過敏症

食事摂取基準2020

ビタミンB_6の推奨量
成人男性：1.4 mg/日
成人女性：1.1 mg/日
耐容上限量*（mg/日）
成人男性：55～60
成人女性：45
＊ピリドキシンとしての量
（➡p.219参照）

plus α

ビタミンB_6の上手な摂り方

食物繊維が豊富な野菜をとり，腸内細菌を増やす．

| 4 | ビタミンB_{12}（コバラミン）（vitamin B_{12}，cobalamin）

a 特徴

①コバルト（Co）を含むので，コバラミンと名づけられた．

②ビタミンB_{12}活性をもつ物質は数種類あり，その多くは細菌の発酵により合成される．

③ヒトでは，補酵素型は以下の２種類である．うち，生体内分布が多いのは前者である．

- **アデノシルコバラミン**（コバルトにデオキシアデノシンが結合したもの）
- **メチルコバラミン**（コバルトにメチル基が結合したもの）

④**シアノコバラミン**は，人工的にコバルトにシアンを結合させたもので，安定性があるので，ビタミンB_{12}の主要な薬剤型となっている．

⑤赤色結晶（赤いビタミンと呼ばれる）で，水・アルコールによく溶け，熱に安定している．

b 生理作用

細胞が正常に代謝するための反応系のうち，ビタミンB_{12}補酵素として消化管・骨髄・神経系に関与する．

①メチル基転移反応：メチルコバラミン

- ホモシステインからメチオニンを合成する．

②異性化：アデノシルコバラミン

- メチルマロニルCoAをコハク酸（スクシニル）CoAへ変換する．

c 欠乏症

①腸内細菌により合成され，動物性食品に多く含まれる．体内蓄積量（2～5mg）は１～２年分あり，欠乏症はまれである．

②胃全摘後では，ビタミンB_{12}吸収阻害により悪性貧血*（巨赤芽球性貧血）を起こすが，その出現は術後１～５年である．

③メチルマロン酸尿症，進行性ニューロパチー（神経障害）：異性化の阻害によるメチルマロニルCoAの蓄積は，メチルマロン酸の過生成や，神経髄鞘の正常形成障害を引き起こす．

④欠乏の要因：高齢者，ビタミンB_{12}の吸収・代謝阻害薬剤の長期服用，厳格な菜食主義，吸収不良症候群，胃や回腸の切除

d 過剰症

過剰分は尿に排泄される．

食事摂取基準 2020

ビタミンB_{12}の推奨量

成人男女：2.4μg/日

（➡p.220参照）

plus α

ビタミンB_{12}の上手な摂り方

①動物性食品に広く分布，いわゆる良質たんぱく質食品に多い．

②植物性食品にはほとんど含まれず，のりや発酵食品の納豆，味噌，ビールに含まれる．

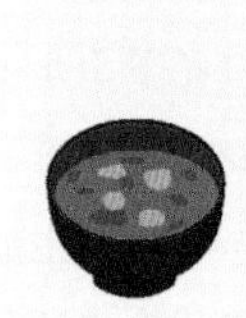

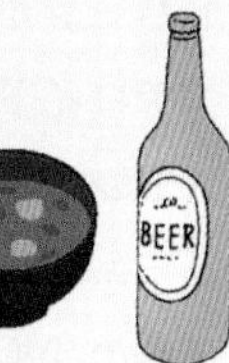

用語解説*

悪性貧血

ビタミンB_{12}欠乏による神経障害を伴う巨赤芽球性貧血（大球性正色素性貧血）のこと．葉酸欠乏では神経障害は伴わない．

| 5 | ビタミンC（アスコルビン酸）（vitamin C，ascorbic acid）

a 特徴

①ヒト，サル，モルモットなど以外，多くの動物は体内合成できる．

②レモンジュースから発見され，壊血病（scurvy）を予防・治療する因子という意味で否定のaを付けてascorbic acidと名付けられた．

③**還元型ビタミンC**（アスコルビン酸）と，**酸化型ビタミンC**（デヒドロアス

食事摂取基準 2020

ビタミンCの推奨量

成人男女：100mg/日

（➡p.221参照）

コルビン酸）として遊離の形で存在する．酸化型ビタミンCはさらに酸化されると，ビタミンC活性のない2，3－ジケトグロン酸となる．

④水に溶けやすい白色結晶で，強い酸味を呈する．酸性で安定，アルカリ性・光・加熱・空気・金属（鉄・銅などの重金属イオン）に不安定

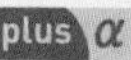

ビタミンCの上手な摂り方

①野菜中のビタミンC量は，冷蔵庫内温度（5℃）では低温ストレスによって減少していくため，15℃前後での貯蔵がよい．
②水と熱に弱いため，果物として生食する．
③じゃがいもなどのいも類では，ビタミンCはでんぷんによって守られているため，調理による損失は少ない．
④酸性下で安定しているので，酢の物にするとビタミンCの酸化が防げる．

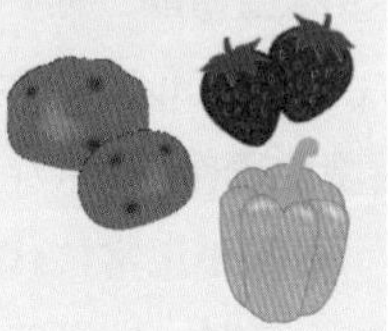

b 生理作用

①体たんぱく質の1/3を占めるコラーゲンの生成に関与
②鉄の小腸吸収を促進
③過酸化脂質の生成抑制（抗酸化作用）
④肝臓の解毒作用を促進
⑤副腎皮質ホルモンの合成に関与
⑥ドパミンからノルエピネフリン合成
⑦ステロイドホルモンの酸化防止・生合成促進
⑧ストレスホルモン（脳下垂体・副腎皮質系ホルモン）合成に関与
⑨メラニン色素生成阻害（美白作用）
⑩葉酸の代謝に関与
⑪ニトロソアミン（発がん物質）の生成抑制

c 欠乏症

①壊血病：無気力，脱力，体重減少，出血，関節痛
②メラー・バロー病（Möller-Barlow disease）：人工栄養乳児の壊血病
③感染に対する抵抗力低下
④貧血

d 過剰症

①尿を酸性化し，浸透効果による下痢を起こす．
②シュウ酸塩による尿路結石
③鉄過剰の促進

6 ナイアシン（ニコチン酸，ニコチンアミド）(niacin，nicotinic acid，nicotinamide)

a 特徴

①ニコチン（nicotine）と構造が似ているために名付けられたが，現在では，ニコチン酸とニコチンアミドを総称してナイアシンという．

②白色の針状結晶で，熱・酸性・酸化に安定しているが，アルカリ性にやや不安定

③体内で**トリプトファン**（必須アミノ酸）60 mgからナイアシン1 mgが生成される．

④細胞内では，活性型の**NAD**（ニコチンアミドアデニンジヌクレオチド）と**NADP**（ニコチンアミドアデニンジヌクレオチドリン酸）などの補酵素型として存在する．

⑤その還元型のNADH，NADPHとともに，酸化還元反応に関与する酵素の

食事摂取基準 2020

ナイアシンの推奨量＊1
成人男性：14～15 mgNE/日
成人女性：11～12 mgNE/日
耐容上限量＊2
成人男性：300～350 mg NE/日
成人女性：250 mgNE/日
＊1 NEはナイアシン当量．
＊2 ニコチンアミドの重量（mg/日）．
（➡p.219参照）

補酵素となっている.

b 生理作用

①ナイアシンは，体内に最も多く存在するビタミンで，酸化還元および転移反応など，500種ほどの酵素の補酵素として作用する.

②ナイアシン活性を有する化合物は，狭義では，ニコチン酸とニコチンアミドを指す．広義では，トリプトファンから体内で生合成されるナイアシン量が加味される（➡p.90参照）.

③NADはTCA回路からATPが生成される電子伝達系に関与する酵素の補酵素である.

④NADPは，還元型（NADPH）の状態で，脂肪酸合成系，ステロイド合成系での水素の供与体として作用する.

c 欠乏症

①日本では，普通の食事をしている限り欠乏症は生じないが，アルコール常用者，偏食者などでは注意が必要である.

②ペラグラでは3D症状〔皮膚炎（dermatitis），下痢（diarrhea），認知症（dementia）〕が現れる．「荒れた皮膚」(pelle agra）というイタリア語から命名された.

③ナイアシン依存症：ハートナップ病，先天性トリプトファン尿症

d 過剰症

①1～5g/日のニコチン酸（必要量の約70～400倍）の投与で，血流量が一時的に増加し，顔や首の皮膚が赤くなるが，一過性である.

②脂質代謝に影響し，血清コレステロール，中性脂肪，遊離脂肪酸を低下させる.

7 葉酸（プテロイルグルタミン酸）(folic acid，pteroylglutamic acid)

a 特徴

①ほうれんそうから発見されたので，葉酸（folic acid）と名付けられた.

②3種類の物質（**プテリジン**，**パラアミノ安息香酸**，**グルタミン酸**）の化合物である．医薬品やサプリメント，加工食品に添加される葉酸は，グルタミン酸が1個結合したプテロイルモノグルタミン酸（**PGA**）という.

③食品中の葉酸は，グルタミン酸が2～11個結合したプテロイルポリグルタミン酸として存在し，体内吸収率はPGAの約50%である.

④橙黄色の針状結晶で，酸性下で熱・光に不安定である.

b 生理作用

①生体内では補酵素型のテトラヒドロ葉酸（THF）となり，核酸・アミノ酸代謝におけるメチル基・アルデヒド基の転移反応の補酵素としてDNA・RNA合成，細胞分裂，造血作用に関与する.

②胎児・新生児期の神経系を形成する．妊娠の可能性がある女性は，胎児の

plus α

日本食品標準成分表におけるナイアシン量

食事摂取基準を考慮し，「日本食品標準成分表（八訂）2020」では，ニコチンアミドとニコチン酸の総量である「ナイアシン量」に加え，「ナイアシン当量（NE）：ナイアシン＋トリプトファンから生合成されるナイアシン量」が初めて記載された.

plus α

ナイアシンの上手な摂り方

①通常の調理では分解されないが，水溶性で煮汁中に70%近く溶出するため，煮汁ごと食べる.

②魚・肉類などの動物性食品は，ナイアシンもトリプトファン（体内でナイアシンに変換）も豊富に含んでいる.

食事摂取基準 2020

葉酸の推奨量＊1

成人男女：240μg/日

妊　婦：480μg/日

授乳婦：340μg/日

耐容上限量（μg/日）＊2

成人男女：900～1,000

＊1 PGAの重量.

＊2 通常の食品以外の食品に含まれる葉酸（狭義の葉酸）に適用.

(➡p.220参照)

plus α

葉酸の上手な摂り方

加熱・光に弱いので，新鮮な緑黄色野菜を生か，さっと炒める.

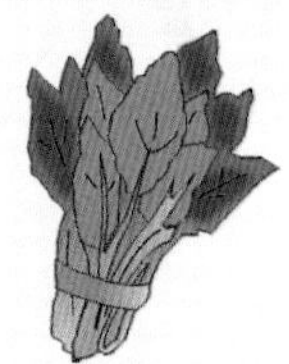

神経管閉鎖障害のリスクを低減するため，付加的に400 μg/日（PGAとして）の摂取が望まれる．

c 欠乏症

①レバーや緑黄色野菜などの食品に広く分布し，また腸内細菌によって体内合成されるため，欠乏症は起こりにくい．

②抗けいれん薬，経口避妊薬，抗がん薬の長期投与で欠乏症になりやすい．

③葉酸要求の高まる妊産授乳婦や長期透析者も欠乏しやすい．

④巨赤芽球性貧血，舌炎，口内炎，出血，下痢

⑤胎児奇形（神経管閉鎖障害，無脳症，先天性心疾患）

⑥動脈硬化の危険因子となる血漿ホモシステイン濃度が上昇する．

8 パントテン酸（pantothenic acid）

c 特徴

①「どこにでもある」という意味のギリシャ語から命名．いろいろな食物に含まれる．

②遊離型は粘状の黄色油状物質で，水に溶けやすく，合成品はカルシウム塩の白色結晶で，酸・アルカリで加熱すると加水分解する．

b 体内分布

①**パントイン酸**と**β-アラニン**とが結合したジペプチド様の構造．体内では，**CoA**（補酵素A，コエンザイムA：coenzyme A）という補酵素の構成成分として存在する．

②動物組織中では，肝臓に最も多く存在する．

c 生理作用

パントテン酸の主な作用は，CoAとしての作用である．

①脂肪酸の合成・分解

②糖質代謝

③HDLコレステロールの生合成

④アセチルコリンの合成

⑤副腎皮質ホルモンの生合成→ストレス強化

d 欠乏症

①食品中に広く分布し，腸内細菌によって合成されるため，ヒトでは欠乏症は起こりにくい．

②ストレスの多い生活をしている場合，潜在的な欠乏を招きやすい．

③疲れやすい，怒りっぽい，腹痛，かぜをひきやすい，焼けるような足の痛み

e 過剰症

毒性は弱く，過剰症はみられない．

食事摂取基準 2020

パントテン酸の目安量

成人男性：5～6 mg/日

成人女性：5 mg/日

（➡p.221参照）

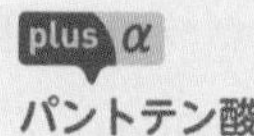

パントテン酸の上手な摂り方

アルコール・カフェイン・抗生物質の常用者は，吸収・合成阻害が起こりやすいので，多く含まれている動物性食品をしっかりとる．

9 ビオチン（biotin）

a 特徴

①硫黄を含む環状構造で，酵素たんぱく質と結合して，**ビオチン酵素**（**ビオシチン**）の補酵素として作用する．
②酸性・アルカリ性・熱・光に安定な無色の針状結晶
③自然界では，微生物と植物が合成する．

b 生理作用

カルボキシラーゼ（carboxylase）の補酵素となり，CO_2を取り込む（炭酸固定）反応や**カルボキシ基**（−COOH）の転移反応に関与している．

○ビオチンの関与する酵素
- **脂肪酸合成系**：アセチルCoAカルボキシラーゼ
- **TCA回路系**：ピルビン酸カルボキシラーゼ
- **尿素生成系**：オルニチントランスカルバミラーゼ

c 欠乏症

①幅広い食品に含まれ，ヒトでは腸内細菌によっても合成されるので，普通の食事では欠乏することはない．
②生の卵白に含まれるアビジン（avidin）という糖たんぱく質は，ビオチンと結合しやすいため，ビオチンの吸収が阻害される．しかし，卵白を少しでも加熱すれば結合しなくなる．
③抗生物質の長期投与の場合，腸内細菌の生育が阻害され，体内合成できない．
④鎮痛薬（フェノバルビタール，フェニトイン）の長期投与も小腸での吸収障害を引き起こす．
⑤皮膚炎，脱毛症，舌炎，けいれん性歩行，神経症

d 過剰症

毒性は報告されていない．

5 ミネラル（mineral）

人体の構成元素のうち，生体の主要元素（炭素・水素・酸素・窒素）を除いたものの総称を**ミネラル**（**無機質，mineral**）といい，体重の約4%を占めている．

体内では，血液・体液（body fluid）中で電離し，**イオン**として存在することが多く，**電解質**（**electrolyte**）といわれる．電解質は，体液の重要な成分として輸液に用いられる．電解質の主な役割は，①水分の変動調節と水分分布の正常維持，②浸透圧調節と細胞内外の浸透圧の平衡（バランス）保持，③酸塩基平衡の保持，④神経や筋肉の正常活動などである．電解質は，生体の**恒常性**の維持に不可欠である．

食事摂取基準 2020

ビオチンの目安量

成人男女：50μg/日

（➡p.221参照）

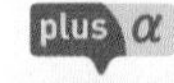

ビオチンの上手な摂り方

卵1個（約50g）には，11μgほどのビオチンが含有されている．生で食べると吸収阻害されるので，加熱調理（半熟卵や目玉焼きなど）すると吸収率が高まる．

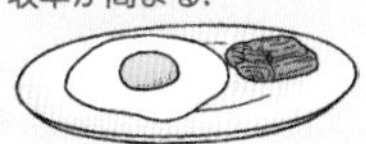

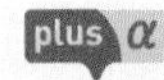

電解質の分布

細胞外液：Na^+，Cl^-
細胞内液：K^+，HPO^-

■多量ミネラル

|1| カルシウム（calcium：Ca）

a 体内分布

①成人男女では，体内に約1kg含まれる．

②99％は骨・歯にリン酸と結合したヒドロキシアパタイトとして貯蔵．

③１％は血液・筋肉・神経にカルシウムイオンとして存在する．

④血漿中のカルシウム濃度（8.4～10.0mg/dL）は，ホルモン（カルシトニン，パラトルモン：PTH）や活性型ビタミンDにより，一定に保たれている．

b 生理作用

①骨格の主成分として身体を構成

②歯の表面（エナメル質）の主成分

③血液凝固を促進し，出血を予防

④心筋・骨格筋の収縮促進

⑤神経の興奮を鎮める．

⑥種々の酵素・ホルモンの働きに関与

c 欠乏症

くる病，骨軟化症，骨粗鬆症，骨折，動脈硬化，神経過敏

d 過剰症

高カルシウム血症，尿路結石，食欲不振，脱力

e 吸収を促進するもの

ビタミンD，CPP（カゼインホスホペプチド），乳糖

f 吸収を阻害するもの

リン，アルコール，脂肪，食物繊維．また，マグネシウムの摂取は，再吸収されるときに競合するため気を付ける．カフェインやアルコール，食塩，たんぱく質などは過剰摂取すると，カルシウムの尿中排泄を増加させる．

|2| マグネシウム（magnesium：Mg）

a 体内分布

①成人で約20～30g含まれる．

②60％は骨・歯にリン酸マグネシウム・炭酸水素マグネシウムとして，20％は筋肉に遊離イオンとして，20％は脳・神経に遊離イオンとして存在する．

b 生理作用

①300種以上の酵素を活性化

②骨・歯を形成する．

③筋肉の収縮

④神経情報伝達

⑤たんぱく質・核酸の合成

⑥体温・血圧調節

食事摂取基準 2020

カルシウムの推奨量

成人男性：750～800mg/日
成人女性：650mg/日
75歳以上男性：700mg/日
75歳以上女性：600mg/日
耐容上限量
成人男女：2,500mg/日

（➡p.223参照）

---

plus α

カルシウムの上手な摂り方

①リンを多く含む加工食品やインスタント食品，未精製の穀類に多いフィチン酸・食物繊維は，腸管におけるカルシウム吸収を阻害する．
摂取比　Ca：P＝1：1

②カルシウム・マグネシウムなど，性質が似た成分同士は代替作用と同時に拮抗作用もあるので，成分間の摂取バランスが重要となる．
摂取比　Ca：Mg＝2：1

③青背の魚（いわし・さばなど），きのこ類，牛乳・乳製品（チーズ・ヨーグルトなど）は，腸管におけるカルシウム吸収を促進する．

④緑黄色野菜や海藻，豆腐などは，日本食のメニューに取り入れやすい．

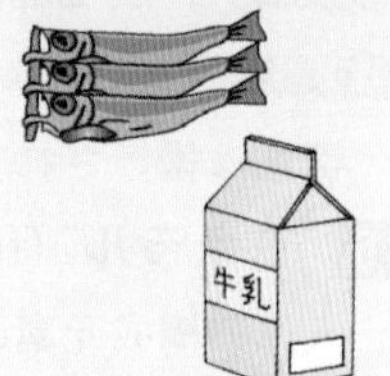

食事摂取基準 2020

マグネシウムの推奨量

成人男性：340～370mg/日
成人女性：270～290mg/日
食品以外からの耐容上限量
成人：350mg/日
小児：5 mg/kg体重/日

（➡p.223参照）

c 欠乏症

低マグネシウム血症，骨形成障害，虚血性心疾患，神経過敏，高血圧，筋肉けいれん，結石，便秘

d 過剰症

①健康な人では腎臓で代謝されるが，腎臓疾患のある人は血中マグネシウム濃度が上昇することもある．

②カルシウム吸収低下

e 吸収を促進するもの

たんぱく質，糖質，ナトリウム，尿素，PTH（副甲状腺ホルモン），ビタミンD

f 吸収を阻害するもの

食物繊維，脂肪酸，カルシウム，リン，アルコール，利尿薬，ストレス

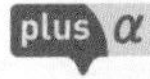

マグネシウムの上手な摂り方

①豆腐やわかめの味噌汁・納豆・魚など，和食はマグネシウムが摂りやすい．

②精白すると激減するので，黒砂糖や全粒粉パンなどで摂る．

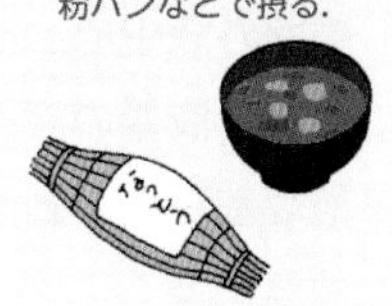

3 リン（phosphorus：P）

a 体内分布

①成人男性で約300～500g含まれ，カルシウムの次に多い．

②85％は骨・歯にリン酸カルシウム，リン酸マグネシウムとして，15％は細胞・体液に遊離のリン酸イオンや有機リン化合物（リン脂質，ATP，ADP等）として存在．

③食品中には，リン酸として存在する．

b 生理作用

①ATP（アデノシン三リン酸），クレアチンリン酸など，高エネルギー化合物としてエネルギーの受け渡しをする．

②核酸・リン脂質・ヌクレオチドなどの構成成分として，生体内代謝に関与

③ビタミンB_1・B_2・B_6，ナイアシン，パントテン酸とともに補酵素の構成成分となる．

④細胞の酸塩基平衡・浸透圧の維持

⑤骨・歯を形成する．

c 欠乏症

①食品に多量に含まれ，不足することはない．

②ビタミンD不足のとき，吸収阻害から低リン血症（脱力感・倦怠感）になりやすい．

③未熟児と経静脈栄養の患者で，骨・歯の形成障害・筋力低下などがみられる．

d 過剰症

①各種の**リン酸塩**（ポリリン酸，メタリン酸）が食品添加物として加工食品，インスタント食品に広く用いられ，過剰摂取が問題となっている．

②カルシウムの吸収を阻害して，カルシウム欠乏症を引き起こす．

③副甲状腺機能亢進症

食事摂取基準 2020

リンの目安量

成人男性：1,000mg/日

成人女性：800mg/日

耐容上限量

成人男女：3,000mg/日

（➡p.224参照）

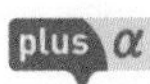

過剰にならないリンの上手な摂り方

食品添加物として使用されているので，加工食品，インスタント食品の利用に注意する．

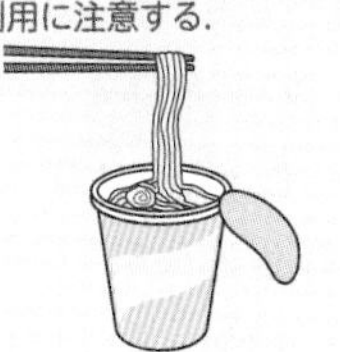

|4| ナトリウム (sodium : Na)

a 体内分布

①成人で約100g含まれる.

②50%は細胞外液 (血中) に遊離イオンとして, 40%は骨に炭酸水素ナトリウム・リン酸ナトリウムとして, 10%は細胞内に遊離イオンとして存在する.

b 生理作用

①細胞外液中で, 浸透圧維持

②細胞外液量の調節

③酸塩基平衡の調節

④神経伝達

⑤筋肉収縮

⑥糖 (グルコース, ガラクトース)・アミノ酸などの膜輸送

c 欠乏症

①健康な人では欠乏しない.

②多量の発汗や下痢で排泄量が増加した場合, 食欲低下・倦怠感・頭痛・けいれんなどがみられる.

d 過剰症

高血圧, 浮腫, 口渇(こうかつ), 動脈硬化, 胃潰瘍(いかいよう)

食事摂取基準 2020

ナトリウムの目標量
食塩相当量 (g/日)
成人男性 : 7.5未満
成人女性 : 6.5未満
食塩相当量=
ナトリウム (g) ×2.54
(➡p.222参照)

plus α

過剰にならないナトリウムの摂り方

①薄味を心がけること.
・レモンや香辛料で味にアクセントをつける.
・だしをしっかりとって, こくをつける.
・油で揚げたり炒めたりして, こくをつける.
②カリウムの多い果物・野菜をとる (ナトリウム排泄促進).

|5| カリウム (kalium : K, potassium)

a 体内分布

①成人で約120~200g含まれる.

②90%は細胞内 (筋肉・脳・臓器) に遊離イオン・リン酸塩・たんぱく質との結合体として, 8%は骨に炭酸塩・リン酸塩として, 2%は細胞外液 (血液・リンパ) に遊離イオンとして存在する.

b 生理作用

①細胞内液の浸透圧維持

②神経の興奮性の維持

③筋肉収縮

④体液の酸塩基平衡維持

⑤たんぱく質代謝

c 欠乏症

①野菜, 果物などに多く含まれ, 欠乏症は生じにくい.

②低カリウム血症 : 脱力感, 食欲不振, 筋無力症, 精神障害, 不整脈, 頻脈

d 過剰症

①通常の摂取量の5~10倍量を摂取しても, 強大な調節システムによって, 過剰症は通常みられない.

②**高カリウム血症** : 徐脈, 不整脈, 心停止, 脱力感, しびれ感

食事摂取基準 2020

カリウムの目安量
成人男性 : 2,500mg/日
成人女性 : 2,000mg/日
目標量 (mg/日)
成人男性 : 3,000以上
成人女性 : 2,600以上
(➡p.222参照)

plus α

カリウムの上手な摂り方

①塩分の高い味噌汁では, カリウム豊富な食品をたっぷり入れた具だくさんにする.
②煮ると約30%のカリウムが溶出するので, 煮汁ごと食べる.

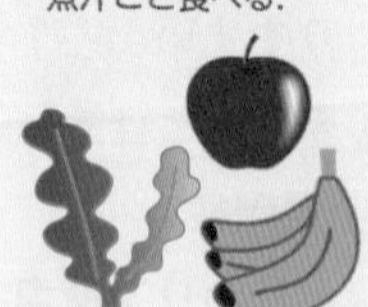

■微量ミネラル

|1| 鉄（iron：Fe）

a 体内分布

①成人で約3～5g含まれる．

②65%は赤血球に**ヘモグロビン**として，20%は肝臓・脾臓・骨髄にフェリチン・ヘモジデリンとして，10%は筋肉にミオグロビンとして，3%は細胞に酵素として，その他の微量は血液中に血清鉄として存在する．

b 生理作用

①体内酸素の運搬：赤血球中のヘモグロビンの成分

②筋肉中酸素の運搬：筋肉中のミオグロビンの成分

③酵素の構成成分

- シトクロム，カタラーゼ：エネルギー代謝
- 甲状腺ホルモン，カテコールアミン，**β-カロテン**からビタミンAの合成に働く．

④肝臓・脾臓に貯蔵鉄（フェリチン，ヘモジデリン）として存在し，多量出血時の赤血球を補給する．

c 欠乏症

鉄欠乏性貧血，粘膜の炎症

d 過剰症

①通常の食品摂取では過剰症は生じないが，サプリメント，鉄強化食品の摂取には注意する．

②**ヘモクロマトーシス**（皮膚が青銅色になり，肝硬変・糖尿病を併発）

③発がん性物質の**活性酸素**を生成する．

e 吸収を抑制するもの

フィチン酸，タンニン（緑茶・紅茶），シュウ酸，カルシウム，リン酸塩（加工食品），食物繊維，牛乳カゼイン，卵黄のホスビチン

食事摂取基準2020

鉄の推奨量
成人男性：7.5（mg/日）
成人女性（mg/日）
　月経あり 10.5～11.0
　なし 6.5
妊婦（付加量）：初期+2.5，中・後期+9.5
授乳婦（付加量）：+2.5
耐容上限量（mg/日）
成人男性：50
成人女性：40
（➡p.224参照）

plus α

鉄の上手な摂り方

①ビタミンCやたんぱく質は鉄の吸収率を上げるので，野菜と肉類を一緒にとる．
②朝食にオレンジジュースを加えると，有機酸，ビタミンCによって吸収率が上がる．
③酢，香辛料，適度なアルコール（胃液分泌亢進）
④鉄製の調理器具を使用する．

|2| 亜鉛（zinc：Zn）

a 体内分布

①成人で約1.5～2g含まれる．

②全身の組織細胞に多く存在するが，特に**新陳代謝が活発な部位**（前立腺・精液・舌の味蕾（みらい）・眼球・筋肉・骨・肝臓・脳）に多い．

b 生理作用

①200種以上の酵素の成分（例えば，スーパーオキシドジスムターゼ；SODの構成成分）

②たんぱく質合成，遺伝子伝達や発現に関与する．

③**インスリン**などのホルモンの構成成分で，ホルモンの作用や分泌を調節する．

④皮膚や骨の新陳代謝に関与する．

⑤**味蕾機能**に関与している．

食事摂取基準2020

亜鉛の推奨量
成人男性：11mg/日
成人女性：8mg/日
耐容上限量（mg/日）
成人男性：40～45
成人女性：35
（➡p.225参照）

plus α

亜鉛の上手な摂り方

①食品添加物で吸収阻害されるので，加工食品やインスタント食品の使用を控えて，なるべく素材から調理する．
②動物性食品は，吸収を促進するたんぱく質も合わせて摂ることができる．

c 欠乏症

成長障害，**味覚障害***，性機能不全，免疫不全，**創傷の治癒遷延**，下痢

d 過剰症

銅の吸収阻害により銅欠乏症，貧血

e 吸収を阻害するもの

カルシウム，銅，食品添加物のEDTA（エチレンジアミン四酢酸），食物繊維，フィチン酸，カドミウム

> 用語解説*
> **味覚障害**
> 亜鉛が欠乏して，味蕾（舌の表面近くに散在している味覚の受容器：taste buds）の再生が不良になることは味覚障害の一因となる．食事からの亜鉛摂取不足のほか，薬剤・低栄養・体液の喪失による排泄増加も亜鉛不足に関与している．

|3| 銅（copper：Cu）

a 体内分布

①成人で70～150mg含まれる．

②50%は筋肉・骨，8～10%は肝臓，7%は脳，その他は心臓・腎臓・骨髄に分布

> 食事摂取基準 2020
> **銅の推奨量**
> 成人男性：0.9mg/日
> 成人女性：0.7mg/日
> 耐容上限量（mg/日）
> 成人男女：7
> （➡p.225参照）

b 生理作用

①鉄の吸収・利用促進

②**ヘモグロビン**生成

③銅含有酵素（チロシナーゼ，シトクロムなど）の成分

④**メラニン色素**の生成

⑤スーパーオキシドジスムターゼ（SOD*）の成分

> 用語解説*
> **SOD**
> 体内で発生する活性酸素（スーパーオキシド）を分解する酵素．活性酸素の毒性から生体を保護し，老化，がん，動脈硬化を予防する作用がある．ヒトの体内には，Cu-Zn SOD，MnSOD，FeSOD，NiSODが存在する．

c 欠乏症

①メンケス症候群：毛髪異常，銅の吸収障害（伴性劣性遺伝疾患）

②鉄剤不応性貧血，心臓病，好中球の減少

d 過剰症

①食品からの摂取では生じない．

②**ウイルソン病**：先天性銅代謝異常（劣性遺伝疾患）

|4| マンガン（manganese：Mn）

a 体内分布

①成人で約12～20mg含まれる．

②骨中に最も多く存在し，肝臓・膵臓のほか全身に広く分布する．

> 食事摂取基準 2020
> **マンガンの目安量**
> 成人男性：4.0mg/日
> 成人女性：3.5mg/日
> 耐容上限量（mg/日）
> 成人男女：11
> （➡p.226参照）

b 生理作用

①糖質・脂質代謝やたんぱく質・核酸合成の補酵素となったり，酵素を活性化する．

②骨の形成促進

③**血液凝固因子**の合成

④スーパーオキシドジスムターゼ（SOD）の成分

> 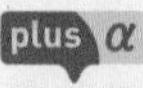
> **マンガンの上手な摂り方**
> 茶葉に多く，「食べるお茶」や抹茶で摂ると損失が少ない．
> 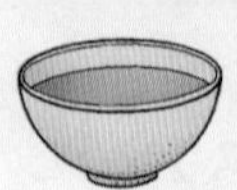 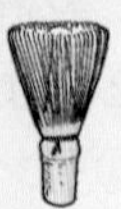

c 欠乏症

①通常の食事では生じにくい．

②成長遅延，骨格異常，生殖能力低下，運動失調，脂質・糖質代謝異常

d 過剰症

①マンガンを取り扱う職種に従事する人にマンガン中毒がみられる.

②神経障害，生殖・免疫系の機能不全，腎炎，肝障害

e 吸収を阻害するもの

鉄分，カルシウム，リン，食物繊維，フィチン酸

5 ヨウ素（iodine：I）

a 体内分布

①成人で約10～20mg含まれる.

②70～80%は**甲状腺**に存在する.

③筋肉は，甲状腺に次ぐ含有量をもつ（甲状腺中濃度の1/1,000以下だが，絶対量が多い）.

④血液中では，主として**甲状腺ホルモン**（サイロキシン：T_4*，トリヨードサイロニン：T_3*）として存在する.

b 生理作用

甲状腺ホルモンの成分として，全身の基礎代謝を促進する．成長期では発育を促進する.

c 欠乏症・過剰症

①日本ではほとんどみられない.

②欠乏・過剰のいずれでも甲状腺腫が発生する.

6 セレン（selenium：Se）

a 体内分布

①成人で約12～15mg含まれる.

②肝臓中に最も多く，腎臓にも多く含まれる.

③精巣では少量だが残留性が高く，大部分は精子に取り込まれる.

b 生理作用

①**グルタチオンペルオキシダーゼ**（GSH-Px．生体内の過酸化物質を分解する酵素，➡p.93参照）の構成成分

②水銀・カドミウムなどの重金属の毒性を抑制する.

③精子形成・機能に関与する.

c 欠乏症

①克山（ケシャン）病（Keshan病）：中国東北部の風土病で，心筋症により心不全・心肥大・不整脈などを示す.

②カシン・ベック病*：チベットや朝鮮半島，シベリアだけにみられる風土病で，関節の肥大，運動障害などがみられる．病気の原因は不明.

③TPN（total parenteral nutrition）患者のセレン欠乏症：下肢痛，肝障害，心不全

d 過剰症

①慢性中毒症：毛髪や爪の喪失，皮膚病変

食事摂取基準2020

ヨウ素の推奨量

成人男女：130μg/日

耐容上限量（μg/日）

成人男女：3,000

（➡p.226参照）

用語解説*

T_4，T_3

甲状腺から分泌される，エネルギー代謝を調節するホルモン.

高値：甲状腺機能亢進症（バセドウ病）

低値：甲状腺機能低下症（粘液水腫，クレチン病，橋本病），ヨード欠乏症

食事摂取基準2020

セレンの推奨量

成人男性：30μg/日

成人女性：25μg/日

耐容上限量（μg/日）

成人男性：450

成人女性：350

（➡p.227参照）

用語解説*

カシン・ベック病

ロシア人医師（カシンとベック）から命名された．高地である発症地域のミネラル不足，貯蔵穀物中のカビ毒など，複数の要因が考えられている.

plus α

セレンの上手な摂り方

①植物性食品中のセレン濃度は，土壌中のセレン濃度を反映するので，穀類・野菜に偏った食事は，セレンの欠乏・過剰を生じやすい.

②必要量と，過剰症を起こす量との隔たりが小さいので，健康食品やサプリメントによる補給には注意する.

②急性中毒症：嘔吐，脱毛，爪の変化，疲労感

|7| クロム（chromium：Cr）

a 体内分布

①成人で1.5～2.0 mg含まれる．

②リンパ腺に多く存在する．

b 生理作用

①血糖量を正常に保つ作用のある**耐糖能因子**（glucose tolerance factor：GTF）の構成成分

②脂質代謝に関与して，血清コレステロールの上昇を抑え，動脈硬化を予防する．

③**核酸**に結合して，リボソームやRNAの合成を促進する．

c 欠乏症

①耐糖能異常，動脈硬化

②TPN（中心静脈栄養）患者において，インスリン不応性の耐糖能低下や，末梢神経症がみられる．

d 吸収を阻害するもの

①シュウ酸，フィチン酸，スクロース，グルコース

②運動，妊娠，糖尿病

e 過剰症

①食事による過剰摂取はない．

②産業曝露による中毒症（アレルギー性皮膚炎，皮膚潰瘍，気管支腫瘍）

|8| モリブデン（molybdenum：Mo）

a 体内分布

①成人で約9 mg含まれる．

②肝臓，腎臓に多く分布する．

b 生理作用

①**モリブデン酵素**の補酵素であるモリブドプテリン（molybdopterin：MPT）の補因子．モリブデン酵素の各酵素の作用がモリブデンの生理作用といえる．

②キサンチン脱水素酵素（xanthine dehydrogenase）：糖質・脂質代謝の酵素．鉄の利用を促進して貧血を予防する．

③亜硫酸酸化酵素（sulfite oxidase）：体内の亜硫酸の解毒作用，銅の排泄促進

④アルデヒド酸化酵素（aldehyde oxidase）：ピリミジン，プリン，プテリジン関連化合物の解毒作用

c 欠乏症

①食事からの欠乏は知られていない．

②亜硫酸酸化酵素の遺伝的欠損症（脳障害，精神障害，眼の水晶体異常）

食事摂取基準 2020

クロムの目安量

成人男女：10 μg/日

耐容上限量（μg/日）

成人男女：500

（➡p.226参照）

plus α

環境汚染物質クロム

体内で栄養素として機能するのは3価クロムで，環境汚染物質のクロムは，強力な酸化力をもつ6価クロムである．

食事摂取基準 2020

モリブデンの推奨量

成人男性：30 μg/日

成人女性：25 μg/日

耐容上限量（μg/日）

成人男性：600

成人女性：500

（➡p.227参照）

plus α

含有量と土壌

食品中のセレン，クロム，モリブデンの含有量は，土壌中の濃度によって含有量が大きく変動する．

plus α

モリブデンを多く含む食品

牛乳・乳製品，豆類，穀類

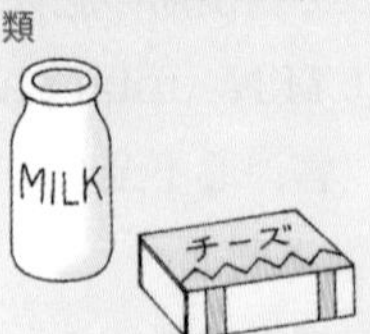

③TPN患者のモリブデン欠乏症（高メチオニン血症，低尿酸血症，高酸化プリン血症から昏睡性精神障害に至る）

④低出生体重児は欠乏症になりやすい．

d 過剰症

①食事による過剰はない．

②産業曝露や汚染地域で高濃度に摂取する者では，痛風様関節痛・高尿酸血症・尿中銅排泄増加がみられる．

9 塩素（クロール，chlorine：Cl）

a 体内分布

①成人で約80～100g含まれる．

②88%以上が遊離イオンとして細胞外液中に存在する．

③胃液中の塩酸成分として存在する．

b 生理作用

①胃液中の塩酸成分としてペプシンの活性化，最適pHの維持，殺菌，膵液分泌促進

②ナトリウムと結合した食塩（NaCl）は，浸透圧調節，酸塩基平衡，水分平衡などに関与する．

c 欠乏症

①通常の食事では欠乏しない．

②下痢，大量の発汗，嘔吐で胃液の酸度が低下し，食欲減退や消化不良を起こす．

d 過剰症

腎血管抵抗の増大

10 フッ素（fluorine：F）

a 体内分布

①成人で約2.6g含まれる．

②95%は骨・歯に，フッ化カルシウム（CaF_2）として存在する．

b 生理作用

①歯のエナメル質を強くして，虫歯を予防する．

②骨の石灰化を促進して，骨を丈夫にする．

c 過剰症

飲料水中に3～5ppm以上存在すると，成長期の幼児では**斑状歯**（はんじょうし）*が生じる．

6 水（water）

生体成分を溶かした**体液**として，身体構成成分の中で最も多い．生命維持のために必須の物質で，体内水分量は男性のほうが多い．胎児期が最も多く，加齢に伴って減少する．細胞の中にある水分を**細胞内液**といい，総水分量の約2/3を占める．残り1/3は細胞外液である細胞間液と血液である．

plus α

水道水フッ素添加

アメリカでは虫歯予防のため，多くの地域で飲料水にフッ素が添加（0.7～1.2ppm）されている．日本では現在，厚生労働省は水道水にフッ素を添加することを認めていない．

plus α

ppm

1ppm＝0.0001%

用語解説*

斑状歯

慢性歯牙フッ素中毒症．飲料水からのフッ素の長期的摂取による毒性で発症する．歯の表面に不規則な白い斑点ができ，次いで黄色または褐色の斑点ができる．発生はほとんどが永久歯に限られ，乳幼児から14歳ぐらいまでに現れる．

表1.2-11　水の出納

供給量（mL/日）		排出量（mL/日）	
飲料水	1,300	尿	1,500
食物中の水	1,000	便	100
代謝水	200	不感蒸泄	900
合　計	2,500	合　計	2,500

目安量を示すものである.

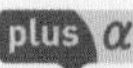

水の体内含有量

胎児：約95%
新生児：約70%
成人男性：約60%
成人女性：約55%
高齢者：約50～55%

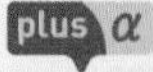

体重1kg当たりの必要水分量

乳児：150mL
幼児：100mL
学童：80mL
成人：50mL

a 水の出納

健康な成人では，供給される水分量と体内から失われる水分量は各2,500mLぐらいでほぼ平衡を保っており，身体の総水分量は常に一定に保持されている（表1.2-11）.

❶代謝水（metabolic water）　摂取した栄養素が体内で代謝されるとき生じる水のことである．三大栄養素のうち，脂質の代謝水が最も多く，成人での1日総量は約200～300mLである.

❷不可避尿（obligatory urine）　体内で生成された老廃物を排泄するために必要な最少尿量で，1日に約400～500mL

❸不感蒸泄（insensible perspiration）　肺や皮膚から水蒸気となって絶えず失われていく水分．汗は含まれない.

b 生体での役割

①細胞に浸透しやすいため，栄養素の運搬や老廃物の排泄に関与している.
②化合物の溶媒として，体内の化学変化の場となり，**電解質平衡**の維持や**浸透圧**の調節に関与している.
③熱伝導がよく，気化熱が大きいため，発汗や排尿によって体温調節をする.

c 水分バランス

1日に必要とされる水分量は，年齢や環境温度・湿度，生活活動などにより異なるが，体重の1%を喪失すると**口渇**（こうかつ）を感じ，10%を喪失すると健康に障害を来し，20%を喪失すると生命が危険になる.

嘔吐，下痢，多量発汗，多量出血，利尿亢進などで，**脱水症**を起こす．血液の粘度が高まり，心拍出量が低下する．さらに，脳梗塞や心筋梗塞など重篤な疾病につながる．乳児では重症化しやすいため注意する.

腎機能障害や循環機能低下では，排尿量が減少し体液が増加して**浮腫**が起こる.

開発途上国での不衛生な飲水による下痢や軽度脱水時には，急速に吸収される（普通の水の約25倍）**経口補水液***が有効である.

用語解説*
経口補水液

oral rehydration solution：ORS．海外では，脱水時に水分と電解質を経口的に補給する経口補水療法が普及している．ORSは市販されているが，緊急時には応急処置として，自分でつくることもできる.
①沸騰湯ざまし　1L
②砂糖　小さじ4～6杯
③塩　小さじ1/2
①に②と③を加え，かき混ぜる.

3 栄養アセスメント

栄養アセスメントとは，個人あるいは集団の栄養状態を客観的に評価することである．栄養アセスメントの手法としては，直接的なものとして身体計測，臨床検査，臨床診査があり，間接的なものとしては食事調査が挙げられる．

1 栄養サポートチーム（NST）

栄養状態が良好であることは，すべての治療の基盤である．低栄養になると免疫力が低下して合併症を起こしやすくなるなど，さまざまな弊害が出てくる．栄養状態をアセスメントし，適切な栄養管理によって栄養状態が改善すれば，治療効果も上がり，ひいては患者のQOL向上につながる．

現在，医療機関では，**栄養サポートチーム**（nutrition support team：**NST**）による栄養管理が，一層の拡がりを見せている．医師，歯科医師，看護師，薬剤師，管理栄養士（RD），臨床検査技師（MT），言語聴覚士（ST），歯科衛生士（DH）などの多職種が専門知識を持ち寄り，連携して患者に最適な栄養管理を提供するもので，具体的には，看護師らによる栄養スクリーニングによって栄養サポートを必要とする栄養リスクのある患者が抽出され，それらの患者に対して管理栄養士らによる栄養アセスメントが行われる．こうしたNST活動は，患者ばかりでなく，医療スタッフ自身の栄養管理に関する知識向上にも役立っている．

栄養管理の流れは，以下のとおりである（図1.3-1）．

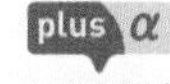

NST加算

2010（平成22）年の診療報酬改定で，栄養サポートチーム（NST）加算が認められた．NST加算には，構成員として医師，看護師，薬剤師，管理栄養士の4職種が必須であり，さらに歯科医師が加わると加算がある．

2 身体計測

身体計測は，非侵襲的で，患者にとって不快でない，経済的であるなどから，栄養アセスメントの重要な手段である．

1 体格指数（BMI）

身体が機能的に最もよい状態で活動しやすく，また有病率の最も低い個人個人の理想的な体重を理想体重（ideal body weight：IBW）という．

IBWは，**体格指数**（body mass index：**BMI**）を使って求める．

$$\mathrm{BMI} = 体重（kg）÷［身長（m）]^2$$

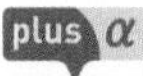

身長の推定

寝たきりや車椅子などで身長測定が困難な場合に，次の式で膝高から身長の推定値を求めることができる．
男性：身長(cm)＝64.19−(0.04×年齢)＋{2.02×膝高(cm)}
女性：身長(cm)＝84.88−(0.24×年齢)＋{1.83×膝高(cm)}
「栄養日本」1994年増刊号より．

日本肥満学会では，BMIが約22のときが最も有病率が低いことから，理想的なBMIを22とした．このことから理想的な基準となる体重（標準体重）は，

$$標準体重（kg）=［身長（m）]^2 \times 22$$

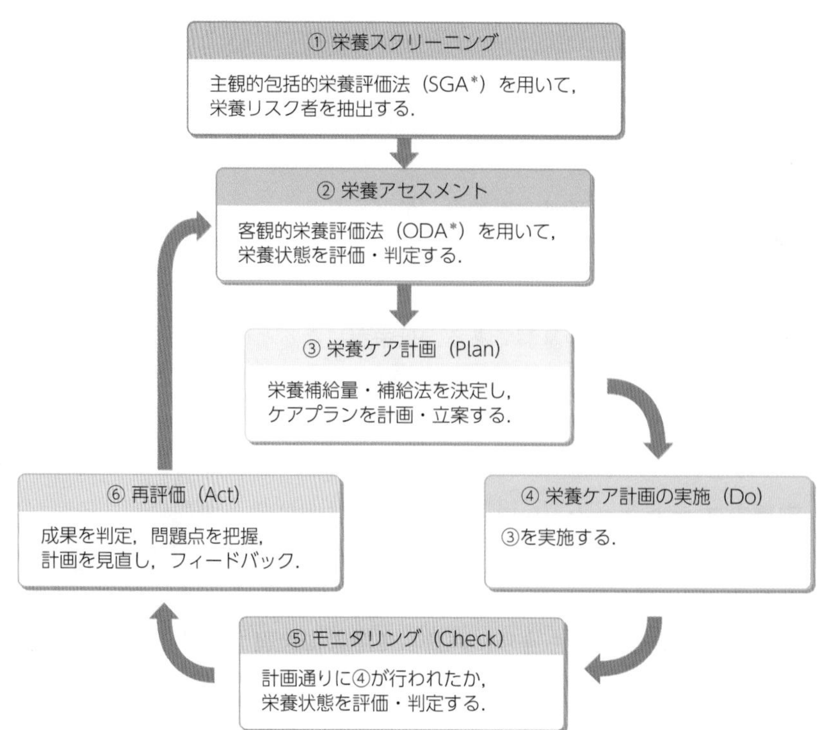

図1.3-1　栄養管理の流れ

用語解説*
SGA
subjective global assessment．問診などから，主観的包括的に患者の栄養状態を評価する．体重の変化，食事摂取における変化，嘔吐，下痢などの消化器症状，浮腫や腹水などを指標に行う．

用語解説*
ODA
objective data aseessment．身体計測，血液・尿生化学検査，免疫能検査，身体機能検査などのデータに基づいて栄養状態を評価する．

で求められる．

BMIによる肥満度の判定は，表1.3-1による．BMIが高くなると生活習慣病にかかりやすくなる．松澤佑次らによると，BMIが22の人と比べて２倍の危険率になるのは，高血圧症・高中性脂肪血症はBMI 25 以上，糖尿病はBMI 27以上，高コレステロール血症はBMI 29以上のときである．

表1.3-1　BMIによる肥満度の判定表

BMI	肥満度	
BMI < 18.5	低体重（やせ）	
18.5 ≦ BMI < 25.0	普　通	
25.0 ≦ BMI < 30.0	肥満１度	肥満
30.0 ≦ BMI < 35.0	肥満２度	肥満
35.0 ≦ BMI < 40.0	肥満３度	高度肥満
40.0 ≦ BMI	肥満４度	高度肥満

日本肥満学会．肥満症診断基準 2011．より一部改変．

2 皮下脂肪厚

全身の体脂肪量を推定するため，皮下脂肪厚を測定し基準値と比較することにより評価する．測定部位として，上腕二頭筋部，上腕三頭筋部，肩甲骨下縁，胸部，臍横部，腸骨稜部，大腿前中央部，腓腹筋部などがあるが，最もよく用いられるのは，**上腕三頭筋部皮下脂肪厚**（triceps skinfold thickness：TSF）である．

測定器具として，皮下脂肪厚計（キャリパー），計測メジャーを用いる．

plus α
上腕の断面図

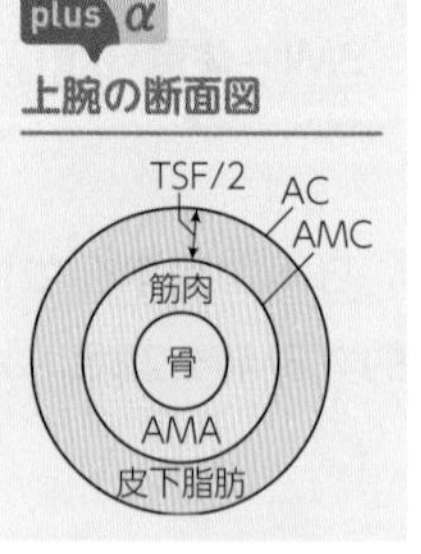

a TSFの測定方法

①利き腕でないほうの腕をだらりとした状態にする（図1.3-2a）．上体を起こすことが難しい患者の場合は，測定する腕を上にし手のひらは下に向け横になり，足を少し曲げリラックスした状態で，できるだけベッドに垂直な姿勢で測定する（図1.3-2b）．

②図1.3-3 のA点の肩先（肩峰）とB点の肘先（尺骨の肘頭）の中心点を計

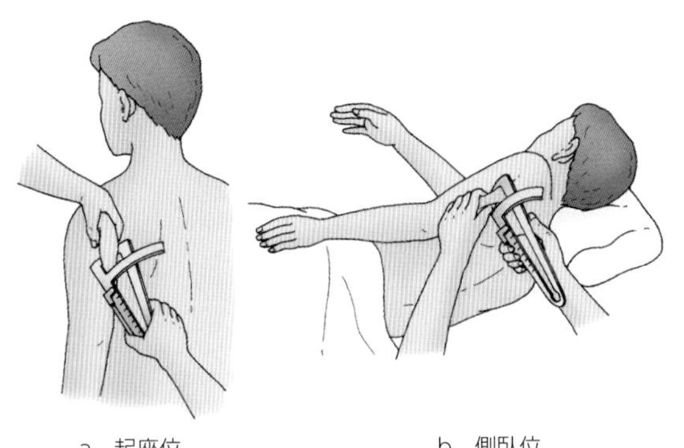

図1.3-2　上腕三頭筋部皮下脂肪厚の測定

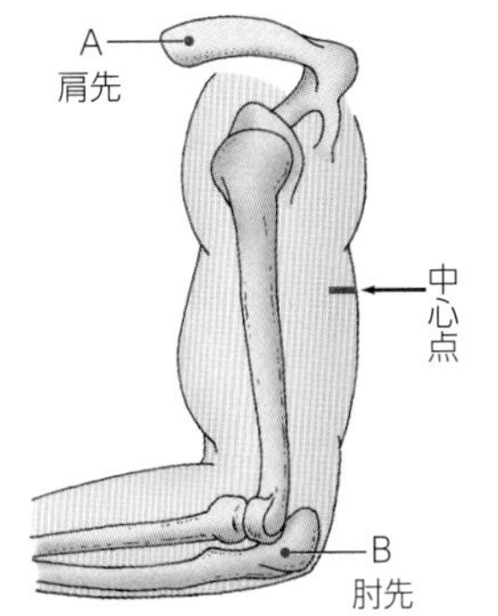

ABの中心点をTSFの測定位置とする.

図1.3-3　上腕部中心点（栄養アセスメントの実施より）

測メジャーを使って定め，測定位置とする（患者の了承を得てマークをつけるとよい）．その中心点を通る腕の円周を計測メジャーで測る．→上腕周囲長（arm circumference：AC）

③図1.3-2のように，測定位置より約1cm離れた皮膚を，筋肉をつままないようにして皮下脂肪部分をつまみ上げ，マークした部分をキャリパーではさみ，3秒待って値を読む．

④2回測定し，誤差が4mm以内ならその平均値を測定値とする．

性・年代別平均値は表1.3-2のとおりである．

b 上腕三頭筋囲，上腕筋面積

上腕三頭筋囲（midupper arm muscle circumference：AMC）および上腕筋面積（midupper arm muscle area：AMA）は，筋肉たんぱく量の指標として用いられる．

AMC，AMAは，上腕三頭筋部皮下脂肪厚（TSF）と上腕周囲長（AC）から求める．

$$\mathrm{AMC\ (cm)} = \mathrm{AC\ (cm)} - \pi \times \mathrm{TSF\ (cm)}$$

$$\mathrm{AMA\ (cm^2)} = (\mathrm{AMC})^2 / 4\pi$$

AMC，AMAは，浮腫や腹水などで体液に変動のある症例や，ALS（筋萎縮性側索硬化症）などで筋肉が減少している症例では，基準値との比較は不適切と考えられるが，個人の状態の変化をみる上では利用できる．平均値は表1.3-2を参照．

plus α

MNA®-SF

簡易栄養状態評価表（mini nutrition assesment-short form）．高齢者の栄養スクリーニングに用いられる．3カ月間の食事量の減少，体重減少，歩行状況，精神的ストレスや急性疾患の有無，神経・精神的問題の有無，BMIまたはふくらはぎ周囲長の6項目を点数化し，評価する．

plus α

下腿の太さ

両手の親指と人さし指で輪っかを作り，ふくらはぎの最大部分を囲む「指輪っかテスト」でサルコペニアの簡易チェックができる．「囲めない」群と比べ，「ちょうど囲める」群はサルコペニアの危険度が約2.4倍，「隙間ができる」群は約6.8倍との調査報告がある．

表1.3-2　JARD2001による日本人の身体計測基準値（性・年代別平均値）

年齢（歳）	男性				女性			
	上腕周囲長 AC（cm）	上腕三頭筋部皮下脂肪厚 TSF（mm）	上腕三頭筋囲 AMC（cm）	上腕筋面積 AMA（cm^2）	上腕周囲長 AC（cm）	上腕三頭筋部皮下脂肪厚 TSF（mm）	上腕三頭筋囲 AMC（cm）	上腕筋面積 AMA（cm^2）
平均値	27.23	11.36	23.67	45.16	25.28	16.07	20.25	33.15
18～24	26.96	10.98	23.51	44.62	24.87	15.39	20.04	35.52
25～29	27.75	12.51	23.82	45.83	24.46	14.75	19.82	31.77
30～34	28.65	13.83	24.36	47.82	24.75	14.50	20.21	33.01
35～39	28.20	12.77	24.19	46.74	25.30	16.14	20.27	33.14
40～44	27.98	11.74	24.30	47.55	26.41	16.73	21.21	36.23
45～49	27.76	11.68	24.09	46.73	26.02	16.59	20.77	34.83
50～54	27.59	12.04	23.78	45.61	25.69	15.46	20.85	34.96
55～59	26.89	10.04	23.74	45.32	25.99	16.76	20.83	35.17
60～64	26.38	10.06	23.22	43.46	25.75	15.79	20.89	35.35
65～69	27.28	10.64	23.94	46.06	26.40	19.70	20.14	32.72
70～74	26.70	10.75	23.34	43.97	25.57	17.08	20.24	33.20
75～79	25.82	10.21	22.64	41.37	24.61	14.43	20.09	32.69
80～84	24.96	10.31	21.72	38.22	23.87	12.98	19.84	31.84
85～	23.90	9.44	20.93	35.44	22.88	11.69	19.21	29.37

＊　キャリパーとして，アボットジャパン（株）製のアディポメータを使用．

日本人の新身体計測基準値（JARD2001）．栄養評価と治療．メディカルレビュー社，2002．より抜粋して作成．

3 臨床検査

栄養アセスメントでは，栄養状態の検討のため次の指標が臨床的によく用いられる．

1 血清たんぱく

|1| 血清総たんぱく（total protein：TP）

a 基準値

6.7 ~ 8.1g/dL

血清中のたんぱく質には，アルブミンと，グロブリンと総称されるたんぱく質が含まれ，グロブリンの中の免疫グロブリンを除くと，そのほとんどは肝臓で合成されている．そのため，血清総たんぱくは肝機能を反映する検査として，また栄養障害，ネフローゼ症候群，骨髄腫などを疑う検査として有用なものである．

b 異常値を示す疾患

①高値：脱水，肝硬変，骨髄腫など

②低値：栄養障害，肝疾患，漏出（出血，ネフローゼ症候群，たんぱく漏出

表1.3-3 栄養アセスメントたんぱく

	レチノール結合たんぱく	トランスサイレチン*	トランスフェリン	アルブミン
略 語	RBP	TTR（PA）	Tf	ALB
役 割	レチノール（ビタミンA）の輸送たんぱく	サイロキシンの輸送 血中でRBPと1：1で結合し，RBPの漏出を防ぐ.	鉄の輸送たんぱく	血漿浸透圧維持 物質運搬能 酸化還元緩衝機能
半減期	12～16時間	2日	7日	21日
分子量	21,000	55,000	76,500	66,000

＊ 従来は，たんぱく分画の位置からプレアルブミンと呼ばれていたが，機能としては，内因性サイロキシンの一部と結合して輸送たんぱくとなることからトランスサイレチンと呼ぶ.

性胃腸症）など

高値は，グロブリンが高くなっていることが多く，ほとんどがγ-グロブリンの増加である．低値は，アルブミンの低下によるものが多い.

2 血清アルブミン（serum albumin：ALB）

a 基準値

4.0 ~ 5.0g/dL

アルブミンは肝臓で合成される分子量約66,000の小さなたんぱく質である．健康人では尿中に出ることはない．栄養スクリーニングでは，3.5g/dL以下の値が使われることが多い.

血清アルブミンは，栄養状態の指標としては重要なものであるが，血漿中の血清アルブミンの半減期が約21日なので，短期的な栄養状態の変動を表すことができない．このため，短期的な評価のためには，レチノール結合たんぱくやトランスサイレチン（プレアルブミン）が使われる（表1.3-3）.

b 異常値を示す疾患

①高値：血液濃縮で高値となるが，高値であっても問題になることはほとんどない.

②低値：栄養不良（摂取量不足），ネフローゼ症候群，たんぱく漏出性胃腸症，甲状腺機能亢進症（たんぱく質代謝の亢進），肝硬変，劇症肝炎など

3 その他の栄養アセスメントたんぱく

表1.3-3のアルブミンを除く三つのたんぱくは，rapid turnover protein（**RTP**）と呼ばれており，栄養状態を表す．例えば，アルブミンとトランスサイレチンをセットで測定することにより，低栄養状態の患者の早期発見につながる.

❶レチノール結合たんぱく retinol binding protein（**RBP**）．基準値3.0～6.0mg/dL．感染症，炎症の影響を受けないが，腎疾患の影響を受ける．ビタミンA欠乏症，肝疾患で減少する.

❷トランスサイレチン transthyretin（**TTR**）（**プレアルブミン：PA**）．基準値22～42mg/dL．感染症，炎症，肝疾患，たんぱく質摂取不足で減少する.

❸トランスフェリン　transferrin（Tf）．基準値190～340mg/dL．鉄欠乏性貧血で増加し，感染症，炎症，再生不良性貧血で減少する．

|4| 測定の実際

これらの栄養アセスメントたんぱくは，肝疾患など，栄養状態以外の影響も受けるものなので，その変動が栄養状態だけによるものかの見極めが必要である．臨床現場では，測定が容易なため血清アルブミンが広く用いられているが，短期間の管理には半減期の短いトランスサイレチンやレチノール結合たんぱくを，術後なら2日に1回測定することが望ましい．さらに，RTPについては，炎症によって減少するので，炎症マーカーのC-反応性たんぱく（**CRP**）との同時測定が勧められている．

2 尿生化学

|1| 窒素平衡（nitrogen equilibrium）

摂取（投与）されたたんぱく質が有効に利用されたかをみるための指標である窒素平衡は，次の式で求められる窒素バランスの値で評価され，プラスなら**同化**，マイナスなら**異化**の状態にあると考えられる．0バランスは正常，正バランスは侵襲からの回復途上である．

窒素バランス(g/日)
＝{摂取たんぱく質(g/日)／6.25}－{尿中総窒素量(g/日)＋便中総窒素量(g/日)}

経静脈栄養の場合は，次の式が用いられている．

窒素バランス(g/日)
＝{アミノ酸投与量(g)／6.25}－{尿中尿素窒素量(g/日)×5／4}

plus α
1日の窒素排泄量
推定非尿中窒素排泄量が2～6g/日程度であることから，
尿中尿素窒素量（g/日）＋4g,
尿中尿素窒素量（g/日）×5/4,
尿中尿素窒素量（g/日）+0.031×体重（kg），
などの簡易式が用いられている．

3 免疫能

|1| 総リンパ球数（total lymphocyte count：TLC）

白血球は，好中球，好酸球，好塩基球，リンパ球，単球から構成されている．**総リンパ球数**（**TLC**）は栄養状態とよく相関しており，白血球分画から求める．

TLC＝リンパ球(%)×白血球数／100

総リンパ球数は，2,000/μL：正常，1,200～1,999/μL：軽度栄養障害，800～1,199/μL：中等度栄養障害，800/μL未満：高度栄養障害と診断されるが，ウイルス感染症などで増加するので，栄養状態の診断時に注意が必要である．

表1.3-4　主な食事調査法

	調査法	概　要	長　所	短　所	注意点
現在の食事を記録	記録法 ・秤量記録法 ・目安量記録法	調査対象者が自分で調査票に記入する.	対象者の記憶に依存しない.	・対象者の負担が大きい. ・データ整理に時間と技術を要する.	・習慣的な摂取量の把握には適さない. ・食品成分表の精度に依存する.
	陰膳法	摂取した食物の実物と同じものを同量集め，食物試料を化学分析する.	・対象者の記憶に依存しない. ・食品成分表の精度に依存しない.	・対象者の負担が大きい. ・全食品のサンプル集めは困難.	習慣的な摂取量の把握には適さない.
過去に遡る	24時間思い出し法	前日の（または24時間遡って）食事を調査員が対象者に問診する.	・対象者の負担が比較的小さい. ・比較的，参加率が高い.	・熟練した調査員が必要. ・対象者の記憶に依存する. ・データ整理に時間と技術を要する.	・調査員に特別の訓練を要する. ・習慣的な摂取量の把握には適さない. ・食品成分表の精度に依存する.
	食物摂取頻度調査法	数十～百数十の食品の摂取頻度を，質問票で尋ねる.	・対象者一人当たりのコストが安い. ・データ処理の時間と労力が少ない.	・対象者の漠然とした記憶に依存する. ・結果は，質問項目や選択肢に依存する.	質問票の精度，妥当性の検証が必要.

4 食事調査

患者がどれだけの栄養素を摂取しているのかを算出する食事調査は，栄養アセスメントの重要なパラメーターである．食事調査は大別すると，現在の食事を記録していく方法と，過去を思い出して行う方法がある（表1.3-4）．

a 記録法

日々の食事の食品名と重量（例：ご飯150g）を記録する**秤量**（ひょうりょう）**記録法**と，重量の測定はせずに，目安量（例：茶碗軽く１杯）で記録していく**目安量記録法**がある．各栄養素の摂取量は，「日本食品標準成分表」（2,478食品収載）を用いて計算する．

栄養素の摂取量＝摂取食品重量×日本食品標準成分表の成分値÷100

となるが，「日本食品標準成分表」には，調理後の食品の成分値が記載されずに，生の原材料の成分値しか記載されていない食品も多い．この場合は，

原材料重量(g)＝食べた量(摂取食品重量)÷重量変化率(%)×100

栄養素の摂取量＝原材料重量×日本食品標準成分表の成分値÷100

で求める．重量変化率は，「日本食品標準成分表」に539ほどの食品が記載されているが，記載のないものについては，各施設で求めておく必要がある．

なお，患者に食事記録をつけてもらうときは，秤量記録と目安量記録の混在となるので，受け取った記録の目安量をすべて秤量に換算して栄養素量を計算

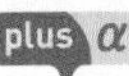

輸液中のミネラル

1日の摂取栄養素の量を計算するには，輸液による栄養素を加えるケースも多くある．その際，ミネラルは，食品ではmgやgなどで量が記されているが，輸液ではmEq（メック）で表されている．mEqをmgに換算するには原子量を掛ける．
例）ナトリウム（原子量は23）2mEqは，2×23＝46mg
注）カルシウム（原子量は40）は2価なので，2mEqは，2×40×1/2＝40mg

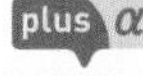

Harris-Benedictの式

1日の消費カロリー量を求めるときの基礎エネルギー消費量（BEE）を求める．➡p.143参照.

➡ 日本食品標準成分表については，２章１節４項p.69参照.

しなければならず，かなり時間を要することとなる．栄養計算ソフトを利用するのも一つの方法である．ポイントは目安量を秤量（重量）に換算する能力である．また近年，食事（料理）の写真を撮影して食品の種類と量を推定し，栄養価計算に利用する方法も用いられるが，正確な摂取量を把握するものではないことに注意する．

b 陰膳法（duplicated method）

陰膳法（かげぜん）は，もう一人前，同じ食事を作っておいて，それを収集して化学的分析を行うもので，非常に正確ではあるが，多くの手間と費用がかかるので通常行わない．摂取食品が，日本食品標準成分表に記載されていないものであるときや，1食か2食のみで調査が終わるときなどに用いられる．

c 24時間思い出し法（24hours recall method）

前日食べた食事を思い出してもらい，食事内容を聞き取る．1日分だけなので比較的容易だが，摂取食品の食品名の確認や，摂取した目安量から重量を推定するなどの作業が必要となるので，調理や献立作成の経験が重要なものとなる．

d 食物摂取頻度調査法（food frequency questionnaire method）

過去の個人レベルでの食習慣を把握することにより，栄養素摂取量を推定する方法で，比較的簡易なため多人数の調査に適用される．食品の摂取頻度（例：週に何回）と1回での摂取量（例：1カップ）の両方を聞くことが多く，これは**半定量食物摂取頻度調査法**と呼ばれている．

その地方の記録法や24時間思い出し法などで得たデータを使って，栄養素に寄与度の高い食品を選んで調査する．摂取栄養素量を算出する方法（計算式）は，調査表作成者がそれぞれ考案している．そのため7日間秤量記録法などと比較検討し，信頼性の高いものに工夫，改善し，実用化している．

引用・参考文献

1) 佐々木公子ほか．臨床栄養ディクショナリー．改訂6版．メディカ出版，2020．
2) 木村修一ほか．最新栄養学．第10版．建帛社，2014．
3) 日本食物繊維学会編集委員会編．食物繊維—基礎と応用．第3版．第一出版，2008．
4) 日本小児栄養消化器肝臓学会編．小児臨床栄養学．改訂第2版．診断と治療社，2018．
5) 厚生労働省．「健康のために水を飲もう」推進運動．2018．
6) T.NET通信．14号．ユニセフ基礎講座第9回．2000．

重要用語

たんぱく質
必須アミノ酸
窒素平衡（窒素バランス）
脂質
中性脂肪
脂肪酸
コレステロール
必須脂肪酸
EPA
DHA
炭水化物
糖質
食物繊維
水溶性ビタミン
脂溶性ビタミン
ミネラル（無機質）
栄養アセスメント
栄養スクリーニング
NST
体格指数（BMI）
血清たんぱく

学習達成チェック

- □ 看護を実践する上での臨床栄養学の知識の必要性を述べることができる.
- □ たんぱく質の体内における役割と臨床的意義を述べることができる.
- □ 脂質の体内における役割と臨床的意義を述べることができる.
- □ 糖質の体内における役割と臨床的意義を述べることができる.
- □ 食物繊維の体内における役割と臨床的意義を述べることができる.
- □ ビタミンの体内における役割と臨床的意義を述べることができる.
- □ ミネラルの体内における役割と臨床的意義を述べることができる.
- □ 水の体内における役割と臨床的意義を述べることができる.
- □ 栄養アセスメントのための身体計測の方法と判定基準を述べることができる.
- □ IBW, BMI, TSF, AC, AMC, AMA, TP, ALB, RTP, RBP, TTR, PA, Tf, TLC, CRPの略語の正式用語とその意味を述べることができる.
- □ BMIを求めることができる.
- □ 最も正確な食事調査法は何かを理解し, それについて述べることができる.
- □ 臨床の場で最もよく使われる食事調査法を挙げることができる.
- □ 栄養アセスメントたんぱくの特徴・使い方を説明することができる.

2 食品成分と食事摂取基準

学習目標

- 食品成分表の見方と食品群の意味を説明できる.
- 不足しがちな栄養素と，それを補える食品を挙げることができる.
- 食事摂取基準の考え方とエネルギーの計算方法を説明できる.

1 食品成分とエネルギー

1 食品のもつエネルギー

1 食品の成分

食品中には，ヒトにとって有用な成分ばかりでなく，利用されずに排泄されたり人体に悪影響を及ぼしたりする成分も含まれている．それゆえに，加熱する・水にさらすなどの調理によって，**食品**を**食物**に変えて摂取している．

一つの食品にヒトが必要とする栄養素がすべて含まれていることはなく，その食品中に多く含まれる成分によって，それぞれ「炭水化物（糖質）の供給源食品」「たんぱく質の供給源食品」「脂質の供給源食品」「ミネラル（無機質）の供給源食品」「ビタミンの供給源食品」と呼ばれている．

私たちは，毎日の食事で摂取した食物を消化・吸収することで，必要とする栄養素を得ている．また，食品中の**三大栄養素**〔**炭水化物**（**糖質**），**たんぱく質**，**脂質**〕は，生体内で分解され，生命維持や活動のためのエネルギーに変換されて利用されている（図2.1-1）．

2 エネルギーの単位

エネルギーの量を表す単位として，**カロリー**（cal）と**ジュール**（J）があり，栄養学では1,000倍の**キロカロリー**（kcal）と**キロジュール**（kJ）を使用している．単位の統一を図るため，1973（昭和48）年に**WHO**（**世界保健機関**）*は各国にジュール単位の使用を呼びかけ，「**日本食品標準成分表**」では両単位を併記している．

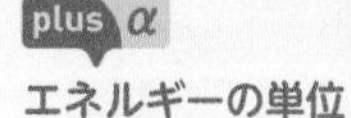

plus α エネルギーの単位

1 kcal = 4.18kJ

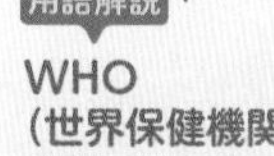

用語解説* WHO（世界保健機関）

World Health Organization．国際連合の専門機関．1948年，国際感染症の予防や治療対策など，世界の保健・衛生向上を目的としてジュネーブ（スイス）に本部を設立．

3 エネルギーの測定

食品のもつエネルギーは，**ボンブカロリーメータ**（**爆発熱量計**）を用いて測定される．食品を測定装置に入れて酸素を充塡後，爆発的に燃焼させて装置内に巡らした水の温度上昇値により，完全燃焼時のエネルギー値（**物理的燃焼値**）が得られる．生体内では，炭水化物と脂質は二酸化炭素と水に完全燃焼するが，たんぱく質は完全燃焼されず，尿素や尿酸などの窒素化合物として尿中へ排泄される．

また，摂取した栄養素のすべてが消化吸収されるわけではなく，体内で食品から得られるエネルギー量は，ボンブカロリーメータで求めた物理的燃焼値よりも少なくなる．この値を**生理的燃焼値**といい，炭水化物とたんぱく質 1gは

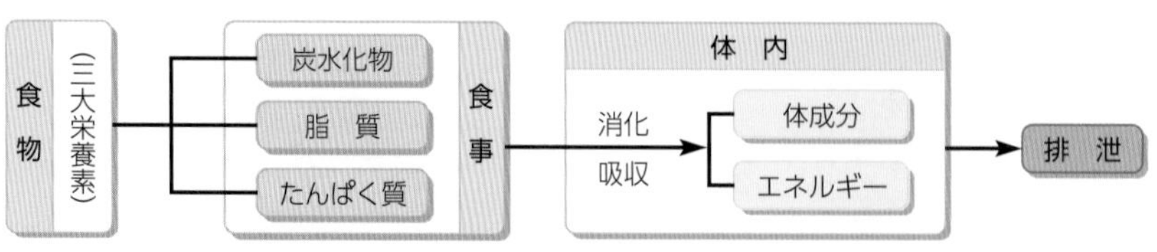

図2.1-1 **食物のもつエネルギーの流れ**

表2.1-1　三大栄養素のエネルギー値（kcal/g）

	ボンブカロリーメータ	ルブナーの指数	アトウォーターの係数
炭水化物	4.10	4.1	4
たんぱく質	5.65	4.1	4
脂　質	9.45	9.3	9

それぞれ4.1kcal，脂質1gは9.3kcalのエネルギーを発生する．これを**ルブナーの指数***という．

アトウォーター（Atwater, W.O. 1844～1907）はこの数値を整数化して，**アトウォーターのエネルギー換算係数**とした（表2.1-1）．以後，各食品のおおよそのエネルギーを算出する際に，広く用いられることになった．

「日本食品標準成分表2020年版（八訂）」では，食品のエネルギー量は，アミノ酸組成によるたんぱく質，脂肪酸のトリアシルグリセロール当量，利用可能炭水化物（単糖当量），糖アルコール，食物繊維総量，有機酸，アルコール量に，各成分のエネルギー換算係数（FAO/INFOODS）を乗じて算出されている．

用語解説*

ルブナー

Rubner, M.（1854～1932）ドイツの生理学者，衛生学者，医師．体内でたんぱく質，脂肪，炭水化物から発生する生理的燃焼熱量をルブナー指数として算定した．また，食事に伴う熱産生を食事誘発性体熱産生と名付けた．

➡ 日本食品標準成分表については2章1節4項p.69参照．

2 エネルギー消費量

生命を維持し生活していくには，生体内で三大栄養素を燃焼させて得られるエネルギーが必要である．たとえ睡眠中でも，脳細胞や心臓などのあらゆる組織は活動し，あるいは呼吸・体温保持などのためにエネルギーを消費している．

さらに覚醒時には，労働やスポーツなど，日常生活におけるさまざまな身体活動によってエネルギーが消費されている．摂取した栄養素をさまざまな生命活動に必要なエネルギーに変換して利用することを**エネルギー代謝**といい，生体内のさまざまな代謝の一つである（図2.1-2）．

➡ エネルギー代謝については，3章2節p.103参照．

近年，摂取エネルギー量と消費エネルギー量のアンバランスによる肥満が増加し，生活習慣病の誘因となっている．各自が，健康を保持・増進し，充実した日常の生活活動を営むためには，消費エネルギー量に応じたエネルギーの摂取が大切である．

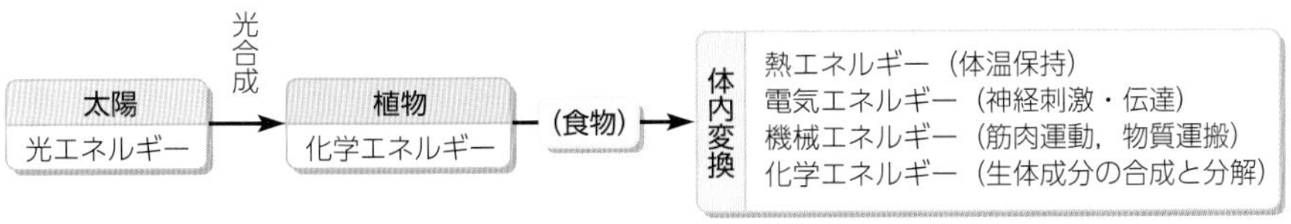

図2.1-2　エネルギーの変換

●エネルギーの発生と貯蓄のしくみ〈動画〉 

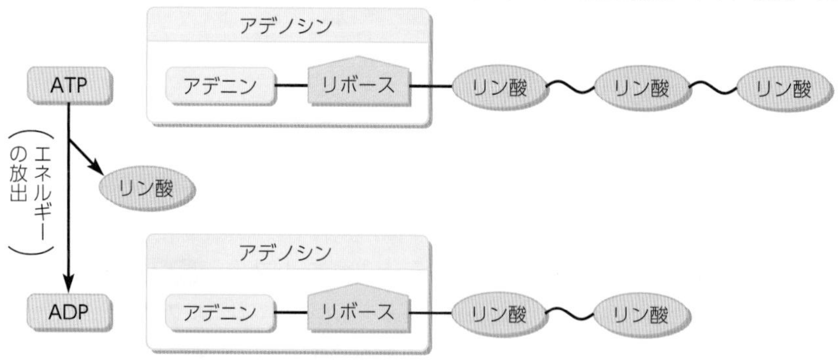

図2.1-3　ATPとADP

1 生体におけるエネルギー代謝

炭水化物や脂質が解糖系やTCA回路（トリカルボン酸回路，クエン酸回路）で分解され，エネルギーが発生する．そのエネルギーは，**ブドウ糖（グルコース）**が酸化分解してできる**ATP（アデノシン三リン酸）**のリン酸結合の部分に蓄えられる．エネルギーが必要になると，この結合からエネルギーをもったリン酸が1個分離し，エネルギーが放出される．このとき，ATPは**ADP（アデノシン二リン酸）**となる（図2.1-3）．ATPはすべての細胞に存在し，細胞内のミトコンドリアで新たに合成され，常に補充されている．

グルコース1分子がTCA回路を経て電子伝達系に至り，酸化分解される間に36～38分子のATPが合成される．呼吸により酸素を身体の隅々まで送ることで，細胞は好気的な代謝によって，効率よくエネルギーを獲得できる．そして，このエネルギーを生命維持，労働，運動，体温保持などで消費する．

2 食事誘発性体熱産生 (diet-induced thermogenesis：DIT)

食事をすると，人によっては身体が温かく感じることがある．このような食物の消化・吸収・代謝などによる体熱産生を**食事誘発性体熱産生**という．**特異動的作用**（specific dynamic action：**SDA**）ともいい，全エネルギー消費量の約5～10%に当たる．

栄養素を単独に摂取したときの，摂取エネルギー量に占める食事誘発性体熱産生の割合は，たんぱく質が三大栄養素中で最も大きい．これは，摂取したたんぱく質の消化・吸収・代謝・排泄に，かなりのエネルギーが消費されていることを示している．

食事誘発性体熱産生は，活動時のエネルギー消費量に含まれるとして，エネルギー必要量の算定では加算しないことになった．

3 エネルギー消費量の求め方

生体内で消費されたエネルギーは，最終的には熱エネルギーとなって放出さ

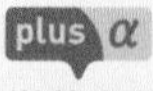

plus α

栄養素別DIT

摂取エネルギー量に占める食事誘発性体熱産生（DIT）の割合
炭水化物　5%
脂　質　4%
たんぱく質　30%

plus α

食事誘発性体熱産生の効用

産生された熱は，寒冷時の体温保持に役立つ．寒いときは，湯豆腐や豚汁など，たんぱく質豊富な温かい食事が最適である．

れるため，生体内で発生する熱量を測定することで，エネルギー消費量を求めることができる．しかし，測定には大がかりな装置を必要とするため，基礎代謝量やメッツ値（metabolic equivalents：METs），身体活動レベル（physical activity level：PAL）から計算によっても求めることができる．

|1| 測定値から求める

❶直接法（人が発散する熱量から求める） 被験者に断熱・気密性をもつ専用の代謝測定室に入ってもらい，体温による室温の上昇から，消費エネルギーを求める（アトウォーター・ローザ・ベネディクトの室式呼吸熱量計）．

❷間接法（呼気ガス分析から求める） ダグラスバッグ（図2.1-4）から採取した呼気中の酸素と二酸化炭素，および尿中窒素排泄量を測定して，消費エネルギーを求める．

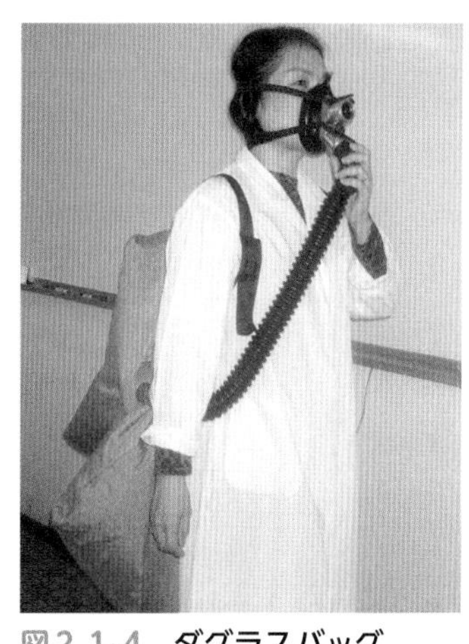

図2.1-4 ダグラスバッグ

|2| 計算によって求める

ヒトは日常生活で，生命維持・労働・運動・体温保持などのためにエネルギーを必要とする．生命を維持するために最小限必要なエネルギー代謝を**基礎代謝**といい，このエネルギー量を**基礎代謝量**（basal metabolic rate：BMR）という．また，椅子に座って静かに休息している状態で消費されるエネルギー量を**安静時代謝量**といい，基礎代謝量の10～20%増しと考えられている．人は睡眠中でさえエネルギーを消費している（睡眠時代謝*）．さらに，身体活動に伴い消費エネルギーは増加する（活動代謝量）．

plus α
エネルギー消費量

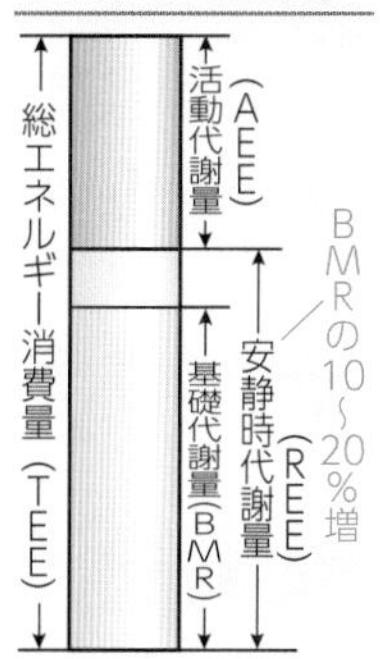

用語解説＊
睡眠時代謝

生命維持に必要な最小の活動状態にある睡眠中に観察される代謝．基礎代謝（空腹時覚醒状態で測定）とほぼ等しいとされている．

4 基礎代謝（basal metabolism：BM）

基礎代謝は，同一人物ではほぼ一定であるが，体格・性別・年齢・季節・健康状態など，いろいろな条件によって影響を受ける（表2.1-2）．また，体重1kg当たりの基礎代謝量を**基礎代謝基準値**という．

a 基礎代謝量の測定条件

- 20℃前後の快適な環境下
- 食後12時間以上経過した早朝空腹時
- 安静仰臥で覚醒状態

b 基礎代謝量の算出法

基礎代謝量を厳密に測定することは困難であるため，性別・年齢別に定められた基礎代謝基準値（kcal/kg体重/日）に各自の体重を乗じることで算出できる（表2.1-3）．

1日の基礎代謝量（kcal/日）＝基礎代謝基準値（kcal/kg体重/日）×体重（kg）

表2.1-2　基礎代謝に影響する因子

影響する因子	基礎代謝
性	男性＞女性
年　齢	2～3歳で最高（単位体重当たり），加齢に伴い減少
体　格	体重および体表面積に比例，筋肉質＞肥満型
環境温度	冬および寒冷地で高くなる．
体　温	体温の高い人ほど高い．発熱時も高くなる．
栄養状態	低栄養で低くなる．
労働状態	身体活動レベルと比例する．
内分泌	甲状腺ホルモン・副腎皮質ホルモン・副腎髄質ホルモン分泌亢進で増加
妊　娠	妊娠後半10～25％増加
月　経	月経中は最低，次第に高くなり，月経3～5日前に最高

表2.1-3　参照体重における基礎代謝量

性　別	男　性			女　性		
年齢（歳）	基礎代謝基準値（kcal/kg体重/日）	参照体重（kg）	基礎代謝量（kcal/日）	基礎代謝基準値（kcal/kg体重/日）	参照体重（kg）	基礎代謝量（kcal/日）
1～2	61.0	11.5	700	59.7	11.0	660
3～5	54.8	16.5	900	52.2	16.1	840
6～7	44.3	22.2	980	41.9	21.9	920
8～9	40.8	28.0	1,140	38.3	27.4	1,050
10～11	37.4	35.6	1,330	34.8	36.3	1,260
12～14	31.0	49.0	1,520	29.6	47.5	1,410
15～17	27.0	59.7	1,610	25.3	51.9	1,310
18～29	23.7	64.5	1,530	22.1	50.3	1,110
30～49	22.5	68.1	1,530	21.9	53.0	1,160
50～64	21.8	68.0	1,480	20.7	53.8	1,110
65～74	21.6	65.0	1,400	20.7	52.1	1,080
75以上	21.5	59.6	1,280	20.7	48.8	1,010

事　例

Aさん（20歳女性・体重55kg）の1日の基礎代謝量を求めてみよう．

この女性の基礎代謝基準値は，**表2.1-3**から22.1で，体重は55kgであるから，

22.1 × 55（kg）＝ 1,215.5 ≒ 1,220

で，1日の基礎代謝量は，1,220kcalとなる．

5 活動代謝量（activity energy expenditure：AEE）

私たちは，日々の生活を送る上で，いろいろな活動動作によってエネルギーを消費している．重労働や激しいスポーツでは，エネルギー代謝量は増加す

る．このような活動のためのみのエネルギー代謝を**活動代謝量**（**活動時エネルギー消費量**）という．

活動代謝量は，その人の行う仕事や活動の内容と，その人の基礎代謝量によっても異なる．活動強度の指標として，メッツ値や身体活動レベル（PAL）がある．

1 メッツ（metabolic equivalents：METs）

身体活動によるエネルギー消費量が座位安静時代謝量の何倍に当たるかを示す単位で，欧米では，運動強度を表す目安として，運動指導などで広く用いられている．

$$\text{METs} = \frac{\text{エネルギー消費量}}{\text{安静時代謝量}}$$

メッツ値*を用いた活動のエネルギー消費量の算出法は二通りある．

a 算出方法 1

個々の活動代謝によるエネルギー消費量（活動代謝量）は，基礎代謝量にメッツ値（METs）と身体活動時間（分）および1.1（定数）を乗じることで算出する．

各身体活動のエネルギー消費量

＝基礎代謝量（kcal/分）×メッツ値（METs）×身体活動時間（分）×1.1

事例

Aさん（20歳女性・体重55kg）がエアロビクス（METs：6.0以上）を1時間（60分）行った場合のエネルギー消費量を求めてみよう．

前述の基礎代謝量の算出法により，この女性の1日の基礎代謝量は1,220kcalであるから，1分当たりの基礎代謝量に換算すると，

1,220（kcal）÷24（時間）÷60（分）＝0.847（kcal/分）

0.847（kcal/分）×6.0（METs）×60（分）×1.1＝335.4≒335（kcal）

で，Aさんがエアロビクスを1時間行ったときのエネルギー消費量は335kcalとなる．

b 算出方法 2

METsと酸素消費量は比例し，安静時の酸素消費量は約3.5mL/kg/分で，1METsに当たる．また，体重1kg当たり，1時間当たりのエネルギー消費量はMETsとほぼ等しい．運動強度がMETsで表されていれば，おおよそのエネルギー消費量は簡単に求められる．減量目的の運動によるエネルギー消費量も

用語解説*

メッツ値

「日本人の食事摂取基準（2020年版）」でも，身体活動強度を示す指標としてメッツ値（metabolic equivalents：METs）が用いられている．

plus α

各動作のエネルギー消費量の算出法

個々の活動代謝によるエネルギー消費量（活動代謝量）は，基礎代謝量や安静時代謝量にメッツ値（METs）と身体活動時間（分）を乗じることで算出できる．しかし，メッツは身体活動による消費エネルギー量が安静時代謝量の何倍に当たるかを示す単位であるから，
各身体活動のエネルギー消費量＝安静時代謝量（kcal／分）×メッツ値（METs）×身体活動時間（分）となる．
絶食時の安静時代謝量は，DITの影響をほとんど受けないため，基礎代謝量より約10％増（**絶食時安静時代謝量＝基礎代謝量×1.1**）と仮定し，算出する．

簡単に算出できる.

1METs≒約3.5mL/kg体重/分≒1.0kcal/kg体重/時
エネルギー消費量＝METs×運動時間×体重

plus α
エネルギー消費量の算出方法2
METsは座位の安静時代謝量から算出されており，厳密には立位で行う運動や労働では係数の1.05が計算式につけられる．エネルギー消費量＝METs×運動時間×体重×1.05.

事例

Aさん（体重55kg）がエアロビクス（METs：6.0以上）を1時間（60分）行った場合のエネルギー消費量は？

6.0METs＝6.0（kcal/kg体重/時）で，
6.0（kcal/kg体重/時）×1（時間）×55（kg）＝330（kcal）

2 身体活動レベル（physical activity level：PAL）

1日の身体活動から，表2.1-4を用いて**身体活動レベルの区分**（Ⅰ・Ⅱ・Ⅲ）の目安を求め，おおよその身体活動レベルを推定する．この身体活動レベルの活動内容を用いると，簡単に1日のエネルギー消費量が算出できる．

a 1日のエネルギー消費量の算出

体重に変化が少なく，組織量の増減がない成人では，1日のエネルギー必要量は総エネルギー消費量に等しい．「日本人の食事摂取基準（2020年版）」では，**推定エネルギー必要量**（kcal/日）を次の式で求める．

1日のエネルギー消費量＝推定エネルギー必要量
＝基礎代謝量（kcal/日）×身体活動レベル（PAL）

表2.1-4 身体活動レベル別にみた活動内容と活動時間の代表例

身体活動レベル＊1	低い（Ⅰ）	ふつう（Ⅱ）	高い（Ⅲ）
	1.50 (1.40～1.60)	1.75 (1.60～1.90)	2.00 (1.90～2.20)
日常生活の内容＊2	生活の大部分が座位で，静的な活動が中心の場合	座位中心の仕事だが，職場内での移動や立位での作業・接客等，あるいは通勤・買い物での歩行，家事，軽いスポーツのいずれかを含む場合	移動や立位の多い仕事への従事者，あるいは，スポーツ等余暇における活発な運動習慣を持っている場合
中程度の強度（3.0～5.9メッツ）の身体活動の1日当たりの合計時間（時間/日）＊3	1.65	2.06	2.53
仕事での1日当たりの合計歩行時間（時間/日）＊3	0.25	0.54	1.00

＊1 代表値．（ ）内はおよその範囲．
＊2 Black, et al., Ishikawa-Takata, et al. を参考に，身体活動レベル（PAL）に及ぼす仕事時間中の労作の影響が大きいことを考慮して作成．
＊3 Ishikawa-Takata, et al. による．

事 例

Aさん（20歳女性・体重55kg・身体活動レベルⅡ〈ふつう〉）の1日のエネルギー消費量は？

Aさんの1日の基礎代謝量は前述のように1,220kcalである．表2.1-4より，身体活動レベルⅡは1.75であるから，

1,220（kcal）× 1.75 = 2,135（kcal）

で，Aさんの1日のエネルギー消費量は，約2,135kcalとなる．

6 健康づくりのための身体活動基準2013

2013（平成25）年度からの健康日本21（第二次）を推進するため，「健康づくりのための身体活動基準2013」が策定された．これは「健康づくりのための運動基準2006」を改定し，2022（令和4）年まで取り組むもので，次の趣旨で新しくされた．

①「運動基準」から「身体活動基準」に名称を改め，「運動」のみならず，日常生活の労働，家事，通勤・通学などの「生活活動」も含め「身体活動」全体に着目した．

②身体活動量および運動量の基準を示した（表2.1-5）．

＊18歳未満に関しては，身体活動が生活習慣病等および生活機能低下リスクを低減する効果について十分な科学的根拠がないため，現段階では定量的な基準を設定しない．

③身体活動の増加でリスクが低減できるものとして，糖尿病・循環器疾患等の予防だけでなく，がんやロコモティブシンドローム・認知症の予防も視野に入れた．

④保健指導で運動指導を安全に推進するために具体的な判断・対応の手順を示した．

⑤普及啓発を重視して，国民向けパンフレット「アクティブガイドー健康づくりのための身体活動指針－」を作成し，「＋10（プラス・テン）」を発信した（図2.1-5）．

plus α 健康日本21（第二次）最終評価報告

健康日本21（第二次）は2022（令和4）年10月に最終評価報告書が公表された．53項目の目標のうち「目標値に達した」「現時点で目標値に達していないが，改善傾向にある」が約5割である一方，「変わらない」「悪化している」が約3割という結果になった．https://www.mhlw.go.jp/stf/newpage_28410.html，（参照2023-11-10）．

plus α 健康日本21（第三次）

健康日本21（第三次）は，「全ての国民が健やかで心豊かに生活できる持続可能な社会の実現」をビジョンとし，2024（令和6）年度から2035（令和17）年度までの12年間で実施が計画されている．https://www.mhlw.go.jp/stf/seisakunitsuite/bunya/kenkou_iryou/kenkou/kenkounippon21_00006.html，（参照2023-11-10）．

表2.1-5 **健康づくりのための身体活動基準2013**

健診結果		身体活動（＝生活活動＋運動）	運 動
基準範囲内	65歳以上	強度を問わず，身体活動を毎日40分 （＝10メッツ・時/週）	—
	18～64歳	3メッツ以上の強度の身体活動を毎日60分 （＝23メッツ・時/週）	3メッツ以上の強度の運動を毎週60分 （＝4メッツ・時/週）
血糖・血圧・脂質のいずれかが保健指導レベルの者		• 医療機関にかかっておらず「身体活動のリスクに関するスクリーニングシート」でリスクがない． • 対象者が運動開始前，実施中に自ら体調確認ができるよう支援． • 保健指導の一環として積極的に運動指導を行う．	
リスク重複者，または受診勧奨者		生活習慣病患者が積極的に運動をする際には，安全面での配慮がより重要になるので，まずかかりつけの医師に相談する．	

いつでもどこでも+10
プラス・テン
いつ+10しますか? あなたの1日を振り返ってみましょう。
18歳～64歳の方
Aさんの場合
Bさんの場合
65歳以上の方
Cさんの場合
6時
散歩、ジョギング、ラジオ体操、庭の手入れ
早歩き、自転車通勤
キビキビと掃除や洗濯、家事の合間に「ながら体操」
こまめに動く、階段を使う、遠くのトイレを使う
12時
散歩、食事に出かける
テレビを見ながら筋トレやストレッチ、友達とお出かけ
遠くのトイレを使う、軽い体操をする
歩いて買い物
子どもや孫の送り迎え
歩幅を広くする、階段を使う
20時
ウォーキング、運動施設に通う、テレビを見ながら筋トレやストレッチ
安全のために
誤ったやり方でからだを動かすと思わぬ事故やけがにつながるので、注意が必要です。
からだを動かす時間は少しずつ増やしていく。
体調が悪い時は無理をしない。
病気や痛みのある場合は、医師や健康運動指導士などの専門家に相談を。
毎日をアクティブに暮らすために
こうすれば+10
地域で
○家の近くに、散歩に適した歩道やサイクリングを楽しめる自転車レーンはありませんか?
○家の近くの公園や運動施設を見つけて、利用しましょう。
○地域のスポーツイベントに積極的に参加しましょう。
○ウィンドウショッピングなどに出かけて、楽しみながらからだを動かしましょう。
職場で
○自転車や徒歩で通勤してみませんか?
○職場環境を見直しましょう。からだを動かしやすい環境ですか?
○健診や保健指導をきっかけに、からだを動かしましょう。
人々と
○休日には、家族や友人と外出を楽しんでみては?
○困ったことや知りたいことがあったら、市町村の健康増進センターや保健所に相談しましょう。
○電話やメールだけでなく、顔をあわせたコミュニケーションを心がけると自然にからだも動きます。
アクティブガイド ー健康づくりのための身体活動指針ー
厚生労働省健康局がん対策・健康増進課
アクティブガイド
ー健康づくりのための身体活動指針ー
ココカラ
+10分
プラス・テン
ココカラ プラス・テン
筋トレ
ウォーキング
そうじ
通勤
買い物
10分
+10で健康寿命※1をのばしましょう!
ふだんから元気にからだを動かすことで、
糖尿病、心臓病、脳卒中、がん、ロコモ※2、うつ、
認知症などになるリスクを下げることができます。
例えば、今より10分多く、
毎日からだを動かしてみませんか。
※1「健康寿命」とは?
健康日本21(第二次)では、「健康上の問題で日常生活が制限されることなく生活できる期間」としています。
※2ロコモ=「ロコモティブシンドローム」とは?
骨や関節の病気、筋力の低下、バランス能力の低下によって転倒・骨折しやすくなることで、自立した生活ができなくなり介護が必要となる危険性が高い状態を指しています。
ひと、くらし、みらいのために
厚生労働省
Ministry of Health, Labour and Welfare

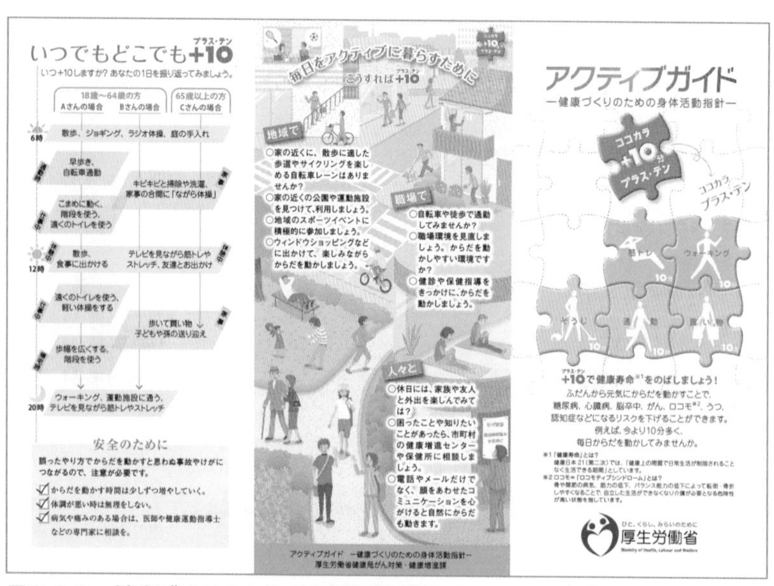

図2.1-5　健康づくりのための身体活動指針（アクティブガイド）

- すべての世代を対象として，「今より10分多くからだを動かそう」と提案.
- 18～64歳では，「元気にからだを動かしましょう1日60分！」，65歳以上では，「じっとしていないで1日40分は動きましょう」を提案.

⑥生活習慣病の患者等に推奨される身体活動量の基準「3～6メッツの運動を10メッツ・時/週」を参考に，保健指導を行う際の運動可否判断や，運動指導を実施する際の留意事項を示した.

メッツ（METs）

身体活動の強度を表す単位.

1メッツ＝座って安静にしている状態

3メッツ未満の身体活動（参考）

皿洗い：1.8（単位：メッツ）
洗濯：2.0
ガーデニングや水やり：2.3
動物の世話：2.3
座ってラジオ体操：2.8
ゆっくり平地を歩く：2.8

3メッツ以上の身体活動（歩行またはそれと同等以上）

普通歩行：3.0
犬の散歩：3.0
掃除をする：3.3
自転車に乗る：3.5～6.8
速歩きをする：4.3～5.0
子どもと活発に遊ぶ：5.8
階段を速く上る：8.8

3メッツ以上の運動（息が弾み汗をかく程度）

ボウリング，社交ダンス：3.0
自重を使った軽い筋トレ：3.5
ゴルフ：3.5～4.3
ラジオ体操第一：4.0
卓球：4.0
ウォーキング：4.3
野球：5.0
ゆっくりとした平泳ぎ：5.3
バドミントン：5.5
ジョギング（ゆっくり）：6.0
ハイキング：6.5
サッカー，スキー，スケート：7.0

厚生労働省「健康づくりのための身体活動基準2013」より抜粋

3 食品の分類と食品群

私たちが日常的に使用している食品は約400種類以上あり，その他野草などの特殊な食品を加えると，1,000種類以上にもなる．近年，テクノロジーおよび流通の発達による輸入食品の増加によって，季節感が失われつつある．

a 自然界の起源による分類

❶**植物性食品**　穀類，いも類，豆類，野菜類，果実類，藻類，きのこ類

❷**動物性食品**　肉類，魚介類，乳類，卵類

❸**鉱物性食品**　食塩，炭酸水素ナトリウムなど

b 生産様式による分類

❶**農産食品**　穀類，いも類，豆類，野菜類，果実類

❷**畜産食品**　肉類，乳類，卵類

❸**水産食品**　魚介類，藻類

❹**林産食品**　きのこ類

❺**その他**　調味料，香辛料，油脂類，嗜好飲料，菓子類，醸造食品，**食品添加物***

c 用途による分類

食品原料の加工法や用途により，**特別用途食品***（図2.1-6）・インスタント食品・**調理加工済み食品**などがある．

d 栄養素による分類と食品群

日常よく摂取する食品を，含有している栄養素の種類によって分類する方法は，**3群・4群・6群・18群**など，いろいろ提唱されている（表2.1-6，表2.1-7，図2.1-7）．

ほかにも，糖尿病や腎臓病の食事療法に使用されている食品交換表（➡p.189参照）などがある．栄養教育・指導時など，食べ物の組み合わせや望ま

> 用語解説*
> **食品添加物**
> 食品の製造加工の工程で添加されるもので，そのものを直接摂取する場合は食品とみなされる．厚生労働大臣が定めた**指定添加物**と，長い食経験があり使用され，天然添加物として品目が決められた**既存添加物**がある．指定添加物（合成添加物）は475品目（令和5年），既存添加物は357品目（同年）で，甘味料・着色料・保存料・酸化防止剤・漂白剤などの各種用途がある．

> 用語解説*
> **特別用途食品**
> 病者，乳児，幼児，妊産婦の発育または健康の保持もしくは回復の用に供することが適当な旨を，医学的・栄養学的表現で記載し，かつ用途を限定したもの．

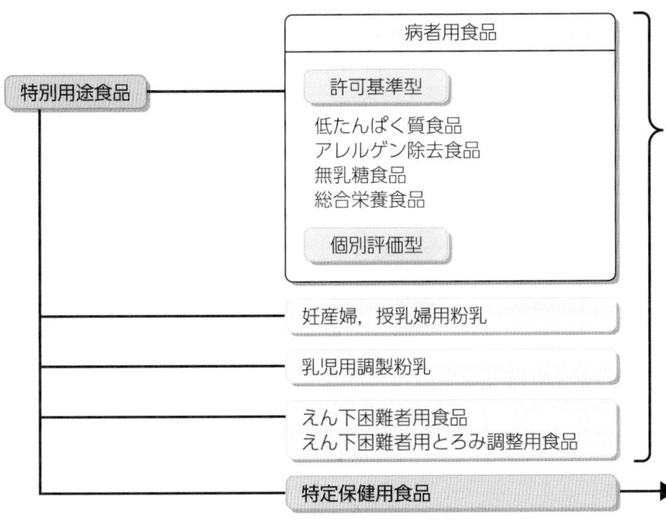

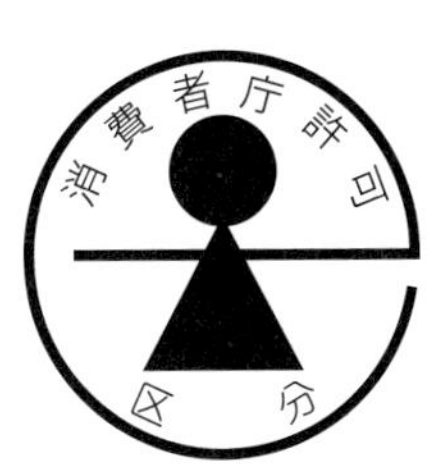

区分欄には，病者用食品，妊産婦用食品，乳児用食品，えん下困難者用食品等，当該特別の用途を記載する．

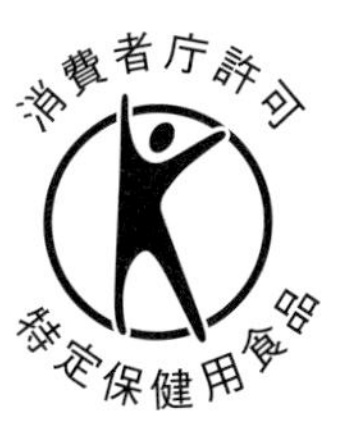

特定保健用食品については，特別用途食品制度と保健機能食品制度の両制度に位置づけられている（特別用途食品のうち，保健の効果・用途について，医学的・栄養学的に証明された食品）．

図2.1-6　特別用途食品の分類と許可証票

表2.1-6　三色食品群

群 別	分 類	食 品	主な栄養素
赤色群	血や肉をつくるもの	魚介類，肉類，牛乳および乳製品，卵類，豆類	たんぱく質
黄色群	力や体温となるもの	穀類，油脂類，いも類，砂糖類	炭水化物 脂質
緑色群	体の調子をよくするもの	緑黄色野菜，淡色野菜，果物，藻類，きのこ類	ビタミン ミネラル

三色食品群は 1952（昭和 27）年に広島県庁の岡田正美が提唱し，栄養改善普及会が普及に努めた．

plus α
食品群

食品が持つ栄養素を体内での働きによって分類したもの．各群から偏りなく食品を選択し組み合わせることで，栄養素をまんべんなく摂取する目安になる．

表2.1-7　四つの食品群

第 1 群	第 2 群	第 3 群	第 4 群
栄養を完全にする	肉や血をつくる	体の調子をよくする	力や体温となる
良質たんぱく質，脂質，ビタミンA，ビタミンB_1，ビタミンB_2，カルシウム	良質たんぱく質，脂質，カルシウム，ビタミンA，ビタミンB_2	ビタミンA，カロテン，ビタミンC，ミネラル，食物繊維	炭水化物，たんぱく質，脂質
乳・乳製品 卵	魚介・肉 豆・豆製品	野菜* いも 果物	穀類 砂糖 油脂

＊　緑黄色野菜，淡色野菜，きのこ類，海藻類を含む．

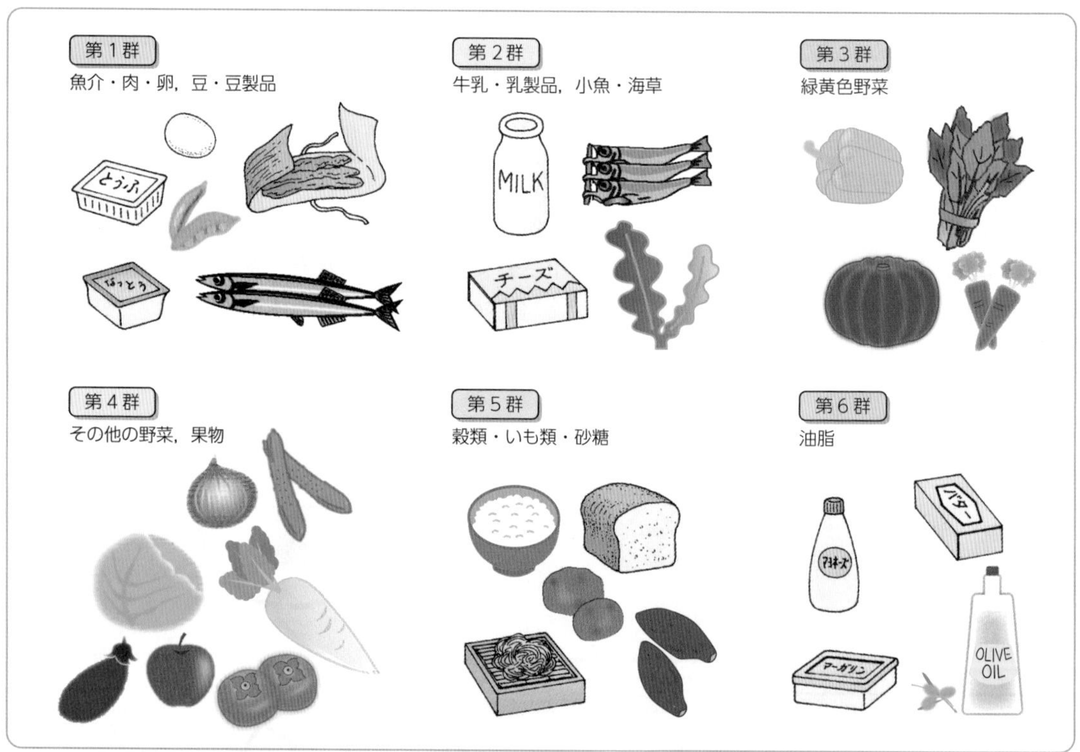

図2.1-7　六つの基礎食品群

しい食べ方を指導する際に，簡単かつ効果的であるため，栄養食事療法で利用されている．

4 日本食品標準成分表

日本食品標準成分表は，国民が日常摂取する食品の成分に関する基礎データを，行政面・給食管理面・食事指導面・教育研究面・一般家庭での日常生活面などに幅広く提供することを目的として，文部科学省が調査し５年おきに公表している．現在使用されている「日本食品標準成分表2020年版（八訂）」は，文部科学省科学技術・学術審議会資源調査分科会の下に食品成分委員会を設置および検討を行い，全面改訂を行ったものである．18食品群，2,478品目が植物性食品，動物性食品，加工食品の順に配列され（表2.1-8），各食品（可食部100g）中の54項目の成分が記載されている．新たに利用可能炭水化物*の成分を単糖類に換算して合計した「単糖当量*」を追加収載した（品目・項目数は「追補2018年」による）．また，水溶性ビタミンのナイアシンについても，ナイアシン（必須アミノ酸）から体内合成されるため，その量も加味した**ナイアシン当量**を追加収載した（➡p.35 plus α参照）．

a 食品成分表の利用上の注意点

可食部100g当たりの栄養素量（単位は各栄養素によって異なる）で示しているので，食品の栄養素量を知るには，可食量を知る必要がある．また，乾物（豆類・切り干し大根・乾燥わかめなど）は，戻す前と戻した後では重量がかなり違ってくる．

さらに，同一の食品でも品種・産地・旬・使用部位・調理法・加工法などによって栄養素量は変わるため，使用する食品の素材についての知識も必要である．

❶**可食部**　食品全体から廃棄部分（食べられない部分）を差し引いたもの．

❷**廃棄率**　通常の食習慣において廃棄される部分を，食品全体に対する重量%で示し，廃棄部位を備考欄に記載した．

❸**成分値および単位**　原則として，すべて可食部100g当たりの値とし，g，mg，μgの単位で示す．

❹**記号**
- 0　：成分表の最小記載量の 1/10未満，または検出されなかったことを示す．
- Tr　：含まれているが，最小記載量に達していないことを示す．
- (0)　：測定していないが，文献により含まれていないと推定されるものを示す．
- (Tr)：測定していないが，文献により微量含まれていると推定され

用語解説＊ 利用可能炭水化物

available carbohydrate．炭水化物のうち，ヒトの酵素で消化可能で，吸収・代謝されるものの総称．

用語解説＊ 単糖当量

「日本食品標準成分表2020年版」においては，でん粉，単糖類（ブドウ糖，果糖，ガラクトース），二糖類（ショ糖，麦芽糖，乳糖，トレハロース）等を利用可能炭水化物とし，これらを単糖換算して合計したもの．

単糖当量の求め方：
でんぷん × 1.10+単糖類+二糖類 × 1.05

表2.1-8　日本食品標準成分表2020 の食品群

1. 穀類	7. 果実類	13. 乳類
2. いも及びでん粉類	8. きのこ類	14. 油脂類
3. 砂糖及び甘味類	9. 藻類	15. 菓子類
4. 豆類	10. 魚介類	16. し好飲料類
5. 種実類	11. 肉類	17. 調味料及び香辛料類
6. 野菜類	12. 卵類	18. 調理済み流通食品類

plus α　調理済み流通食品

- そう菜，びん詰め
- レトルト食品
- パック食品
- 冷凍食品
- チルド食品

るものを示す．

― ：未測定もしくは不明を示す．

数字：類似食品の収載値から推計や計算等により求めた値

5 不足しがちな栄養素を多く含む食品

国民健康・栄養調査*（厚生労働省）や**食糧需給表***（農林水産省），**家計調査年報***（総務省）などのデータから，加工食品や外食の増加，ダイエット，欠食などによって，ミネラル・ビタミン・食物繊維などの不足，塩分・動物性脂肪の過剰摂取を招いていることが明らかになってきた．

さらに，高齢者世帯や単身世帯では，食事内容が偏りがちになることも，栄養素の摂取不足の一因となっている．

1 ミネラル

❶カルシウム　国民健康・栄養調査では，常に摂取不足の栄養素である．乳・乳製品，小魚，大豆製品，緑黄色野菜，海藻類に多く含まれ，さまざまな生理作用に関与している．99％が骨に存在している．加齢とともに食べられる食品数が減少したり，嚥下・咀嚼障害，少食，食欲不振などによるカルシウム不足は，骨粗鬆症の大きな要因となっている（➡p.231 資料② 多量ミネラル参照）．

❷マグネシウム　外食・偏食による緑黄色野菜の不足は，心臓疾患の誘因となるマグネシウムの欠乏を招く．また，カルシウムとの摂取バランスが重要である（➡p.231 資料② 多量ミネラル参照）．

❸鉄　カルシウムとともに日本人で不足しやすいミネラル．過激なダイエットや妊娠期では，鉄欠乏性貧血症の原因となる．赤身肉や貝類，大豆製品，ひじき，緑黄色野菜に多く含まれる（➡p.232 資料② 微量ミネラル参照）．

❹亜鉛　精製・加工過程での損耗の影響が大きく，加工食品の利用増加に伴い味覚障害などの欠乏症が懸念される．ほとんどの動物性食品に含まれている（➡p.232 資料② 微量ミネラル参照）．

2 水溶性ビタミン（ビタミンB_1，ビタミンB_2，ビタミンC）

外食・偏食などの食生活のアンバランスやアルコール過飲による**潜在性ビタミン欠乏症***が懸念される（➡p.230 資料② 水溶性ビタミン参照）．

3 食物繊維

外食・偏食による野菜の摂取不足は，食物繊維（➡p.228 資料② 参照）の不足による消化器疾患や代謝性疾患を招く恐れがある．

用語解説*

国民健康・栄養調査

1945（昭和20）年，厚生省（現厚生労働省）が国民の栄養状態を把握するため，「国民栄養調査」としてスタートした．層化無作為抽出によって選ばれた全国300単位区内の全世帯（約5,000世帯）を対象に毎年実施している．調査内容は，①身体，②栄養摂取に，2003（平成15）年から③生活習慣が加わり，「国民健康・栄養調査」と改名された．

食糧需給表

農林水産省が，FAOの食糧需給表作成の手引きに準じて作成している．食糧需給の全般的動向と栄養量供給の水準などが把握でき，国際比較もできる．

家計調査年報

世帯を都市・地域・職業別に分類し，世帯の家計調査から，1人1カ月当たりの数量として表したもの．

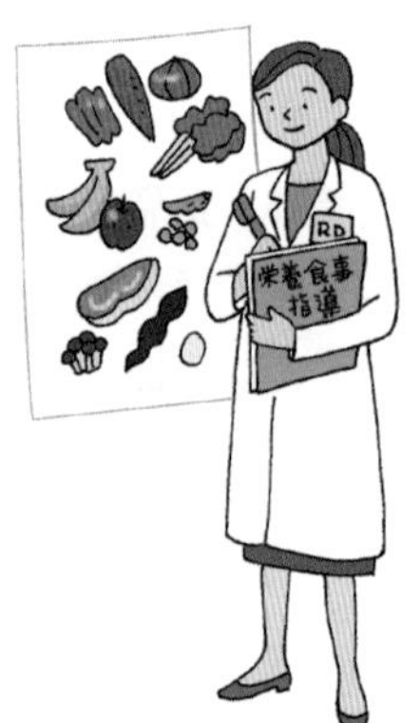

用語解説*

潜在性ビタミン欠乏症

国民健康・栄養調査では推奨量に達しているが，血中ビタミン濃度の検査で正常値より低い値を示す人が認められる．調理による損耗や個人の摂取量の変動が影響しており，体内貯蔵しにくい水溶性ビタミンの欠乏症以外に，微量ミネラルの潜在的欠乏状態にある人も多い．

2 日本人の食事摂取基準（2020年版）

日本人の**食事摂取基準**（Dietary Reference Intakes：DRIs）は，健康な個人および集団を対象として，国民の健康の保持・増進，**生活習慣病***の予防のために参照するエネルギーおよび栄養素の摂取量の基準を示すものである．人口構成や生活環境，食生活の変化に対応するため５年ごとに改定され，2020年版の使用期間は，2020（令和２）年度から2024（令和６）年度までの５年間である．策定の方向性を図2.2-1に示す．

用語解説*
生活習慣病
食事，運動，休養，飲酒，喫煙などの生活習慣によって発症する疾患の総称．高血圧症，糖尿病，脂質異常症（高脂血症），悪性新生物，心疾患，脳血管疾患など．

1 策定方針

食事摂取基準の対象は，健康な個人および健康な者を中心として構成されている集団とし，生活習慣病等に関する危険因子を有していたり，また，高齢者においては**フレイル***に関する危険因子を有していても，おおむね自立した日常生活を営んでいる者およびこのような者を中心として構成されている集団は含めるものとする．

科学的根拠に基づく策定を行うことを基本とし，現時点で根拠は十分ではないが，重要な課題については，研究課題の整理も行うこととした．

用語解説*
フレイル
日本人の食事摂取基準（2015年版）において，Frailtyはフレイルティと訳されたが，日本老年医学会の提唱を踏まえ，2020年版ではフレイルが用いられた．
（➡p.81，127参照）

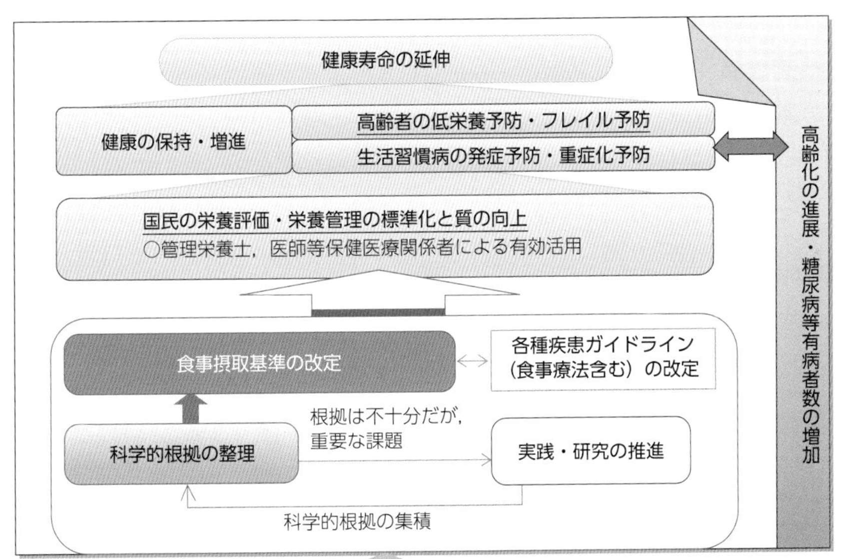

※２章２節 すべての図表の出典：厚生労働省．日本人の食事摂取基準（2020年版）．https://www.mhlw.go.jp/content/10904750/000586553.pdf，（参照 2023-11-09）．

図2.2-1　日本人の食事摂取基準（2020年版）策定の方向性

2 指　標

1 エネルギーの指標

エネルギー必要量を推定するための測定法は二つに大別されるが，エネルギー摂取量ではなく，エネルギー消費量から接近する方法が広く用いられている（図2.2-2）．

エネルギーの摂取量および消費量のバランス（エネルギー収支バランス）の維持を示す指標として，「体格（body mass index：**BMI***）」を用いた．目標とするBMIは，総死亡率（死因を問わない死亡率）が最低になるBMIを基に，日本人の実態に配慮し，総合的に判断して当面目標とする範囲を設定したもので，あくまでも健康の保持・増進，生活習慣病の予防の一要素として扱うにとどめるべきである．特に65歳以上では，総死亡率が最も低いBMIと実態との乖離が見られるため，フレイルと生活習慣病の両者の発症予防に配慮して，当面目標とするBMIの範囲を提示した（表2.2-1）．

表2.2-1　目標とするBMIの範囲（18歳以上）*1

年齢（歳）	目標とするBMI（kg/m^2）
18～49	18.5～24.9
50～64	20.0～24.9
65～74*2	21.5～24.9
75以上*2	21.5～24.9

＊1 男女共通．あくまでも参考として使用すべきである．観察疫学研究において報告された総死亡率が最も低かったBMIを基に，日本人のBMIの実態に配慮し設定．

＊2 高齢者では，フレイルの予防および生活習慣病の発症予防の両者に配慮する必要があることも踏まえ，当面目標とする範囲とした．

*

BMI

Body Mass Index.「肥満指数」と呼ばれている．BMIの計算式は男女共通で，
体重（kg）÷身長（m）÷身長（m）

（➡p.47 参照）

2 栄養素の指標

栄養素の指標は，三つの目的（摂取不足の回避，過剰摂取による健康障害の回避，生活習慣病の予防）から成る五つの指標で構成した（表2.2-2，図2.2-3，図2.2-4）．なお食事摂取基準で扱う生活習慣病は，高血圧，脂質異常症，糖尿病および慢性腎臓病（CKD）を基本とするが，日本の大きな健康課題であり，栄養素との関連が明らかで，栄養疫学的に十分な科学的根拠が存在する場合には，その他の疾患も適宜含める．

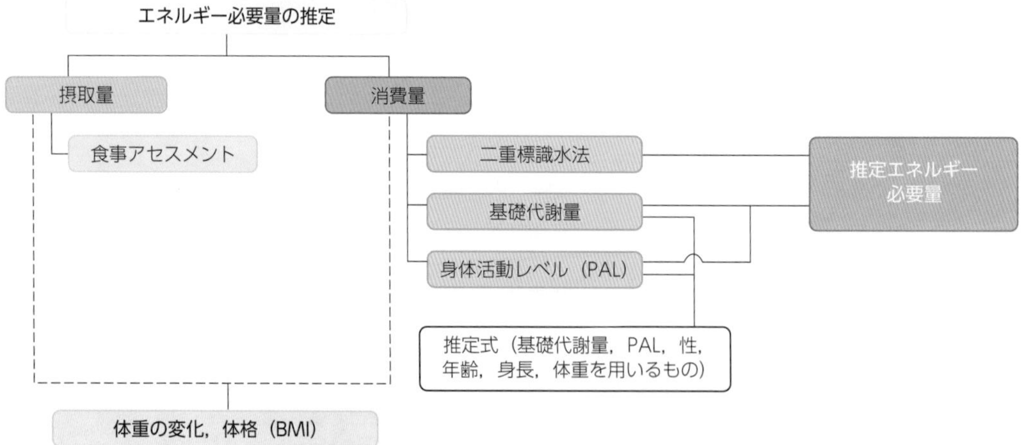

図2.2-2　エネルギー必要量を推定するための測定法と体重変化，体格（BMI），推定エネルギー必要量との関連

表2.2-2　基準を策定した栄養素と指標（1歳以上）[*1]

栄養素			推定平均必要量 (EAR)	推奨量 (RDA)	目安量 (AI)	耐容上限量 (UL)	目標量 (DG)
たんぱく質[*2]			○[*b]	○[*b]	—	—	○[*3]
脂 質		脂質	—	—	—	—	○[*3]
		飽和脂肪酸[*4]	—	—	—	—	○[*3]
		n-6系脂肪酸	—	—	○	—	—
		n-3系脂肪酸	—	—	○	—	—
		コレステロール[*5]	—	—	—	—	—
炭水化物		炭水化物	—	—	—	—	○[*3]
		食物繊維	—	—	—	—	○
		糖類	—	—	—	—	—
主要栄養素バランス[*2]			—	—	—	—	○[*3]
ビタミン	脂溶性	ビタミンA	○[*a]	○[*a]	—	○	—
		ビタミンD[*2]	—	—	○	○	—
		ビタミンE	—	—	○	○	—
		ビタミンK	—	—	○	—	—
	水溶性	ビタミンB_1	○[*c]	○[*c]	—	—	—
		ビタミンB_2	○[*c]	○[*c]	—	—	—
		ナイアシン	○[*a]	○[*a]	—	○	—
		ビタミンB_6	○[*b]	○[*b]	—	○	—
		ビタミンB_{12}	○[*a]	○[*a]	—	—	—
		葉酸	○[*a]	○[*a]	—	○[*7]	—
		パントテン酸	—	—	○	—	—
		ビオチン	—	—	○	—	—
		ビタミンC	○[*x]	○[*x]	—	—	—
ミネラル	多量	ナトリウム[*6]	○[*a]	—	—	—	○
		カリウム	—	—	○	—	○
		カルシウム	○[*b]	○[*b]	—	○	—
		マグネシウム	○[*b]	○[*b]	—	○[*7]	—
		リン	—	—	○	○	—
	微量	鉄	○[*x]	○[*x]	—	○	—
		亜鉛	○[*b]	○[*b]	—	○	—
		銅	○[*b]	○[*b]	—	○	—
		マンガン	—	—	○	○	—
		ヨウ素	○[*a]	○[*a]	—	○	—
		セレン	○[*a]	○[*a]	—	○	—
		クロム	—	—	○	○	—
		モリブデン	○[*b]	○[*b]	—	○	—

＊1 一部の年齢区分についてだけ設定した場合も含む．＊2 フレイル予防を図る上での留意事項を表の脚注として記載．＊3 総エネルギー摂取量に占めるべき割合（%エネルギー）．＊4 脂質異常症の重症化予防を目的としたコレステロールの量と，トランス脂肪酸の摂取に関する参考情報を表の脚注として記載．＊5 脂質異常症の重症化予防を目的とした量を飽和脂肪酸の表の脚注に記載．＊6 高血圧及び慢性腎臓病（CKD）の重症化予防を目的とした量を表の脚注として記載．＊7 通常の食品以外の食品からの摂取について定めた．＊a 集団内の半数の者に不足または欠乏の症状が現れ得る摂取量をもって推定平均必要量とした栄養素．＊b 集団内の半数の者で体内量が維持される摂取量をもって推定平均必要量とした栄養素．＊c 集団内の半数の者で体内量が飽和している摂取量をもって推定平均必要量とした栄養素．＊x　a～c以外の方法で推定平均必要量が定められた栄養素．

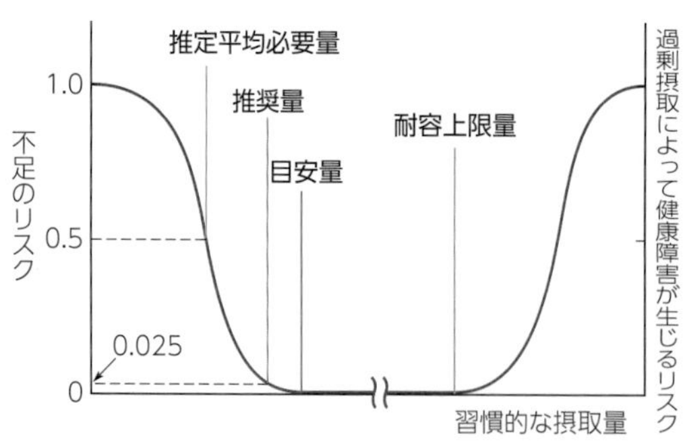

縦軸は，個人の場合は不足または過剰によって健康障害が生じる確率を，集団の場合は不足状態にある者または過剰摂取によって健康障害を生じる者の割合を示す．

図2.2-3　食事摂取基準の各指標（推定平均必要量，推奨量，目安量，耐容上限量）を理解するための概念図

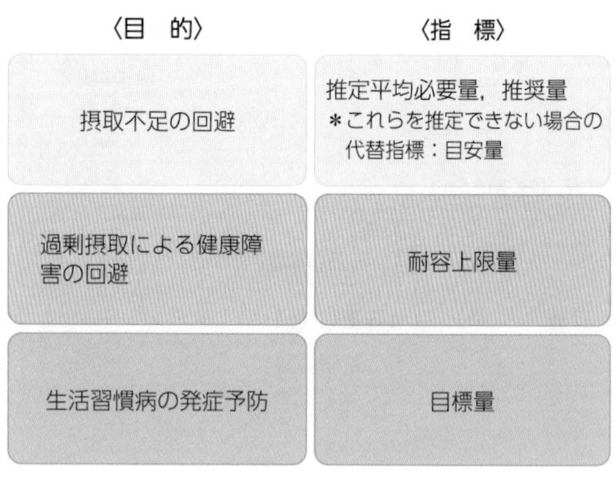

十分な科学的根拠がある栄養素については，上記の指標とは別に，生活習慣病の重症化予防およびフレイル予防を目的とした量を設定．

図2.2-4　栄養素の指標の目的と種類

a 推定平均必要量（estimated average requirement : EAR）

摂取不足の回避を目的とする．ある対象集団において測定された必要量の分布に基づき，母集団（例えば30～49歳の男性）における必要量の平均値の推定値を示すもの．つまり，当該集団に属する50％の人が必要量を満たす（同時に50％の人が必要量を満たさない）と推定される摂取量．

b 推奨量（recommended dietary allowance : RDA）

推定平均必要量の補助を目的とする．ある対象集団において測定された必要量の分布に基づき，母集団に属するほとんどの人（97～98％）が充足している量．

c 目安量（adequate intake : AI）

特定の集団における，ある一定の栄養状態を維持するのに十分な量．十分な科学的根拠が得られず，推定平均必要量が設定できない場合に算定する．目安量以上を摂取している場合は，不足のリスクはほとんどない．

d 耐容上限量（tolerable upper intake level : UL）

過剰摂取による健康障害の回避を目的とする．健康障害をもたらすリスクがないとみなされる習慣的な摂取量の上限量．これを超えて摂取すると，過剰摂取によって生じる潜在的な健康障害のリスクが高まると考えられる．十分な科学的根拠が得られない栄養素については設定しない．

e 目標量（tentative dietary goal for preventing life-style related diseases : DG）

生活習慣病の発症予防のために，現在の日本人が当面の目標とすべき摂取量．特定の集団において，疾患のリスクや，その代理指標となる生体指標の値が低くなると考えられる栄養状態が達成できる量として算定する．

生活習慣病の重症化予防およびフレイル予防を目的として摂取量の基準を設定する必要のある栄養素については，発症予防を目的とした量（目標量）とは区別して示す．

望ましいと考えられる摂取量よりも現在の日本人の摂取量が少ない場合　範囲の下の値だけを算定する．実現可能性を考慮し，望ましいと考えられる摂取量と現在の摂取量（中央値）との中間値を用いた．食物繊維，カリウムが相当．小児については，目安量で用いたものと同じ外挿（がいそう）方法（参照体重を用いる方法）を用いた．ただし，この方法で算出された摂取量が現在の摂取量（中央値）よりも多い場合は，現在の摂取量（中央値）を目標量とした．

望ましいと考えられる摂取量よりも現在の日本人の摂取量が多い場合　範囲の上の値だけを算定する．最近の摂取量の推移と実現可能性を考慮した．飽和脂肪酸，ナトリウム（食塩相当量）が相当．小児のナトリウム（食塩相当量）については，推定エネルギー必要量を用いて外挿し，実現可能性を考慮して算定した．

生活習慣病の発症予防を目的とした複合的な指標　構成比率を算定する．エネルギー産生栄養素バランス〔たんぱく質，脂質，炭水化物（アルコール含む）が総エネルギー摂取量に占めるべき割合〕が相当する．

3 策定方法

1 年齢区分

1～17歳を小児，18歳以上を成人とする．高齢者については新たに，65～74歳，75歳以上の二つの区分を設けた（表2.2-3）．

2 参照体位

性別・年齢区分に応じ，日本人として平均的な体位をもった人を想定し，健全な発育および健康の保持・増進，生活習慣病の予防を考える上での参照値として提示した（表2.2-4）．

0～17歳は，日本小児内分泌学会・日本成長学会合同標準値委員会による小児の体格評価に用いる身長，体重の標準値を基に，年齢区分に応じて中央値を引用（公表数値が年齢区分と合致しない場合は同様の方法で算出），18歳以上は，平成28年国民健康・栄養調査における当該の性別・年齢区分の身長・体重の中央値を用いた．

plus α

乳児の年齢区分

エネルギーとたんぱく質については，成長に合わせたより詳細な区分を必要とするため，出生後6カ月未満（0～5カ月），6カ月以上9カ月未満（6～8カ月），9カ月以上1歳未満（9～11カ月），の3区分で策定した．

表2.2-3　年齢区分

ライフステージ	区　分
乳児（0～11カ月）	0～5カ月，6～11カ月
小児（1～17歳）	1～2歳，3～5歳，6～7歳，8～9歳，10～11歳，12～14歳，15～17歳
成人（18～64歳）	18～29歳，30～49歳，50～64歳
高齢者（65歳以上）	65～74歳，75歳以上
その他	妊婦，授乳婦

表2.2-4　参照体位（参照身長，参照体重）

性別	男性		女性*	
年齢（歳）	参照身長（cm）	参照体重（kg）	参照身長（cm）	参照体重（kg）
0～5（月）	61.5	6.3	60.1	5.9
6～11（月）	71.6	8.8	70.2	8.1
6～8（月）	69.8	8.4	68.3	7.8
9～11（月）	73.2	9.1	71.9	8.4
1～2	85.8	11.5	84.6	11.0
3～5	103.6	16.5	103.2	16.1
6～7	119.5	22.2	118.3	21.9
8～9	130.4	28.0	130.4	27.4
10～11	142.0	35.6	144.0	36.3
12～14	160.5	49.0	155.1	47.5
15～17	170.1	59.7	157.7	51.9
18～29	171.0	64.5	158.0	50.3
30～49	171.0	68.1	158.0	53.0
50～64	169.0	68.0	155.8	53.8
65～74	165.2	65.0	152.0	52.1
75以上	160.8	59.6	148.0	48.8

＊　妊婦，授乳婦を除く．

4 活用に関する基本事項

1 活用の基本的考え方

健康な個人または集団を対象として，健康の保持・増進，生活習慣病の予防のための食事改善に活用する場合は，PDCAサイクルに基づく活用を基本とする（図2.2-5）．まず，食事摂取状況のアセスメントにより食事評価を行う．

a 食事摂取基準の活用と食事摂取状況のアセスメント

食事摂取，すなわちエネルギーならびに各栄養素の摂取状況のアセスメントは，**食事調査**（➡p.53参照）によって得られる摂取量と食事摂取基準の各指標で示されている値を比較することによって行うことができる．ただし，エネルギー摂取量の過不足の評価には，BMIまたは体重変化量を用いる（図2.2-6）．なお，臨床症状や臨床検査値は，対象とする栄養素の摂取状況以外の影響も受けた結果であることに留意する．

2 目的に応じた活用上の留意点

a 個人の食事改善を目的とした活用

個人の食事改善を目的とした食事摂取基準の活用の基本的概念を図2.2-7に示す．

食事調査を行い，食事摂取基準を活用して，個人の摂取量から摂取不足や過

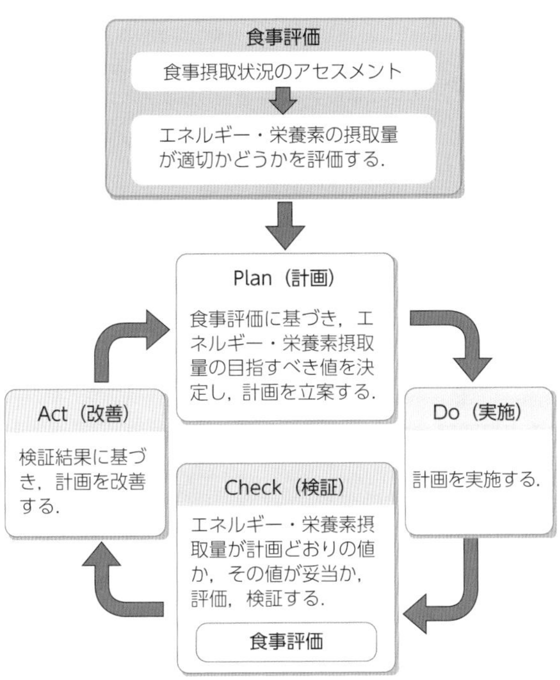

図2.2-5　**食事摂取基準の活用とPDCAサイクル**

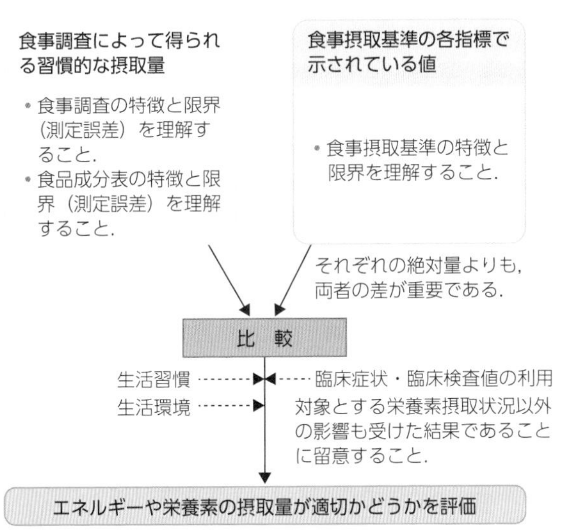

図2.2-6　**食事摂取基準を用いた食事摂取状況アセスメントの概要**

剰摂取の可能性等を推定する．その結果に基づいて，食事摂取基準を活用し，摂取不足や過剰摂取を防ぎ，生活習慣病の発症予防のための適切なエネルギーや栄養素の摂取量について目標とする値を提案し，食事改善の計画，実施につなげる（表2.2-5）.

食事摂取状況のアセスメント
個人の摂取量と食事摂取基準の指標から，摂取不足や過剰摂取の可能性等を推定

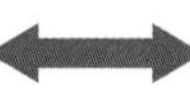

食事改善の計画と実施
摂取不足や過剰摂取を防ぎ，生活習慣病の発症予防につながる適切なエネルギーや栄養素の摂取量について目標とする値を提案

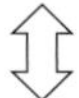

栄養教育の企画と実施，検証
目標とする値に近づけるための，料理・食物の量やバランス，身体活動量の増加に関する具体的な情報の提供や効果的ツールの開発等

図2.2-7　食事改善（個人）を目的とした食事摂取基準の活用の基本的概念

表2.2-5　個人の食事改善を目的として食事摂取基準を活用する場合の基本的事項

目　的	用いる指標	食事摂取状況のアセスメント	食事改善の計画と実施
エネルギー摂取の過不足の評価	体重変化量 BMI	•体重変化量を測定 •測定されたBMIが，目標とするBMIの範囲を下回っていれば「不足」，上回っていれば「過剰」の恐れがないか，他の要因も含め，総合的に判断	•BMIが目標とする範囲内にとどまること，またはその方向に体重が改善することを目的として立案 〈留意点〉おおむね4週間ごとに体重を計測記録し，16週間以上フォローを行う．
栄養素の摂取不足の評価	推定平均必要量 推奨量 目安量	•測定された摂取量と推定平均必要量および推奨量から不足の可能性とその確率を推定 •目安量を用いる場合は，測定された摂取量と目安量を比較し，不足していないことを確認	•推奨量よりも摂取量が少ない場合は，推奨量を目指す計画を立案 •摂取量が目安量付近かそれ以上であれば，その量を維持する計画を立案 〈留意点〉測定された摂取量が目安量を下回っている場合は，不足の有無やその程度を判断できない．
栄養素の過剰摂取の評価	耐容上限量	•測定された摂取量と耐容上限量から過剰摂取の可能性の有無を推定	•耐容上限量を超えて摂取している場合は，耐容上限量未満になるための計画を立案 〈留意点〉耐容上限量を超えた摂取は避けるべきであり，それを超えて摂取していることが明らかになった場合は，問題を解決するために速やかに計画を修正，実施
生活習慣病の発症予防を目的とした評価	目標量	•測定された摂取量と目標量を比較．ただし，発症予防を目的としている生活習慣病が関連する他の栄養関連因子および非栄養性の関連因子の存在とその程度も測定し，これらを総合的に考慮した上で評価	•摂取量が目標量の範囲に入ることを目的とした計画を立案 〈留意点〉発症予防を目的としている生活習慣病が関連する他の栄養関連因子および非栄養性の関連因子の存在と程度を明らかにし，これらを総合的に考慮した上で，対象とする栄養素の摂取量の改善の程度を判断．また，生活習慣病の特徴から考えて，長い年月にわたって実施可能な改善計画の立案と実施が望ましい．

また，目標とするBMIや栄養素摂取量に近づけるために，料理・食物の量やバランス，身体活動量の増加に関する具体的な情報の提供，効果的なツールの開発等，個人の食事改善を実現するための栄養教育の企画や実施，検証も併せて行う．

b 集団の食事改善を目的とした活用

集団の食事改善を目的とした食事摂取基準の活用の基本的概念を図2.2-8に示す．

食事摂取基準を適用し，食事摂取状況のアセスメントを行い，集団の摂取量の分布から，摂取不足や過剰摂取の可能性がある人の割合等を推定する．その

食事摂取状況のアセスメント
集団の摂取量やBMIの分布と食事摂取基準の指標から，摂取不足や過剰摂取の可能性がある者の割合等を推定

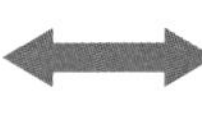

食事改善の計画と実施
摂取不足の者の割合をできるだけ少なくし，過剰摂取の者の割合をなくし，生活習慣病の発症予防につながる適切なエネルギーや栄養素の摂取量の目標とする値を提案

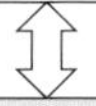

公衆栄養計画の企画と実施，検証
目標とする値に近づけるための食行動・食生活に関する改善目標の設定やそのモニタリング，改善のための効果的な各種事業の企画・実施等

図2.2-8　集団の食事改善を目的とした食事摂取基準の活用の基本的概念

表2.2-6　集団の食事改善を目的として食事摂取基準を活用する場合の基本的事項

目　的	用いる指標	食事摂取状況のアセスメント	食事改善の計画と実施
エネルギー摂取の過不足の評価	体重変化量 BMI	• 体重変化量を測定 • 測定されたBMIの分布から，BMIが目標とするBMIの範囲を下回っている，あるいは上回っている者の割合を算出	• BMIが目標とする範囲内に留まっている者の割合を増やすことを目的として計画を立案 〈留意点〉一定期間をおいて２回以上の評価を行い，その結果に基づいて計画を変更し，実施
栄養素の摂取不足の評価	推定平均必要量 目安量	• 測定された摂取量の分布と推定平均必要量から，推定平均必要量を下回る者の割合を算出 • 目安量を用いる場合は，摂取量の中央値と目安量を比較し，不足していないことを確認	• 推定平均必要量では，推定平均必要量を下回って摂取している者の集団内における割合をできるだけ少なくするための計画を立案 • 目安量では，摂取量の中央値が目安量付近かそれ以上であれば，その量を維持するための計画を立案 〈留意点〉摂取量の中央値が目安量を下回っている場合，不足状態にあるかどうかは判断できない．
栄養素の過剰摂取の評価	耐容上限量	• 測定された摂取量の分布と耐容上限量から，過剰摂取の可能性を有する者の割合を算出	• 集団全員の摂取量が耐容上限量未満になるための計画を立案 〈留意点〉耐容上限量を超えた摂取は避けるべきであり，超えて摂取している者がいることが明らかになった場合は，問題を解決するために速やかに計画を修正，実施
生活習慣病の発症予防を目的とした評価	目標量	• 測定された摂取量の分布と目標量から，目標量の範囲を逸脱する者の割合を算出する．ただし，発症予防を目的としている生活習慣病が関連する他の栄養関連因子および非栄養性の関連因子の存在と程度も測定し，これらを総合的に考慮した上で評価	• 摂取量が目標量の範囲に入る者または近づく者の割合を増やすことを目的とした計画を立案 〈留意点〉発症予防を目的としている生活習慣病が関連する他の栄養関連因子および非栄養性の関連因子の存在とその程度を明らかにし，これらを総合的に考慮した上で，対象とする栄養素の摂取量の改善の程度を判断．また，生活習慣病の特徴から考え，長い年月にわたって実施可能な改善計画の立案と実施が望ましい．

結果に基づいて，食事摂取基準を適用し，摂取不足や過剰摂取を防ぎ，生活習慣病の予防のための適切なエネルギーや栄養素の摂取量について目標とする値を提案し，食事改善の計画，実施につなげる（表2.2-6）．また，目標とするBMIや栄養素摂取量に近づけるために，食行動・食生活や身体活動に関する改善目標の設定やモニタリング，各種事業や公衆栄養計画の企画・実施，検証も併せて行う．

5 対象特性と留意点

1 妊婦，授乳婦

➡ 妊娠・授乳期については，３章３節５項p.121参照．

妊娠期および授乳期は，本人に加えて，児のライフステージの最も初期段階での栄養状態を形づくるものとして重要である．

- 妊婦の推定平均必要量，推奨量の設定が可能な栄養素については，非妊娠時，非授乳時のそれぞれの値に付加すべき量として食事摂取基準を設定することとした．
- 目安量の設定に留まる栄養素については，原則として，胎児の発育に問題ないと想定される日本人妊婦や授乳婦の摂取量の中央値を用いることとし，これらの値が明らかでない場合には，非妊娠時，非授乳時の値を目安量として用いることとした．
- 妊娠期間を細分化して考える必要がある場合は，妊娠初期（～13週6日），妊娠中期（14週0日～27週6日），妊娠後期（28週0日～）の３区分を用いる．
- 授乳期には，泌乳量（ひつにゅうりょう）を哺乳量と同じ（0.78L/日）とみなし，母乳のエネルギー量は663kcal/Lとした．

2 乳児，小児

➡ 乳幼児期については，３章３節１項p.110，高齢期については，３章３節６項p.126参照．

ライフステージの初期においては，胎内での栄養状態や，母乳からの各種栄養素の摂取も含めた乳児期の栄養状態，成長期における栄養状態について，特段の配慮を行う必要がある．

- 健康な乳児（出生後６カ月未満）が摂取する母乳の質と量は，乳児の栄養状態にとって望ましいものと考えられるため，母乳中の栄養素濃度と健康な乳児の母乳摂取量の積を「目安量」とした．0.78L/日を基準哺乳量とした．
- ６～11カ月の乳児の目安量は，０～５カ月の乳児および（または）１～２歳の小児の値から外挿して求めた．
- 小児では，十分な資料が存在しない場合には，外挿方法を用いて成人の値から推定した．耐容上限量については，情報が乏しく，算定できないものが多かったが，多量に摂取しても健康障害が生じないことを保証するものではない．

3 高齢者

高齢者は，生理的な機能低下（咀嚼能力，消化・吸収率）や運動量の低下に伴う摂取量の低下などが存在し，その個人差が大きい．また，生活習慣病をは

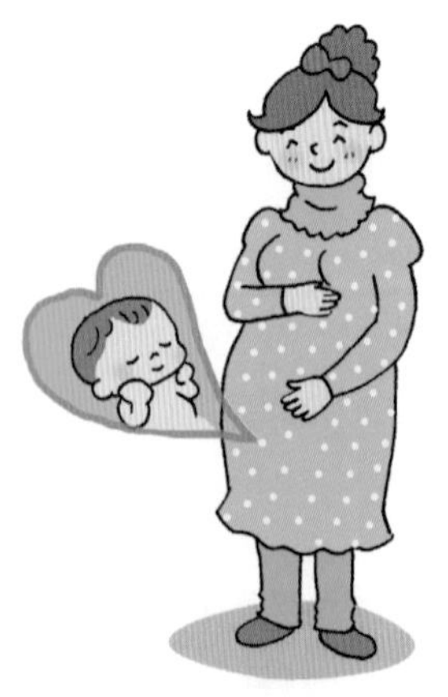

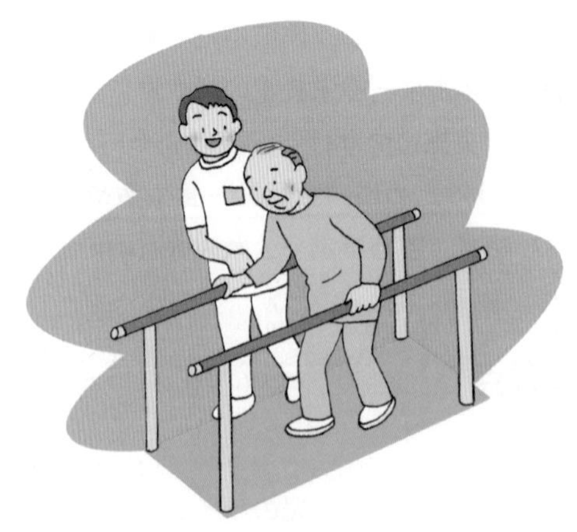

じめとして何らかの疾患を有している．そのため，年齢だけでなく，個人の特徴に十分に注意を払うことが必要である．さらに，過栄養だけではなく，低栄養，栄養欠乏の問題の重要性を鑑み，**フレイル***（虚弱）や**サルコペニア***（加齢に伴う筋力の減少）などとエネルギー・栄養素との関連についてレビューし，最新の知見をまとめた．

低栄養が存在すると，サルコペニアにつながり，活力低下，筋力低下・身体機能低下を誘導し，活動度，消費エネルギー量の減少，食欲低下をもたらし，さらに栄養不良状態を促進させるというフレイル・サイクルが構築される．

6 生活習慣病とエネルギー・栄養素との関連

1 高血圧

高血圧の発症・増悪は遺伝要因と環境要因（生活習慣）の相互作用から成り立っており，食事を含めた生活習慣改善は高血圧の改善・重症化予防のみでなく発症予防においても重要である．特に重要なものを図2.2-9に示す．

矢印の太さは影響の大きさを表し，食塩は太い線で（++），アルコールは普通の線で（+），高血圧に影響している．炭水化物・脂質・たんぱく質は，エネルギー過剰による肥満を介して間接的に高血圧に影響し，カリウムはナトリウムの働きに拮抗している（−）．

2 脂質異常症

脂質異常症を高LDLコレステロール（LDL-C）血症，低HDLコレステロール（HDL-C）血症，高トリグリセライド血症の三つのタイプに分け，栄養素摂取との関連について，特に重要なものを図2.2-10に示す．脂質異常症は，動脈硬化性疾患（心筋梗塞，脳梗塞）のリスク因子である．

飽和脂肪酸は太い線で（++），食事性コレステロールは普通の線で（+），高LDL-C血症に影響している．炭水化物中の糖質は，普通の線で低HDL-C血症と高トリグリセライド血症に影響している（+）．脂質・糖質・アルコール・

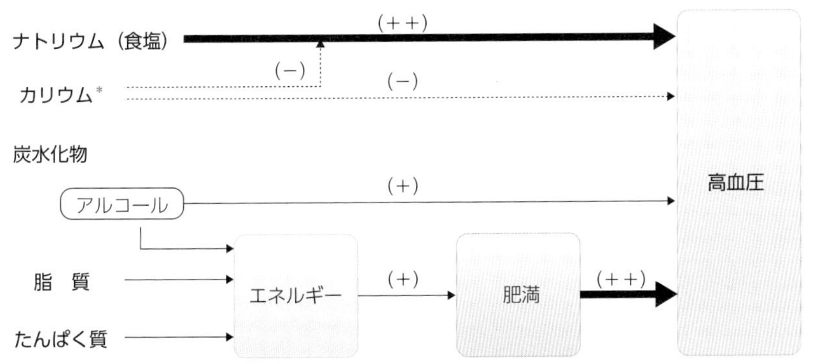

肥満を介する経路と介さない経路があることに注意したい．
この図はあくまでも概要を理解するための概念図として用いるにとどめるべきである．

図2.2-9　**栄養素摂取と高血圧との関連（特に重要なもの）**

用語解説*
フレイル
老化に伴う種々の機能低下（予備能力の低下）を基盤とし，さまざまな健康障害（ADL障害，要介護状態，疾病発症，入院や生命予後など）に対する脆弱性が増加している状態，すなわち健康障害に陥りやすい状態を指す．食事摂取基準で扱うフレイルは，健常状態と要介護状態の中間的な段階に位置づける．
（➡p.127参照）

用語解説*
サルコペニア
「加齢に伴う筋力の減少，または老化に伴う筋肉量の減少」を指す．1989年，ローゼンバーグ医師（Rosenberg, I）により提唱された．sarco（肉・肉付き），penia（消失・欠如）というギリシャ語を語源とする造語である．
（➡p.127参照）

➡ 高血圧については，5章3節1項p.194参照．

➡ 脂質異常症については，5章2節3項p.190参照．

用語解説*
カリウム
腎臓でのナトリウムの再吸収を抑制し，尿中への排泄を促進することで，ナトリウムの過剰摂取による血圧上昇に対して拮抗作用を示し，高血圧予防・血圧降下作用がある．なお，腎障害を有する人では高カリウム血症を来し得るので，カリウムの積極的摂取は避けるべきである．
多く含む食品
緑黄色野菜，納豆，イモ類，バナナ，リンゴ，アボカド，トマトジュース，昆布，さわら等．
（➡p.231 資料②参照）

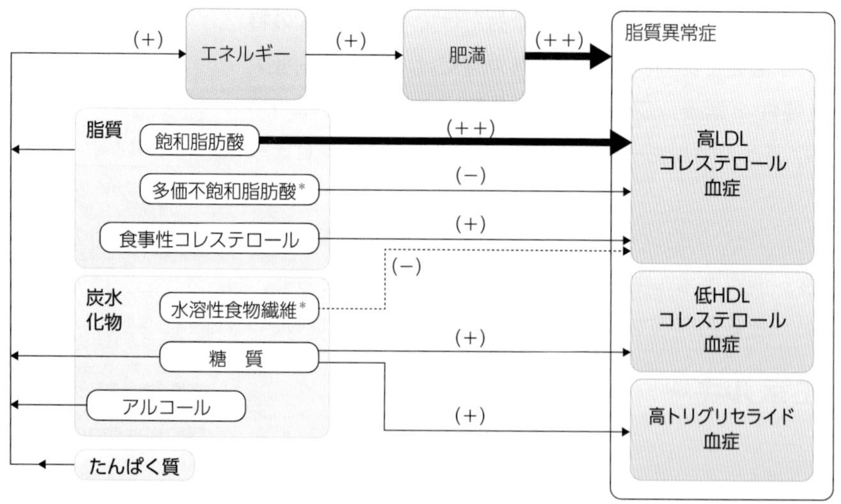

肥満を介する経路と介さない経路があることに注意したい.
この図はあくまでも概要を理解するための概念図として用いるにとどめるべきである.

図2.2-10　栄養素摂取と脂質異常症との関連（特に重要なもの）

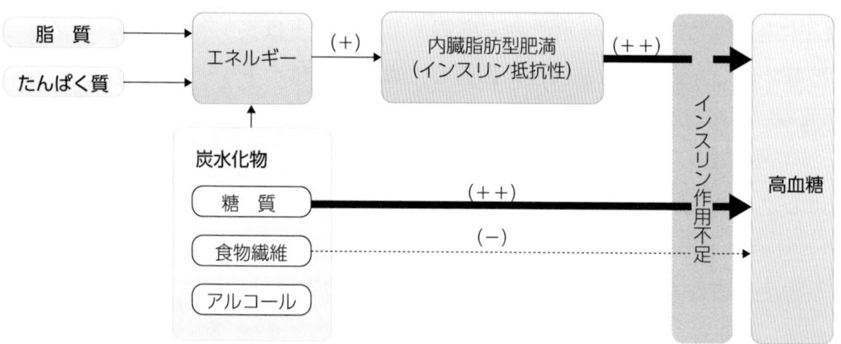

肥満を介する経路と介さない経路があることに注意したい.
この図はあくまでも栄養素摂取と高血糖との関連の概要を理解するための概念図として用いるにとどめるべきである.

図2.2-11　栄養素摂取と高血糖との関連（特に重要なもの）

たんぱく質は，エネルギー過剰による肥満を介して間接的に脂質異常症に影響している．多価不飽和脂肪酸と水溶性食物繊維は，血清LDL-Cの減少に影響している（−）．

3 糖尿病

糖尿病は，インスリン作用の不足に基づく慢性の高血糖状態を主徴とする代謝症候群で，ブドウ糖，脂質，たんぱく質を含むほとんどすべての代謝系に異常をきたす．栄養素摂取と高血糖との関連について，特に重要なものを図2.2-11に示す．

糖質は太い線で（++），炭水化物・脂質・たんぱく質は，エネルギー過剰による内臓脂肪型肥満（インスリン抵抗性）を介して間接的に高血糖に影響している．

用語解説*
多価不飽和脂肪酸
コレステロール低下作用がある.
多く含む食品
調合サラダ油，オリーブ油，ごま油，ナッツ類，大豆，青背魚（イワシ，サンマ），うなぎ等.
（➡p.229 資料② 参照）

用語解説*
水溶性食物繊維
粘度をもったゲル状となり，グルコースを吸着して吸収速度を緩やかにし，食後血糖値の上昇を抑える．また，コレステロールを吸着し体外に排出することで血中コレステロール値も低下させる.
多く含む食品
大麦・オーツ麦（β-グルカン），熟した果物（ペクチン），こんぶ・わかめ（アルギン酸），こんにゃく（グルコマンナン）等.
（➡p.26 参照）

➡ 糖尿病については，5章2節2項p.186参照.

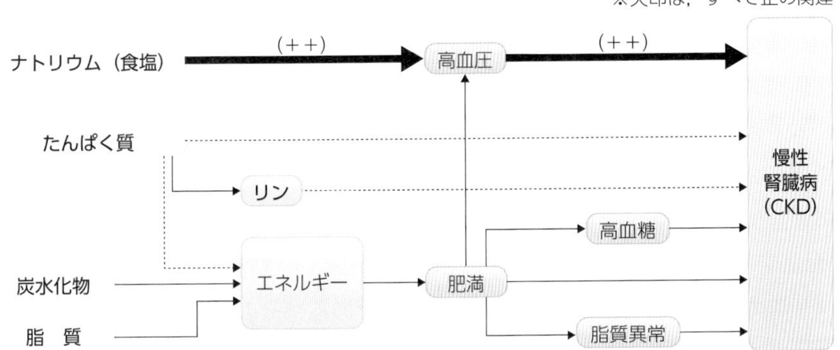

高血圧・脂質異常症・糖尿病に比べると栄養素摂取量との関連を検討した研究は少なく，結果も一致していないものが多い．また，重症度によって栄養素摂取量との関連が異なる場合もある．
この図はあくまでも栄養素摂取と慢性腎臓病（CKD）の重症化との関連の概念を理解するための概念図として用いるにとどめるべきである．

図2.2-12　**栄養素摂取と慢性腎臓病（CKD）の重症化との関連（重要なもの）**

plus α

慢性腎臓病（CKD）での制限因子

①食塩
②たんぱく質
③リン
④カリウム

4 慢性腎臓病（CKD）

慢性に経過する腎疾患や腎臓の障害を，腎障害の存在と**糸球体濾過量**（glomerular filtration rate：**GFR**）に基づいて，末期腎不全や心血管疾患のリスクとして包括的にとらえるのが**慢性腎臓病**（chronic kidney disease：**CKD**）という疾患概念である．CKDの初期段階から，かかりつけ医で加療される段階（ステージG1～G3a）の軽症の患者に対する栄養素摂取と重症化との関連について，特に重要なものを図2.2-12に示す．ナトリウム（食塩）は，高血圧を介して太い線（＋＋）でCKDに影響し，炭水化物・脂質・たんぱく質は，エネルギー過剰による肥満を介して間接的にCKDに影響している．腎機能の低下に伴い，リンは尿中への排泄が難しくなり，高リン血症を引き起こす．リンを多く含むたんぱく質食品や加工食品を制限することで過剰摂取は防げる．

➡ 慢性腎臓病（CKD）については，5章4節3項p.199参照．

7 エネルギー・栄養素

1 エネルギー

エネルギー〔単位：カロリー（cal），ジュール（J）〕摂取の目的は，体成分の合成・分解および体温の維持や，最低限の臓器の活動を維持する基礎代謝と身体活動時の筋活動などで消費されるATP（アデノシン三リン酸）を再合成することである．成人では，体重が適正な場合は，エネルギー消費量と等しいエネルギー摂取が望ましい．

このエネルギーの摂取量および消費量のバランス（エネルギー出納バランス）の維持を示す指標としてBMIを用いることとする．実際には，エネルギー摂取の過不足について体重の変化を測定することで評価する．エネルギー摂取量がエネルギー消費量を上回る状態（正のエネルギー出納バランス）が続けば体重は増加し，エネルギー消費量がエネルギー摂取量を上回る状態（負のエネルギー出納バランス）では体重が減少する．したがって，短期的なエネルギー出納のアンバランスは，体重の変化で評価可能であるが，長期的なエネルギー出納のアンバランスは，エネルギー摂取量，エネルギー消費量，体重が互いに連動して変化することで調整される．

また，健康の保持・増進，生活習慣病予防の観点からは，エネルギー摂取量が必要量を過不足なく充足するだけでは不十分であり，望ましいBMIを維持するエネルギー摂取量（＝エネルギー消費量）であることが重要である．そのため，エネルギーの摂取量および消費量のバランスの維持を示す指標としてBMIを採用する．

成長期の子どもでは，成長に必要なエネルギー量と成長に伴う組織増加分のエネルギー（エネルギー蓄積量）が付加される．

妊娠・授乳期では，母体のエネルギー消費量に加えて，胎児の成長に必要なエネルギー量と母乳の産生のためのエネルギー量が付加される．

a 推定エネルギー必要量

性・年齢階級・身体活動レベル（表2.2-7）別に単一の値として示すことは困難であり，生活習慣病予防のための活用の観点からも有用とは考えにくいが，必要量がエネルギー摂取量に依存することが知られている栄養素（ビタミンB$_1$とビタミンB$_2$）については，推定平均必要量を算出するために推定エネルギー必要量の概数が必要となるため，参考値として表示された（表2.2-8）．

推定エネルギー必要量は，食事アセスメントから得られるエネルギー摂取量を用いず，総エネルギー消費量の推定値から求める．

表2.2-7　年齢階級別に見た身体活動レベルの群分け（男女共通）

身体活動レベル （歳）	Ⅰ （低い）	Ⅱ （ふつう）	Ⅲ （高い）
1～2	—	1.35	—
3～5	—	1.45	—
6～7	1.35	1.55	1.75
8～9	1.40	1.60	1.80
10～11	1.45	1.65	1.85
12～14	1.50	1.70	1.90
15～17	1.55	1.75	1.95
18～29	1.50	1.75	2.00
30～49	1.50	1.75	2.00
50～64	1.50	1.75	2.00
65～74	1.45	1.70	1.95
75以上	1.40	1.65	—

表2.2-8 〈参考表〉推定エネルギー必要量（kcal/日）

性別	男性			女性		
身体活動レベル＊1	Ⅰ	Ⅱ	Ⅲ	Ⅰ	Ⅱ	Ⅲ
0～5（月）	—	550	—	—	500	—
6～8（月）	—	650	—	—	600	—
9～11（月）	—	700	—	—	650	—
1～2（歳）	—	950	—	—	900	—
3～5（歳）	—	1,300	—	—	1,250	—
6～7（歳）	1,350	1,550	1,750	1,250	1,450	1,650
8～9（歳）	1,600	1,850	2,100	1,500	1,700	1,900
10～11（歳）	1,950	2,250	2,500	1,850	2,100	2,350
12～14（歳）	2,300	2,600	2,900	2,150	2,400	2,700
15～17（歳）	2,500	2,800	3,150	2,050	2,300	2,550
18～29（歳）	2,300	2,650	3,050	1,700	2,000	2,300
30～49（歳）	2,300	2,700	3,050	1,750	2,050	2,350
50～64（歳）	2,200	2,600	2,950	1,650	1,950	2,250
65～74（歳）	2,050	2,400	2,750	1,550	1,850	2,100
75以上（歳）＊2	1,800	2,100	—	1,400	1,650	—
妊婦（付加量）＊3 初期				＋50	＋50	＋50
中期				＋250	＋250	＋250
後期				＋450	＋450	＋450
授乳婦（付加量）				＋350	＋350	＋350

＊1　身体活動レベルは，低い，ふつう，高いの三つのレベルとして，それぞれⅠ，Ⅱ，Ⅲで示した．
＊2　レベルⅡは自立している者，レベルⅠは自宅にいてほとんど外出しない者に相当．レベルⅠは高齢者施設で自立に近い状態で過ごしている者にも適用できる．
＊3　妊婦個々の体格や妊娠中の体重増加量，胎児の発育状況の評価を行うことが必要である．
注1：活用に当たっては，食事摂取状況のアセスメント，体重およびBMIの把握を行い，エネルギーの過不足は，体重の変化またはBMIを用いて評価すること．
注2：身体活動レベルⅠの場合，少ないエネルギー消費量に見合った少ないエネルギー摂取量を維持することになるため，健康の保持・増進の観点からは，身体活動量を増加させる必要がある．

成人（妊婦，授乳婦を除く）の推定エネルギー必要量（kcal/日）
＝基礎代謝基準値（kcal/kg体重/日）×参照体重（kg）×身体活動レベル

小児，乳児および妊婦，授乳婦では，これに成長や妊娠継続，授乳に必要なエネルギー量を付加量として加える．

2 たんぱく質

➡ たんぱく質については，p.214 資料①参照．

たんぱく質は身体の構成成分であり，各種の**酵素・ホルモン**，**神経伝達物質**，**脂質輸送**など，体内においてさまざまな働きをしている．体たんぱく質は，常に合成・分解を繰り返し，分解により生じた**アミノ酸**は再利用されるが，一部は排泄される．

乳児には目安量のみを定め，1歳以上の全ての年齢区分に対しては男女ともに，推定平均必要量，推奨量および目標量を定め，いずれの年齢区分にも耐容上限量は定めないこととした．

窒素出納法＊で得られたたんぱく質維持必要量を用いて，たんぱく質の必要量を算定した．1歳以上のすべての年齢区分に対して男女ともに，たんぱく質維持必要量を0.66g/kg体重/日とし，たんぱく質維持必要量はkg体重当たりで報告されているため，これに参照体重を乗じて1日当たりのたんぱく質維持必要量とした．

用語解説＊
窒素出納法
食事からの窒素摂取量と，尿・便，皮膚からの窒素排泄量の差から，たんぱく質維持必要量を求める方法．

plus α
ストレスの影響
日常のストレスの影響は，窒素出納試験の被験者にも作用しており，試験結果に織り込まれていると考えて，ストレスに対応する係数は加味されていない．

たんぱく質維持必要量（g/日）
＝たんぱく質維持必要量（g/kg体重/日）×参照体重（kg）

さらに，窒素出納法では良質な動物性たんぱく質を用いるため，その利用効率（消化率）は100%とみなせるが，日常食混合たんぱく質の利用効率は90%と見積もり，推定平均必要量を算定した．推奨量は個人の変動係数を12.5%と見積もり，推定平均必要量に推奨量算定係数1.25を乗じて算出した．

推定平均必要量＝たんぱく質維持必要量／日常食混合たんぱく質の利用効率
たんぱく質推奨量（g/日）＝推定平均必要量（g/日）×推奨量算定係数（1.25）

目標量（下限）は，主な生活習慣病やフレイルの発症予防を目的とするため，推奨量以上でなければならない．特に高齢者（65歳以上）では，フレイルおよびサルコペニアの発症予防も考慮して他の年齢区分よりも引き上げた．目標量（上限）は，1歳以上の全年齢区分において20%とした．

乳児

乳児のたんぱく質必要量は窒素出納法では決められないため，目安量として策定した．なお，人工栄養児と母乳栄養児の区別は設けなかった．

目安量（g/日）＝母乳中たんぱく質濃度（g/L）×哺乳量（L/日）＋離乳食からのたんぱく質摂取量（g/日）

3 脂質

➡ 脂質については，p.215 資料①参照．

脂質はエネルギー源以外にも，身体構成成分として重要な働きをしている．脂肪を構成している脂肪酸のうち，**必須脂肪酸**は，成長・発育および身体機能調節などに重要で，食事からの一定量の摂取が不可欠である．また，日本人の脂肪エネルギー比率は欧米諸国に比べるとまだ低いが，年々増加の傾向にある．

食事性コレステロールは，体内で作られるコレステロールのおよそ1/3～1/7で，コレステロール摂取量が直接，血中総コレステロール値に反映されるわけではない．コレステロールの摂取量は低めに抑えることが好ましいと考えられるものの，指標を算定するのに十分な科学的根拠が得られなかったため，算定は控えた．しかし，脂質異常症の重症化予防の目的からは，200mg/日未満に留めることが望ましい．

脂肪摂取量（g）＝総エネルギー摂取量（kcal）×脂肪エネルギー比率／9（kcal）

次の３項目について基準を策定した（図2.2-13）．

❶脂肪エネルギー比率（%エネルギー） 性別，年齢別に目標量が設定され，成人では20～30%である．乳児では目安量が設定された．

❷飽和脂肪酸摂取比率（%エネルギー） 飽和脂肪酸の摂取量が増加すると冠動脈疾患，肥満，糖尿病のリスクが高くなり，低すぎると脳出血のリスクが高くなる．現在，日本人が摂取している飽和脂肪酸量を測定し，その中央値を目標量（上限）とし，成人と高齢者では7%エネルギー以下とした．小児（3～17歳）も同様に設定した．

❸n-6系とn-3系脂肪酸の摂取量（g） 多価不飽和脂肪酸には成長・発育に不可欠な必須脂肪酸が含まれるが，体内合成できないため食事からの摂取が必要である．また，酸化されやすいため過剰摂取に注意し，**抗酸化物質**のビタミン（A・C・E）などを摂取することが大切である．日本人では，摂取されるn-6系脂肪酸の98%はリノール酸であるが，それ以外のn-6系も必要である可能性があるため，n-6系脂肪酸で目安量を示した．n-3系脂肪酸は，欠乏すると皮膚炎などが発症し，また，摂取することで冠動脈性心疾患のリスク低減が期待されるため目安量を設定した．

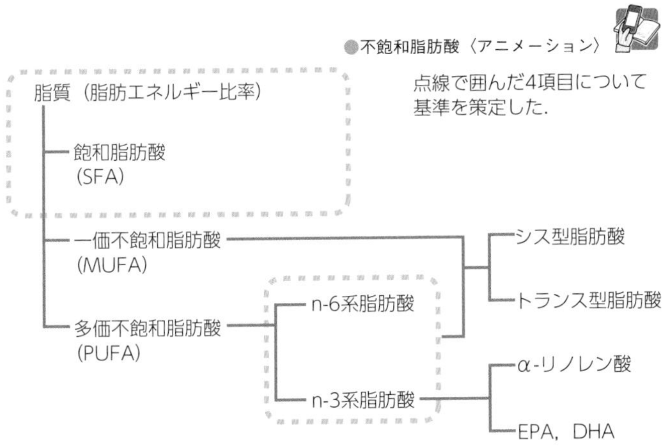

図2.2-13　**脂質とその構成**

4 炭水化物

➡ 炭水化物については，p.216 資料①参照.

炭水化物（糖質）の重要性は，脳・神経組織・赤血球など，通常はグルコース（ブドウ糖）のみをエネルギー源として利用する組織にグルコースを供給することにある．また，炭水化物の適切な摂取は，たんぱく質や脂質が，エネルギー源以外の働きを効率よく行う上で不可欠である．炭水化物はエネルギー源として重要であるため，この観点から指標を算定する必要があり，アルコールを含む合計量として，たんぱく質および脂質の残余として目標量（範囲）を算定した．1歳以上の炭水化物の目標量は，男女とも総エネルギー摂取量の50～65%である．

また，妊婦および授乳婦の目標量（範囲）も，妊娠可能年齢の非妊娠・非授乳中の女性と同じ（50～65%エネルギー）とした．

a 食物繊維

食物繊維の摂取不足が生活習慣病の発症率または死亡率に関連することから，3歳以上で目標量（下限のみ）を設定した．アメリカ・カナダの食事摂取基準を参考にすれば，成人の目標量は24g/日以上と考えられるが，平成28年国民健康・栄養調査に基づく日本人の食物繊維摂取量は，全ての年齢区分でこれらよりかなり少ないため，日本人成人（18歳以上）における食物繊維摂取量の中央値（14.6g/日）と，24g/日との中間値（19.3g/日）を目標量算出の参照値とした．3～17歳については成人と同じ方法で目標量を算出した．また，妊婦・授乳婦の目標量は，妊娠可能年齢の非妊娠・非授乳中の女性と同じとした．

5 エネルギー産生栄養素バランス

➡ エネルギー産生栄養素バランスについては，p.213 資料①参照.

2015年版から新たに追加された項目である．「エネルギーを産生する栄養素（energy-providing nutrients, macronutrients），すなわち，たんぱく質，脂質，炭水化物（アルコールを含む）とそれらの構成成分が総エネルギー摂取量に占めるべき割合（%エネルギー）」として，これらの構成比率を目標量の指標とした．エネルギーを産生する栄養素および，これら栄養素の構成成分である各種栄養素の摂取不足を回避するとともに，生活習慣病の発症予防・重症化予防を目的とする．

エネルギー産生栄養素バランスを定めるには，たんぱく質の目標量（範囲）を初めに定め，飽和脂肪酸の目標量（上限）を算定し，それを参照して脂質の目標量（上限）を算定した．また，必須脂肪酸（n-3系脂肪酸，n-6系脂肪酸）の目安量を参照して脂質の目標量（下限）を算定し，これらの合計摂取量の残余を炭水化物の目標量（範囲）として算定した．また，栄養素バランスにアルコールを含める場合には，たんぱく質と脂質の残余を炭水化物とアルコールと考えるのが最も適当である．

乳児（1歳未満）については母乳におけるこれら栄養素の構成比をもって，好ましいエネルギー産生栄養素バランスと考え，エネルギー産生栄養素バランスは設定せず，１歳以上について設定した．

a 食事改善などで活用する場合の注意点

①基準とした値の幅の両端は明確な境界を示すものではない．また，各栄養素の範囲の下端や上端を合計しても100%にならないことを十分に理解して柔軟に用いるべきである．

②脂質および炭水化物についてはそれぞれの栄養素の質，すなわち，構成成分である個々の脂肪酸や個々の糖の構成（特に飽和脂肪酸と食物繊維）に十分に配慮すること．

③何らかの疾患を特定して発症予防，重症化予防を試みる場合には，期待する予防の効果とともに，これらの栄養バランスに関する対象者の摂取実態などを総合的に把握し，適正な構成比率を判断すること．

6 ビタミン

➡ ビタミンについては，p.217～資料①参照．１章２節p.28参照．

ビタミンには，補酵素作用，代謝調節作用，抗酸化作用，細胞間情報伝達作用などさまざまな作用があり，ビタミン欠乏症予防以外に健康保持・増進，疾病予防などの作用があることが判明している．これらを考慮して，**脂溶性ビタミン**（４種）と**水溶性ビタミン**（９種）の計13種類のビタミン摂取基準が示された．

a 脂溶性ビタミン

❶ビタミンＡ　単位の名称を**レチノール活性当量**（retinol activity equivalents：RAE）とした．すべての食品中のビタミンＡ含量は，次の式で求められる．

レチノール活性当量（μg RAE）＝レチノール（μg）＋β-カロテン（μg）×1/12
＋α-カロテン（μg）×1/24＋β-クリプトキサンチン（μg）×1/24
＋その他のプロビタミンＡカロテノイド（μg）×1/24

β-カロテン，α-カロテン，クリプトキサンチンなどのプロビタミンＡカロテノイドからのビタミンＡへの変換は厳密に調節されているため，ビタミンＡ過剰症は生じない．ビタミンＡに変換されなかったプロビタミンＡカロテノイド（β-カロテン，α-カロテン，β-クリプトキサンチンなど）や，ビタミンＡには変換されないカロテノイド（リコペン，ルテイン，ゼアキサンチン）の一部は，体内にそのまま蓄積して，抗酸化作用・免疫賦活作用などをもつ．耐容上限量は，成人では肝臓障害，乳児では頭蓋内圧亢進の症例報告をもとに設定した．

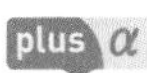

サプリメントで摂取するβ-カロテン

油溶化β-カロテンのビタミンＡとしての生体利用率は1/2程度なので，レチノール活性当量（μgRAE）＝油溶化β-カロテン（μg）×1/2

❷ビタミンＤ　日照により皮膚でビタミンＤが産生されることを踏まえ，フレイル予防を図る者はもとより全年齢区分を通じて，日常生活での適度な日照を心がけるとともに，ビタミンＤの摂取は日照時間を考慮に入れることが重要

である．ただし，乳児の目安量は0～5カ月児と，適度な日照を受ける環境にある6～11カ月児および日照を受ける機会が少ない6～11カ月児を同じ値とした．

❸**ビタミンE**　α-トコフェロールのみを指標に設定し，α-トコフェロール以外のビタミンEは含まない．通常の食品からの摂取では，欠乏症および過剰症を来すことはないため，平成28年国民健康・栄養調査における性別・年齢区分ごとの摂取量の中央値を加重平均した値を丸め，目安量を設定した．

❹**ビタミンK**　正常な血液凝固能を維持できる摂取量を基準として目安量とした．血液凝固阻止薬ワルファリンの投与を受けている人の場合は，ビタミンKの豊富な納豆が禁忌となっている．また，長期間の抗生物質の投与，慢性の胆道閉塞症，脂肪吸収不全などではビタミンK欠乏が起こりやすいので注意する．

plus α
乳児のビタミンK
ビタミンKは，胎盤を通過しにくいこと，母乳中の含量が低いこと，乳児では腸内細菌による産生・供給量が低いこと―から新生児では欠乏しやすく，出生後，直ちにビタミンKの経口投与が実施される．これらを前提に，乳児の目安量を設定した（➡p.218 資料①参照）．

b 水溶性ビタミン

❺**ビタミンB1**　**エネルギー代謝**に関与するビタミンであることから，エネルギー摂取量当たりのビタミンB1摂取量と尿中へのビタミンB1排泄量との関係から推定平均必要量と推奨量を算定した．推奨量は推定平均必要量×1.2とした．

❻**ビタミンB2**　**エネルギー代謝**に関与するビタミンであることから，エネルギー摂取量当たりの推定平均必要量を算定した．推奨量は推定平均必要量×1.2とした．

❼**ナイアシン**　**エネルギー代謝**に関与するビタミンであることから，推定平均必要量はエネルギー当たりの値とした．推奨量は推定平均必要量×1.2とした．ナイアシンは不可欠アミノ酸のトリプトファンから生合成されるので，トリプトファンの摂取量も考慮する必要がある．食事摂取基準はニコチン酸量として設定し，**ナイアシン当量***（**NE**）という単位で設定した．ナイアシンの強化食品やサプリメントにはニコチン酸やニコチンアミドが使用されているため，耐容上限量はニコチン酸やニコチンアミドの量で表示した．

用語解説*
ナイアシン当量
niacin equivalent：NE．
ナイアシン当量（mgNE）＝ナイアシン（mg）＋1/60トリプトファン（mg）

❽**ビタミンB6**　**アミノ酸の異化**やアミノ酸系神経伝達物質である**生理活性アミンの代謝**に関わっている．ビタミンB6の必要量は，たんぱく質摂取量が増加すると増し，**血漿PLP*濃度**は，たんぱく質当たりのビタミンB6摂取量とよく相関することから，ビタミンB6の食事摂取基準はたんぱく質摂取量当たりで策定した．推奨量は推定平均必要量×1.2とした．

用語解説*
PLP
ピリドキサールリン酸．ビタミンB6の生理的活性型で，約100種類以上の酵素の補酵素となっている．主にアミノ酸の代謝（アミノ酸脱炭酸反応，アミノ基転移反応，アミノ酸の脱離反応）に広く関与している．

❾**ビタミンB12**　ビタミンB12の食事摂取基準の数値は，シアノコバラミン量で策定した．ビタミンB12は胃から分泌される内因子を介した吸収機構が飽和すれば食事中から過剰に摂取しても吸収されないため，耐容上限量は設定していない．推奨量は推定平均必要量×1.2とした．高齢者は萎縮性胃炎などで胃酸分泌量が低下し，食品中に含まれるたんぱく質と結合したビタミンB12の吸収率が減少する．しかし，高齢者のビタミンB12の吸収率に関するデータがないことから，推定平均必要量と推奨量は成人（18～64歳）と同じ値とした．

⑩**葉酸**　体内の葉酸栄養状態の中～長期的指標である赤血球中の葉酸濃度に関する報告を基に検討した．食事摂取基準の値は，プテロイルモノグルタミン酸量として設定した．推奨量は推定平均必要量×1.2とし，男女差はない．妊娠中期・末期および授乳婦は，推定平均必要量，推奨量に付加量を設定した．初期にはこの付加量は適用しないが，妊娠を計画している女性，妊娠の可能性がある女性および妊娠初期の妊婦は，付加的に400μg/日の摂取が神経管閉鎖障害発症の予防に重要である．

⑪**パントテン酸**　性別および年齢階級別の「平成28年国民健康・栄養調査」の摂取量の中央値を用いて，目安量を算定した．パントテン酸はギリシャ語で「どこにでもある酸」という意味で，広く食品に存在するため，ヒトでの欠乏症はまれである．

⑫**ビオチン**　1日当たりのビオチン摂取量は，**トータルダイエット調査***法による値を用いて，成人および高齢者の目安量を算定した．乳児の目安量は，0.5カ月児では母乳中のビオチン濃度に基準哺乳量（0.78L/日）を乗じ，6～11カ月児はこの値を基に計算した．

⑬**ビタミンC**　心臓血管系の疾病予防効果および有効な抗酸化作用を指標として，85mg/日を推定平均必要量とした．推奨量は推定平均必要量×1.2とし，男女差は考慮しない．喫煙者および受動喫煙者は非喫煙者よりもビタミンCの必要性が高いため，同年代の推奨量以上にビタミンCを摂取することが推奨される．

7 ミネラル

ミネラル（無機質）は，身体の構成成分のほかに，生命活動に必要な各種生理作用・補酵素作用・代謝調節作用などと密接に関連している．適切な摂取は，健康保持・増進，疾病予防などに重要な役割を果たしている．日本人の食生活を考慮して，**多量ミネラル**（5種），**微量ミネラル**（8種）の計13種類のミネラル摂取基準が示された．

過剰・不足・ミネラル相互の比率について考慮し，人体に必要なミネラルであっても，過剰摂取による健康障害予防の観点から，ナトリウム・カリウム以外のミネラル（11種類）には，**耐容上限量***が設定された．

a 多量ミネラル

❶**ナトリウム（食塩）**　過剰摂取による**生活習慣病のリスク上昇・重症化を予防**する観点から，目標量を成人男性7.5g/日未満，女性6.5g/日未満とした．また，高血圧および慢性腎臓病（CKD）の重症化予防を目的とした量は，男女とも食塩相当量6.0g/日未満とした．

❷**カリウム**　「平成28年国民健康・栄養調査」に基づくカリウム摂取量を参照値とし，目安量とした．目標量（下限）は，WHOが提案する高血圧予防のための望ましい摂取量（3,510mg/日）と，日本人の摂取量に基づき，3歳以上で設定した．

用語解説*
トータルダイエット調査
通常の食生活において，食品を介して化学物質等の特定の物質がどの程度実際に摂取されるかを把握するための調査方法．厚生労働省では，ダイオキシン類について国民1人当たりの平均的な1日摂取量を推定するために用いている．

➡ ミネラルについては，p.222～資料①参照．

用語解説*
ミネラルの耐容上限量
サプリメント（栄養補助食品）や薬剤など，特定の栄養素が多量に摂取できるものは，栄養のアンバランスや，過剰摂取に伴う健康障害を念頭に置く必要がある．

plus α
生活習慣病の予防
①健康時に健康増進・発症予防を推進する一次予防，②病初期の早期発見・早期治療を図る二次予防，③疾病の重度化を予防する三次予防（機能維持，機能回復，再発防止など）の三段階がある．

ナトリウム／カリウムの摂取比を考慮することも大切である．日本人のナトリウム摂取量からすると，一般的にはカリウムが豊富な食事が望ましいが，特に高齢者では，腎機能障害や糖尿病に伴う高カリウム血症に注意する必要がある．

❸カルシウム　骨量の維持・増加によって，生活習慣病の一つである骨折の一次予防が期待できる．1歳以上では，骨量を維持するのに必要な量として推定平均必要量を算出し，推定平均必要量の1.2倍を推奨量とした．乳児は母乳および離乳食からの摂取を基に目安量を設定した．妊娠・授乳中は，腸管からのカルシウム吸収率が増加するため，付加はないが，推奨量は目指すべきである．また，成人・高齢者の耐容上限量は，日本人の通常の食品からの摂取で超えることはまれであるが，サプリメント等を使用する場合に注意すべきである．

❹マグネシウム　食事からの摂取で過剰症を引き起こすことはないが，サプリメントや医薬品からの過剰摂取により，下痢を起こすことがある．日本人を対象とした出納試験の結果を基に推定平均必要量を算定した．また，推定平均必要量の1.2倍を推奨量とした．通常の食品以外（サプリメント等）からの摂取量の耐容上限量を設定した．

❺リン　加工食品の摂取が増加してきたため，リンの摂取過多も問題視されている．また，慢性腎臓病（CKD）では，リン摂取の制限も考慮されている．1歳以上については，アメリカ・カナダの食事摂取基準を参考に，「平成28年国民健康・栄養調査」の摂取量の中央値を目安量とした．

b 微量ミネラル

❻鉄　6カ月以上の年齢階級では，アメリカ・カナダの食事摂取基準に従い，体重と経血量等については日本人の値を用いて推定平均必要量を算定した．0～5カ月児は，母乳中の鉄濃度に基準哺乳量（0.78L/日）を乗じて目安量を算定した．また，推定平均必要量と推奨量は過多月経でない人（月経血量80mL/回未満）を対象とし，月経ありは正常な月経のある女性，月経なしは妊婦・授乳婦で用いる．

❼亜鉛　成人の推定平均必要量は，アメリカ，カナダの食事摂取基準を参考にして算定した．妊娠中は血清亜鉛濃度が低下する傾向があり，授乳中の母乳からの喪失を考慮して，妊娠・授乳婦の推奨量の付加量とした．多量の亜鉛を継続的に摂取することで銅の吸収阻害による銅欠乏が起こり，スーパーオキシドジスムターゼ（SOD）活性の低下，鉄の吸収阻害が原因の貧血，胃の不快感などが生じることから，成人の耐容上限量を設定した．

❽銅　銅は毒性の低いミネラルで，長期間の過剰摂取による慢性的な臨床症状の報告はほとんどない．銅の必要量を検討した研究が日本にないため，欧米人を対象に行われた研究に基づき，銅の平衡維持量と血漿・血清銅濃度を銅の栄養状態の指標として推定平均必要量を設定した．また，サプリメントの不適切

な利用により過剰摂取が生じる可能性があるため，成人男女ともに耐容上限量を設定した．

❾マンガン　体内のマンガン量は胆汁排泄によって調節され，通常の食生活ではマンガン欠乏は起こらないと考えられている．ただし，完全静脈栄養の患者では，欠乏あるいは補給を必要とする．日本人の摂取量の報告から摂取量の少なかったものを基準値とし，総エネルギー摂取量の性差を考慮して成人の目安量を算定した．また，サプリメントの不適切な利用や，厳密な菜食に伴う過剰摂取が生じる可能性があるため，成人男女ともに耐容上限量を設定した．

❿ヨウ素*　甲状腺ホルモンの構成成分で，日本人の食事は海産物を中心とした高ヨウ素食であるが，欧米の研究結果を基に成人と小児の推定平均必要量と推奨量を算定した．また，日本人の場合，ヨウ素を一般の食品から摂取するため，通常の食生活においてヨウ素過剰障害がほとんど認められないことから，耐容上限量は日本人を対象にした実験および食品中ヨウ素の吸収率に基づき策定した．

⓫セレン　生体内での抗酸化作用をもつ**グルタチオンペルオキシダーゼ***（GPX）の構成成分として重要なミネラルである．血漿グルタチオンペルオキシダーゼ活性値が飽和値の2/3の値であれば，セレン欠乏症と考えられる克山（ケシャン）病が予防できるとのWHOの考え方に従い，欠乏症予防の観点から推定平均必要量および推奨量を策定した．過剰症は，食品ではなくサプリメントの不適切な利用で生じる可能性があるため，耐容上限量を設定した．

⓬クロム　「日本食品標準成分表2010」を用いて日本人の献立からクロム摂取量を算出した値を成人の目安量とした．また，サプリメントの不適切な使用により過剰摂取を招く可能性があるため，成人男女ともに耐容上限量を設定した．

⓭モリブデン　いくつかの酵素の補因子であるため，必須微量元素であるが，非経口栄養や遺伝的欠損症以外での欠乏症の報告はない．参照値として用いた25μg/日という値は，アメリカ・カナダの食事摂取基準およびWHOも採用しているが，アメリカ人被験者4人の1論文に依存したもので，推定平均必要量，推奨量の信頼度には十分に注意すべきである．通常の日本の食生活であれば，推奨量の10倍近いモリブデン摂取量になるため，献立の作成において摂取に留意する必要はない．

用語解説*
ヨウ素
体内に吸収されたヨウ素のほとんどは，甲状腺に取り込まれ甲状腺ホルモンの構成成分となる．日本では，不足が問題となることはないが，土壌のヨウ素含量が少ない山岳地帯や内陸部では欠乏しやすい．

用語解説*
グルタチオンペルオキシダーゼ
glutathione peroxidase：GPX．老化やがん化を促進する活性酸素を分解消去する強力な抗酸化酵素の一つ．肝臓で合成され，SODやカタラーゼと共に生体内で密接に連携して働いている．

食品成分表の利用

栄養素の定義に関して最も広く用いられている「日本食品標準成分表2020年版（八訂）」の栄養素量と，実際にその摂取量や給与量を推定しようとする食品の中に含まれる栄養素量は，必ずしも同じではない．この誤差の存在を十分に理解した上で，食事摂取基準との比較を行う必要がある．留意を要する栄養素を表に示す．

表　食事摂取基準と日本食品標準成分表2020年版（八訂）で定義が異なる栄養素

栄養素	定義		食事摂取基準の活用に際して日本食品標準成分表を用いる時の留意点
	食事摂取基準	日本食品標準成分表	
ビタミンE	α-トコフェロールだけを用いている.	α，β，γおよびσ-トコフェロールをそれぞれ報告している.	α-トコフェロールだけを用いる.
ナイアシン	ナイアシン当量を用いている.	ナイアシンとナイアシン当量をそれぞれ報告している.	ナイアシン当量だけを用いる.

重要用語

三大栄養素
エネルギーの単位（kcal（キロカロリー），kJ（キロジュール））
エネルギー消費（量）
食事誘発性体熱産生（DIT）
基礎代謝（BM）
活動時エネルギー消費量（活動代謝量）
メッツ値（METs）
身体活動レベル（PAL）
エネルギー代謝率
食品群
特別用途食品
日本食品標準成分表
国民健康・栄養調査
推定平均必要量
推奨量
目安量
耐容上限量
目標量
参照体重
推定エネルギー必要量
エネルギー産生栄養素バランス

学習達成チェック

- [ ] 食品のもつエネルギーの計算方法を理解し，実際に計算することができる.
- [ ] エネルギー消費量の計算方法を述べることができる.
- [ ] 食品の分類方法について述べることができる.
- [ ] 各食品群の意味を理解し，述べることができる.
- [ ] 食品成分表の見方と活用方法を述べることができる.
- [ ] 不足しがちな栄養素と，不足しがちな栄養素を多く含む食品を挙げることができる.
- [ ] 日本人の食事摂取基準の目的と活用方法を述べることができる.
- [ ] 日本人の食事摂取基準で示されているエネルギーや栄養素についての指標の意味を述べることができる.

3 日常生活と栄養

学習目標

- 食文化の形成過程について説明できる.
- 現在の日本における食生活の問題点について説明できる.
- スポーツ時における望ましい栄養補給について説明できる.
- 人生各期における食事摂取基準の特徴について説明できる.
- 人生各期における望ましい食生活について説明できる.

1 食文化

1 世界の食文化の多様性

人間の**食文化**は地域や民族によって多様である．それは，私たちの祖先がその土地の気候や風土に合った食べ物を選び，生産し，それらを食べるための調理方法を見いだし，そして，長年培われてきた生活様式や信仰する宗教など多くの要素がからみ，独自の食文化を築いてきたためである．

例えば，日常の食事において主要エネルギー源となる食物を主食とした場合，小麦，米，とうもろこしなど単一作物で主食となる地域もあれば，単一作物では足りない，あるいは作物を栽培できないため，家畜を飼育してエネルギーを補ってきた地域もある（図3.1-1）．

また，料理の食べ方をみると三つに大別される．①手づかみで食事をする手食，②古代中国を起源とする箸食，③17世紀以降ヨーロッパの上流階級から使われるようになったフォーク・ナイフ・スプーン食である．

さらに，信仰する宗教により食物禁忌（タブー）はさまざまで，ヒンズー教徒の食肉禁忌（特に牛肉），イスラム教徒の豚肉禁忌などはよく知られている．

2 日本の食生活の変遷

昔、人々は狩猟や漁労をし，植物を採取することで食べ物を得ていたが，いもやあわ，ひえなどの栽培を覚え，弥生時代には稲作が全国で行われるように

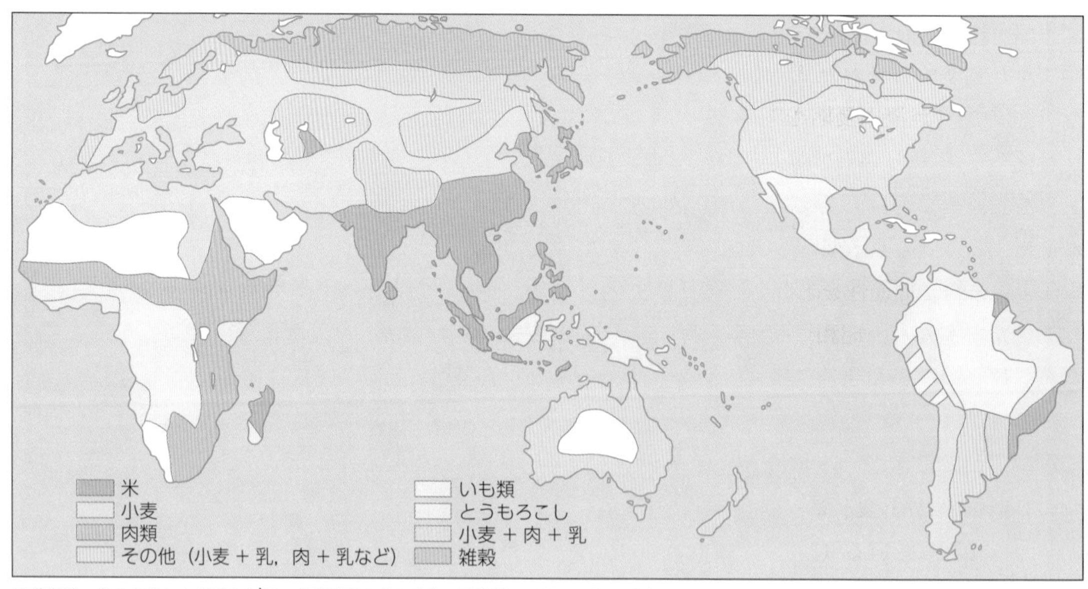

石毛直道．食の文化シンポジウム'82：地球時代の食の文化．平凡社，1982，p.294．より．

図3.1-1　世界の主食類型の分類

なった．やがて食べ物が栽培作物として安定的に供給できるようになると，食生活は米などの穀類を中心に発展し，食生活はその時代の歴史とともに変遷してきた．

奈良時代から平安時代にかけて，貴族の食事は中国の様式を取り入れたもので，魚介類や木の実，果物などの干物を４種類の調味料（塩，酒，酢，醤）をつけながら食べていた．このころに米や雑穀の飯が食事の中心となり，平安時代には強飯（蒸した米）が常食された．

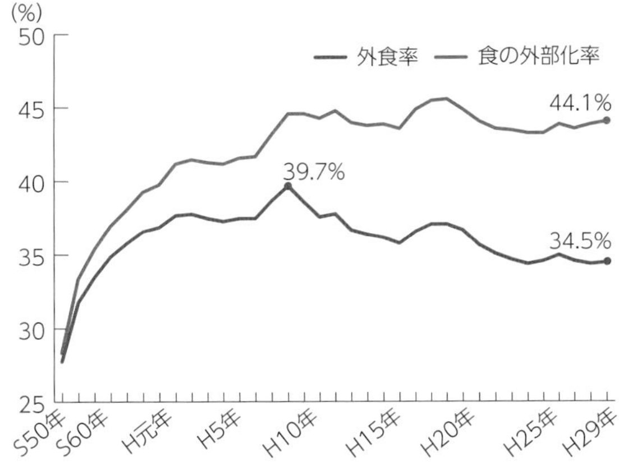

公益財団法人食の安全・安心財団公開資料
http://www.anan-zaidan.or.jp/data/index.html

図3.1-2　外食率と食の外部化率の推移

鎌倉時代から江戸時代にかけて，武家社会になるとさまざまな料理が完成した．**精進料理**は鎌倉時代の禅宗の僧侶たちが始めたもので，仏教の殺生禁止の教えにより肉類を使わず，豆，種実，野菜やきのこなどの菜食を中心とした料理であった．がんもどきやごま豆腐などは現在でもよく食べられている．武家の礼法とともに確立した**本膳料理**は**一汁三菜***を基本とし，膳組して配膳される．現在では結婚式などの儀式献立としてわずかに残っているだけであるが，日常食の配膳のしかたとして受け継がれている．茶道と結びつきの深い**懐石料理**はお茶をいただく前の軽い食事で，一口くらいで食べられる量となっている．江戸時代後半には経済の担い手の中心が町人となり，酒を楽しむための料理が出来上がった．これが**会席料理**で，現在の宴会や会食料理はほとんどこの形式である．

明治時代に入ると，欧米の食文化が流入し，すき焼きやあんパンなど和洋折衷料理が数多く作られた．さらに第二次世界大戦後の食糧難から，昭和30～40年代の高度経済成長期を経て飽食の時代を迎えると，人々の食生活は劇的に変化した．穀類（特に米）の摂取が減り，代わって肉や牛乳・乳製品などの動物性食品や油脂類の摂取が著しく増加し，食事は高糖質の日本型から高たんぱく質・高脂肪の欧米型へと移行した．また，社会構造の変化により外食産業が栄え，また，簡便性を求めた加工食品（インスタントや冷凍食品など）の開発，供給が進んだ．昭和50年代に入ると，家庭で調理することなく食べられる持ち帰りの**惣菜**が急速に広がり，外で食事をする「**外食**」，家庭で調理して食べる「**内食**」に対して，調理・加工されたものを購入して食べる「**中食**」の食事形態ができた．外食率は1997（平成9）年をピークに減少に転じたが，**食の外部化率**（「外食」に「中食」の支出を加えたもの）は今も45％前後の高い割合で推移している（図3.1-2）．

用語解説*

一汁三菜

ごはんと汁におかずを3品（三菜：主菜，副菜，副副菜）添えた食事のことで，栄養的にもバランスがよく，日本型食事として見直されている．
主菜：魚や肉，卵，大豆製品などたんぱく質食品を使ったメインのおかず．
副菜：主菜に次ぐおかずで野菜が中心となる．
副副菜：常備菜，漬け物などの小さなおかず．

plus α

和食

2013（平成15）年，和食（日本の伝統的な食文化）がユネスコ無形文化遺産に登録された．①多様で新鮮な食材とその持ち味の尊重，②健康的な食生活を支える栄養バランス，③自然の美しさや季節の移ろいの表現，④正月などの年中行事との密接な関わり，が評価された．

3 現在の食生活の特徴と問題点

現在の食生活の問題点を知るためには，まず，性別・世代別の身体状況の特徴と栄養摂取状況の把握が重要になる．「令和元年国民・健康栄養調査」を参考に，世代ごとに異なる問題点と課題を見ていく．

同調査の身体状況を見ると，この10年，肥満（BMI 25以上）およびやせ（BMI 18.5未満）の割合に大きな増減はみられない．しかし，若年女性のやせ（20歳代女性の約２割）と，成人男性の肥満（40～60歳代男性の３割以上）の割合が依然高く，前者は骨量減少や低出生体重児出産のリスクから，後者は生活習慣病予防の観点から改善が望まれる．

一方，高齢者においてはこの10年，低栄養傾向（BMI 20以下）が課題となっており，80歳以上では男女とも約２割が低栄養傾向にある．特に男性は，「週１回以上外出」よりも「外出なし」の場合で低栄養傾向の割合が高い．骨格筋指数（四肢除脂肪量kg/［身長m］$^{2)}$）については，60歳以上の男女ともに年齢が高いほど減少するが，たんぱく質摂取量が多く，肉体労働の時間が長い者ほど高かった．高齢者の栄養状態は，食事・身体活動・生活習慣と関係することがわかる．フレイルおよびサルコペニアの発症予防を目的とする場合，少なくとも1.0g/kg体重/日以上のたんぱく質摂取が望ましいと考えられる．

続いて，成人の栄養摂取状況を見ていく．20歳以上の食塩摂取量の平均値は9.9g/日で，男女ともにこの10年減少傾向にあるものの，「食事摂取基準（2020年版）」の目標量をオーバーしており，さらなる減塩への取り組みが必須である．ちなみに，高血圧の重症化予防を目的とする場合の目標値は，６g/日未満である（高血圧治療ガイドライン）．減塩とともに，野菜の摂取は高血圧を含む循環器系疾患の予防に寄与するとして，1日350gが目標量とされている（健康日本21）．しかし，成人の平均摂取量は約280gで，男女とも，特に20～30代で不足している．20代の男女は朝食の欠食率も高く，やせの割合や野菜不足と合わせて，若い世代の栄養不良が懸念される．

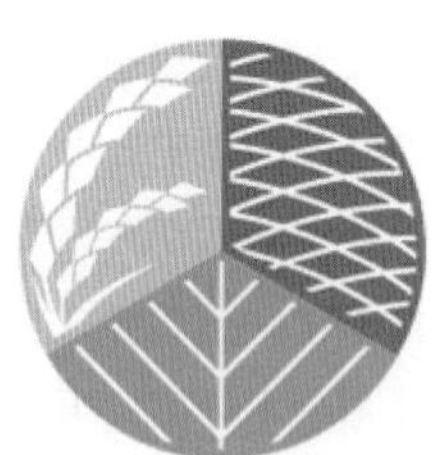

黄「主食」，赤「主菜」，緑「副菜」のバランスのとれた「健康な食事」を推奨するマーク（厚生労働省）

食事摂取基準 2020

たんぱく質の目標量
65歳以上男女：15～20%エネルギー
※2015年参考値
70歳以上男女：13～20%エネルギー

食塩の目標量
18歳以上男性：7.5未満g/日
18歳以上女性：6.5未満g/日
（➡p.214・222資料①を参照）

4 食の安全・安心を守る取り組み

社会状況が目まぐるしく変わる中，栄養状態の問題だけでなく，食環境やライフスタイルの変化，健康志向の高まりに伴う健康情報の氾濫，健康食品（あるいは特定の栄養素）の過剰摂取など，食を取り巻く多くの問題が出てきた．これらを次世代に残さないためにも，食の安全・安心を守るさまざまな活動や取り組みがなされている．

1 食育の推進

2005（平成17）年，「食育*に関する施策を総合的かつ計画的に推進し，現在および将来にわたる健康で文化的な国民の生活と豊かで活力のある社会の実現に寄与する」ことを目的として，**食育基本法**が制定された．「第４次食育推

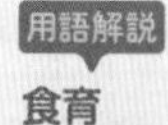

*

食育

健康で豊かな食生活や食習慣を送る力（料理する力，おいしい味がわかる力など）を育てるとともに，地域の食材やその生産・流通に関わる人たちを知り，食べ物の大切さやそれを育む自然のすばらしさを学ぶこと．

進基本計画」では，2021（令和3）年から2025（令和7）年までの5年間について，3つの重点的事項を掲げている．

①生涯を通じた心身の健康を支える食育の推進

②持続可能な食を支える食育の推進

③「新たな日常」やデジタル化に対応した食育の推進

a 共食と孤食

平成29年度「食育白書」（農林水産省編）によると，食卓を囲み食事をする「共食」の頻度が高い人は，一人で食事をする「孤食」の人に比べ，食生活が良好で食事バランスがよい傾向にあると報告されている．しかし「孤食」の頻度は増加傾向にあり，その背景には，単身者や夫婦のみ世帯，一人親世帯，高齢者の一人暮らしの割合の増加がある．したがって「孤食」を全世代が抱える課題ととらえ，家庭や学校・保育所に加え，地域社会と連携した食育の推進が求められ，子ども食堂や，幅広い世代を対象としたコミュニティの形成，生産者と連携した地産地消*活動，伝統的な食文化を継承するスローフード*運動などの取り組みが行われている．

2 食品の安全

20世紀終盤から，食の安全を脅かす問題－O157（腸管出血性大腸菌の一つ）やノロウイルス，黄色ブドウ球菌などによる集団食中毒（表3.1-1），牛海綿状脳症（BSE）や鳥インフルエンザ，口蹄疫や，豚流行性下痢，豚コレラなどの家畜の伝染性疾病の発生や蔓延（表3.1-2），食品の農薬汚染や化学物質混入，福島第一原子力発電所事故による放射性物質，食品表示の偽装問題など－が噴出した．2001年のBSEの発生をきっかけに，食品の安全性を科学的見地から評価して対策を行う重要性が再認識され，2003（平成15）年，**食品安全基本法**が制定された．「食品の安全性の確保に関するあらゆる措置は，国民の健康の保護が最も重要であるという基本的認識の下に講じられなければならない」との理念の下，食品の安全は図3.1-3の仕組の下で守られている．

表3.1-1 食中毒：O157およびノロウイルスの特徴

O157	• 1996（平成8）年の集団食中毒で広く知られた． • 腸管出血性大腸菌の一つ．感染力や毒性が強く，1996年「指定伝染病」に．潜伏期間（平均4～8日間）が長いため，発症してからでは原因食品の特定が難しい． • 健康な成人では，無症状や単なる下痢で終わる場合もあるが，乳幼児や小児，高齢者などでは「溶血性尿毒症症候群（HUS）」を引き起こし，重症の場合は死に至ることもある． • 汚染食品（牛肉やその加工品，サラダ，白菜漬け，井戸水等）からの感染と，患者からの二次感染がある．菌は加熱や消毒処理に弱い．
ノロウイルス	• 近年，発生事件数・患者数とも非常に多く，秋から春先にかけての集団感染が多い． • 手指や食品などを介して経口感染する．潜伏期間は1～2日で，一般的には数日で軽快するが，症状が回復しても数日はノロウイルスを排出するため，手洗いの徹底等，感染防止に努める． • ノロウイルスの失活化には，エタノールや逆性石けんはあまり効果がなく，塩素系消毒液（0.02％次亜塩素酸ナトリウム）や加熱（85℃以上1分以上）が有効．

用語解説*

地産地消

「地場生産—地場消費」を略した言葉で，地元でとれた生産物を地元で消費すること．消費者と生産者の相互の連携を促進する，いわゆる顔の見える関係づくりの一環で，食材の旬や産地，郷土食や行事食などを見直すきっかけとなり，食育にもつながる．

用語解説*

スローフード

食の簡便化を意味する「ファストフード」に対して名付けられた．この運動はイタリアから始まり，三つの活動指針を挙げている．①消えつつある郷土料理や質の高い少生産の食品を守る．②質の高い素材を提供してくれる少生産者を守る．③子どもたちを含めた消費者全体に，味の教育を進める．

コンテンツが視聴できます（p.2参照）

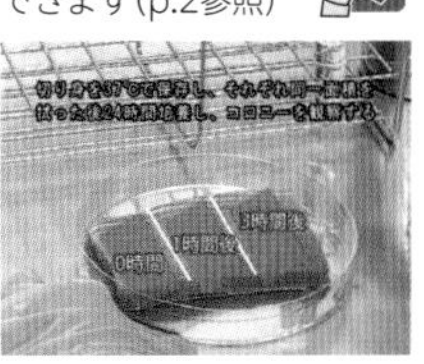

●細菌性食中毒の予防〈動画〉

plus α

患者数が多い食中毒

ノロウイルス（生カキ，保菌者など），サルモネラ属菌（食肉，保菌者など），カンピロバクター（鶏肉など）など．

表3.1-2　代表的な家畜伝染病

牛海綿状脳症(BSE)	• 1986年英国で初めて発見された．BSE感染牛の脳の組織がスポンジ状になることから名付けられた． • 日本では2001（平成13）年初めて感染牛1頭が確認された． • 新変異型クロイツフェルト・ヤコブ病（vCJD）の発病との関連が疑われているが，発病の確率は極めて低いとされている． • ヒトからヒトへの二次感染はないと考えられている．
鳥インフルエンザ	• 日本では，2004（平成16）年に山口県の養鶏場で感染した鶏が確認された． • ヒトへの感染は，病鳥と近距離で接触，病鳥の内臓や排泄物に接触した場合が多い．
豚コレラ	• 日本では2018（平成30）年，岐阜県の養豚農場で感染豚を確認．その後，岐阜県外の養豚農場の豚や野生猪からも陽性事例が確認されている． • 農林水産省は，ヒトに感染することはなく，感染豚の肉が市場に出回ることはないとしている．

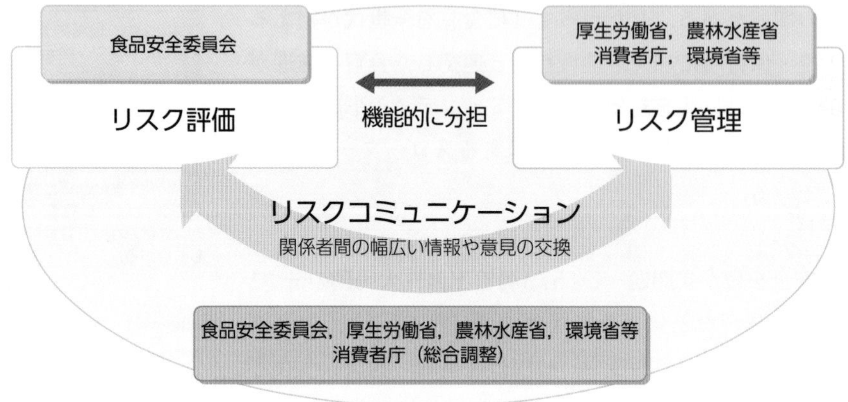

リスク評価：食品中に含まれる危害要因を摂取することにより，どのくらいの確率でどの程度ヒトの健康への悪影響が起きるかを科学的に評価すること．
リスク管理：リスク評価の結果を踏まえて，関係者と協議しながら，実行可能性や費用対効果等の事情を踏まえた上で，リスクを低減するための科学的に妥当で適切な措置（規格や基準の設定等）を実施すること．
リスクコミュニケーション：食品の安全性を向上させるリスク評価やリスク管理について，行政機関，消費者，生産者，食品事業者との間で，それぞれの立場から情報の共有や意見を交換すること．

消費者庁HPより．

図3.1-3　食品の安全を守る仕組み（リスクアナリシス）

a 食品表示

2015（平成27）年，食品の表示に関する包括的かつ一元的な制度として**食品表示法**が制定され，消費者等に販売するすべての商品（生鮮食品，加工食品等）に対し，次のような食品表示が義務付けられた．

❶栄養成分の表示　すべての加工食品に，五つの栄養成分〔熱量（エネルギー），たんぱく質，脂質，炭水化物，ナトリウム（食塩相当量に換算）〕の表示を義務化．

❷アレルギー表示　近年，乳幼児から成人に至るまで特定の食物が原因でアレルギー症状，重篤なアナフィラキシーショックを起こす人が増加していることから健康被害を防止するため，容器包装された加工食品にアレルゲンとなる特定原材料の表示を義務化．

消費者として知っておきたい食品表示を表3.1-3にまとめる．

plus α　細菌性食中毒

腸管出血性大腸菌（特に牛の生肉，レバー，汚染を受けた食品など）やボツリヌス菌（いずし，缶詰等），黄色ブドウ球菌（おにぎり等）などは，感染すると重症化し，命に関わることもある．

plus α　食中毒予防の原則

調理者の健康状態の管理，調理場・調理器具等の定期的な消毒・清掃，調理前の手洗い，まな板・包丁の生食用と加熱用との使い分け，食材や料理の低温保存，加熱は中心部75℃で1分以上，など．

plus α　食品中の放射性物質

自治体が測定し，検査結果はすべて厚生労働省がとりまとめて公表している．食品の放射性セシウムの基準値（放射性ストロンチウム，プルトニウムなどの影響を計算に含めた値）は，一般食品が100，乳児用食品が50，牛乳が50，飲料水が10（単位；ベクレル/kg）に定められた．シーベルトは放射線による人体への影響の大きさ，ベクレルは放射性物質が放射線を出す能力の強さを表す単位．

表3.1-3 食品の表示

原材料名	使用した重量の割合の高い順に，最も一般的な名称で表示
食品添加物	使用した重量の割合の高いものから順に，原材料の一部として，原則は物質名を表示する．甘味料，着色料，保存料等については，その用途名も併記する．
消費期限 賞味期限	• 品質が急速に劣化する食品（生肉，鮮魚など）は「消費期限」，比較的傷みにくい食品（加工食品など）は「賞味期限」を表示 • 期限が３カ月以内のものは「年月日」，３カ月を超えるものは「年月」で表示 • 未開封で，表示されている保存方法で保存した場合の期限であることに注意
アレルゲン	• 義務（7品目）：卵，乳，小麦，えび，かに，落花生，そば • 推奨（21品目）：アーモンド，あわび，いか，いくら，オレンジ，カシューナッツ，キウイフルーツ，牛肉，くるみ，ごま，さけ，さば，大豆，鶏肉，バナナ，豚肉，まつたけ，もも，やまいも，りんご，ゼラチン
L-フェニルアラニン化合物	アスパルテーム（アスパラギン酸とフェニルアラニンの２種類のアミノ酸の合成甘味料）を，食品に使用する場合は「L-フェニルアラニン化合物を含む」等と表示する（フェニルケトン尿症患者への情報提供目的）．
遺伝子組換え食品	• 大豆，とうもろこしなどの遺伝子組換え農産物およびその加工食品については「遺伝子組換え」，「遺伝子組換え不分別」等の表示が義務付けられている． • 「遺伝子組換えでない」は任意表示
栄養強調表示	• 健康の保持増進に関わる栄養成分の強調表示（高○○，○○含有，低○○，○○30%強化，○○ハーフ，無○○，等）は，基準を満たした食品のみ表示できる． • 特に「糖類無添加」，「砂糖不使用」，「食塩無添加」などの強調表示は，いかなる糖類（ショ糖やブドウ糖などの単糖類・二糖類の総称，1g4kcalである）もナトリウム塩（食塩，グルタミン酸ナトリウム：MSGなど）も添加していないことが条件

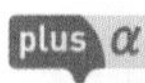

いわゆる健康食品

健康食品は，特定の機能表示ができる保健機能食品（➡p.67参照）と，表示できない「いわゆる健康食品・サプリメント」に分けられる．後者では，ハーブやプロポリス，プラセンタなどが広く市場に出回っているが，必ずしも安全とは限らず，確認が必要である．
参考：国立健康・栄養研究所．「健康食品」の安全性・有効性情報．https://hfnet.nibiohn.go.jp/,（参照2023-11-10）．

3 日常生活と栄養

引用・参考文献

1) 丸山務ほか．新調理師養成教育全書第4巻：調理理論と食文化概論．第3版，全国調理師養成施設協会，2019．
2) 熊倉功夫．「食」その伝統と未来—食の文化シンポジウム2009．ドメス出版，2010．
3) 石毛直道．地球時代の食の文化：食の文化シンポジウム'82．平凡社，1982．
4) 喜多野宣子ほか．食べ物と健康Ⅱ．第二版，化学同人，2018．
5) 香川明夫．七訂食品成分表2019．女子栄養大学出版部，2019．

参考Webサイト

1) 食の安全・安心財団．外食率と食の外部化率の推移．http://www.anan-zaidan.or.jp/data/index.html,（参照2023-11-10）．
2) 厚生労働省．令和元年「国民健康・栄養調査結果の概要」https://www.mhlw.go.jp/stf/newpage_14156.html,（参照2023-11-10）．
3) 厚生労働省．健康日本21（第二次）．https://www.mhlw.go.jp/stf/seisakunitsuite/bunya/kenkou_iryou/kenkou/kenkounippon21.html,（参照2023-11-10）．
4) 農林水産省．食育の推進．http://www.maff.go.jp/j/syokuiku/,（参照2023-11-10）．
5) 農林水産省．平成29年度食育白書．http://www.maff.go.jp/j/syokuiku/wpaper/h29_index.html,（参照2023-11-10）．
6) 消費者庁．食品安全に関する総合情報サイト．https://www.caa.go.jp/policies/policy/consumer_safety/food_safety/food_safety_portal/,（参照2023-11-10）．
7) 厚生労働省．食品 各施策情報（食中毒，食品添加物，健康食品，放射性物質，BSE）．https://www.mhlw.go.jp/stf/seisakunitsuite /bunya/kenkou_iryou/shokuhin/index.html,（参照2023-11-10）．
8) 東京都福祉保健局．食品衛生の窓．http://www.fukushihoken. metro.tokyo.jp/shokuhin/,（参照2023-11-10）．
9) 農林水産省．消費・安全．http://www.maff.go.jp/j/syouan/index.html,（参照2023-11-10）．
10) 国立健康・栄養研究所．「健康食品」の安全性・有効性情報．https://hfnet.nibiohn.go.jp/,（参照2023-11-10）．
11) 内閣府．食品安全委員会．https://www.fsc.go.jp/ ,（参照2023-11-10）．

2 運動と栄養

運動でエネルギーを消費すれば，安静時よりもそれだけ多くのエネルギーを摂取しなければならない．エネルギー消費量の増加に伴い，エネルギー産生に関与するビタミンの必要量も増加する．また，運動で消耗する体たんぱくを修復し筋肉を増大させるには，たんぱく質の十分な摂取が必要である．さらに身体づくりや生体機能の調節のために必要なミネラル，ビタミンも要求量が増加する．発汗量が増加することから，水分とミネラルも補給しなければならない．

ただし，日常の運動量が不足している人が軽い運動や短時間の運動を実施する場合は，エネルギーをはじめとする各栄養素の増加は不要な場合もあるので，対象や状況に合わせて考慮する．

1 運動とエネルギー源としての栄養素

1 摂取エネルギー量

運動で増加した消費エネルギー量に見合った摂取エネルギー量の付加が必要となる．ほぼ毎日3時間以上の激しいトレーニングをしている場合には，体重1kg当たり50～70kcal/日必要とされている．一般のトレーニングでは男性60kcal/日，女性50kcal/日，長距離や長時間トレーニングの場合は男性70kcal/日，女性60kcal/日が目安になる．しかし，エネルギーの過剰摂取も問題があるので，毎日体重と体脂肪率のチェックを行い，摂取エネルギー量を調節していく．

➡ 物質代謝とエネルギーについては，ナーシング・グラフィカ『臨床生化学』を参照.

2 エネルギー源

エネルギー供給機構には大きく分けて，酸素を必要としない**無酸素性エネルギー供給機構**と，酸素を必要とする**有酸素性エネルギー供給機構**がある（図3.2-1）．相対的運動強度が高く運動時間が短い瞬発的な運動（重量挙げや短距離走などの無酸素性の運動）では，エネルギー供給を無酸素性のエネルギー供給機構に依存する．一方，運動強度が低～中等度で，呼吸に余裕があり持続的な運動（長距離走や歩行，ゆっくりとした水泳，エアロビクスダンスなどの有酸素性の運動）では，有酸素性エネルギー供給機構に依存する．

無酸素性エネルギー供給機構

①クレアチンリン酸を分解してできたエネルギーとADPから産生する.

ATP-CP系（非乳酸性エネルギー供給機構）

②グリコーゲンやグルコースを分解する無酸素性過程で産生する.

解糖系（乳酸性エネルギー供給機構）

有酸素性エネルギー供給機構

③ ②に引き続いて有酸素条件で進む過程で産生する.

TCA回路，電子伝達系（有酸素性エネルギー供給機構）

ATP：アデノシン三リン酸
ADP：アデノシン二リン酸
CP：クレアチンリン酸
TCA回路：クエン酸回路

図3.2-1 エネルギー供給機構（体内でATPを産生する方法）

a エネルギーの枯渇と回復

運動時に問題となるエネルギーの枯渇とは，主にグリコーゲンの枯渇である．なぜなら，酸素の供給が不十分であっても利用できるのは炭水化物（糖質）であり，脂質やたんぱく質がエネルギーとして十分利用されるためには有酸素条件下でなければならないからである．また脂質やたんぱく質は，炭水化物の代謝経路に合流する形で代謝されるので，炭水化物からのエネルギー産生過程は重要である（図3.2-2，図3.2-3）．

筋グリコーゲンが不足すると筋へのエネルギー供給が不足し，筋収縮が困難になり疲労困憊（こんぱい）に至る．また，肝臓ではグリコーゲンからグルコースへの代謝が可能なので，血糖調節へのグルコース動員には肝グリコーゲンが使われる．このため，肝グリコーゲンが枯渇すると血中グルコース（血糖）が低下し，筋へのグルコースの供給が不足するだけでなく，脳へのエネルギー供給が不足し，集中力や判断力が低下する．いずれの理由からもグリコーゲンの枯渇は，運動の安全な継続を不可能にする．

このようなエネルギーの枯渇を予防，回復させるには，日常の食事で炭水化物の摂取エネルギー比率（PFC比のC比）を55～70％になるようにし，炭水化物の摂取量では成人男性で体重1kg当たり7.0～8.0g/日，成人女性で6.0～7.0g/日にするのが望ましい．運動後はなるべく速やかに炭水化物とたんぱく質を摂取すると，インスリンの分泌を刺激してグリコーゲンの合成を高める．糖質を体重1kg当たり1g，たんぱく質を糖質：たんぱく質＝3：1の比率で摂ると，グリコーゲンの回復が促進する．

短時間（4時間以内）での回復を目指す場合，運動後速やかに摂取する糖質の目安量は1～1.2g/kg体重/時間で，単糖類や二糖類の摂取が有効である．

plus α
PFC比
エネルギー産生栄養素バランス．
- たんぱく質（protein）
- 脂質（fat）
- 炭水化物（carbohydrate）

の各エネルギーが1日の摂取エネルギーに占める割合のこと．

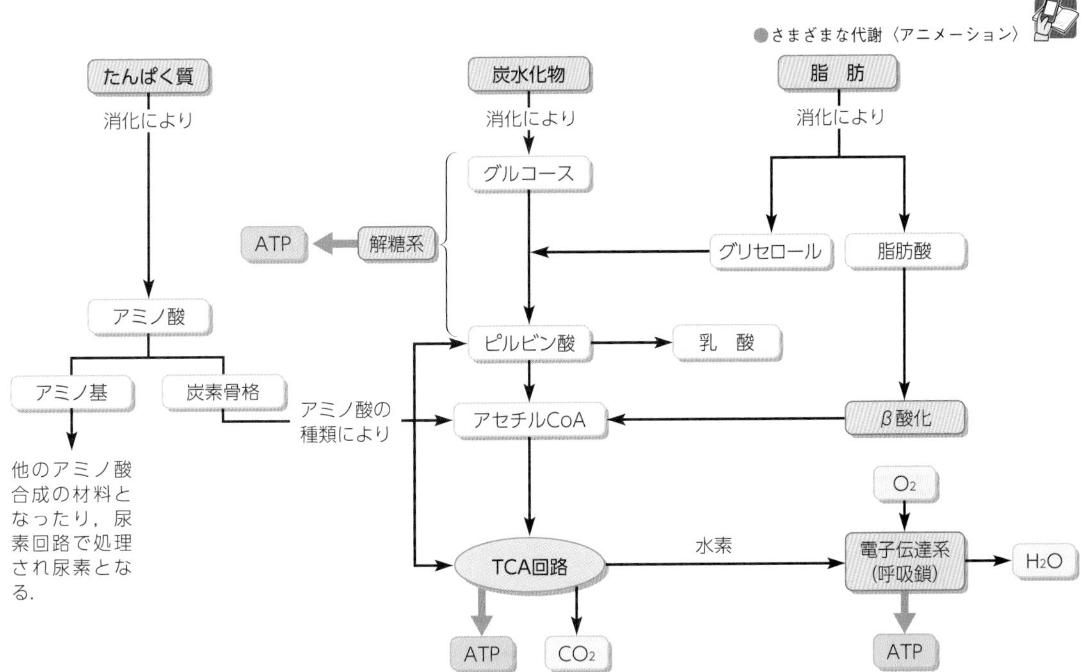

図3.2-2　エネルギー源としての三大栄養素の代謝

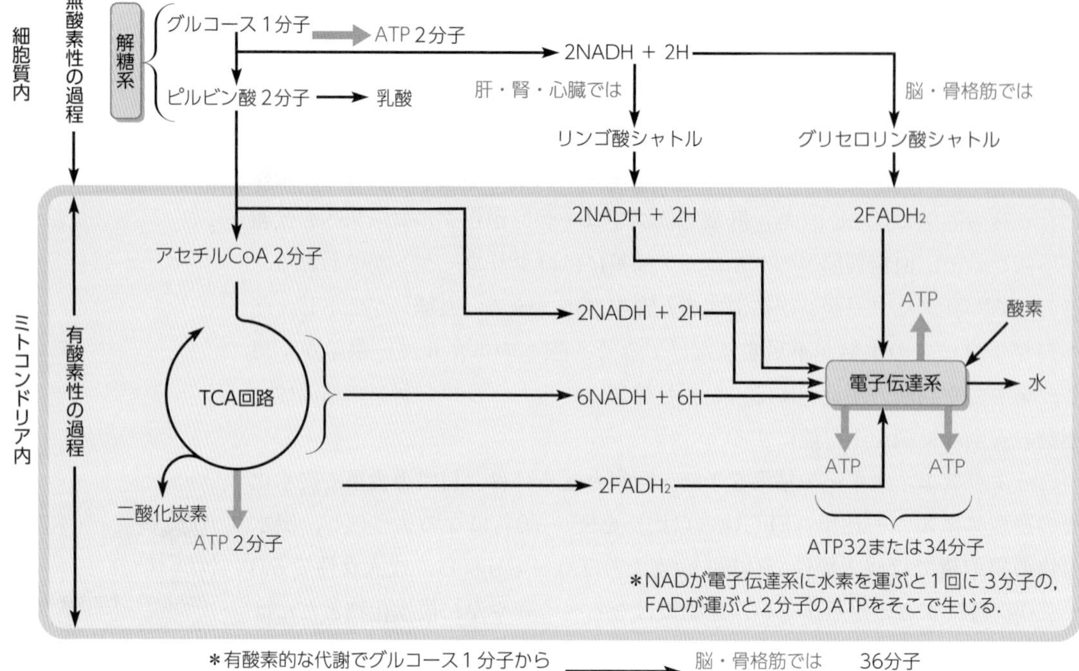

NADH：ニコチンアミドアデニンジヌクレオチドの還元型．主に脱水素酵素の補酵素として働く．
$FADH_2$：フラビンアデニンジヌクレオチドの還元型．脱水素酵素の補酵素として働く．

図3.2-3　炭水化物（糖質）の代謝によるATP産成

1日以上かけて回復させる場合は，運動の強度や時間により異なるが糖質5～12g/kg体重/日の摂取が必要となる．持久的種目の試合前には，前日までに体内にできるだけ多くのグリコーゲン量を貯蔵させるため，**グリコーゲンローディング**＊を実施することもある．

b 脂質の摂取

運動による消費エネルギーに見合ったエネルギーを摂取するために食事量が多くなり過ぎて食べにくいときには，糖質に比べて1g当たりのエネルギーが高い脂質の適切な摂取が，食事のかさを減らすのに役立つ．また，ステロイドホルモン，胆汁酸，細胞膜などの生成材料となるコレステロール，細胞膜の主な構成成分であるリン脂質，体内で合成できない必須脂肪酸など生体機能に影響を及ぼす栄養素の不足を起こさないためにも，減量時や試合前などを除けば，食事摂取基準の下限である20%は脂肪からエネルギーを摂取するのが望ましい．

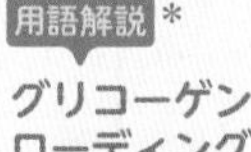

用語解説＊

グリコーゲンローディング

カーボローディングともいう．スポーツ選手などが，長時間パフォーマンスを発揮したいときに行う栄養摂取法．試合の一週間前から徐々にトレーニング量を減らし，食事は4日前まではPFC比15：25：60の通常食をとり，3日前から炭水化物70～80％の高糖質食に切り替える．

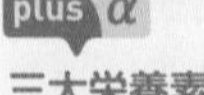

plus α

三大栄養素のエネルギー

脂質：9kcal/g
糖質：4kcal/g
たんぱく質：4kcal/g

2 エネルギー産生に関わる栄養素

水溶性ビタミンは，アデノシン三リン酸（ATP）の産生過程において補酵素として重要な働きをしている．特にビタミンB_1は補酵素チアミンピロリン

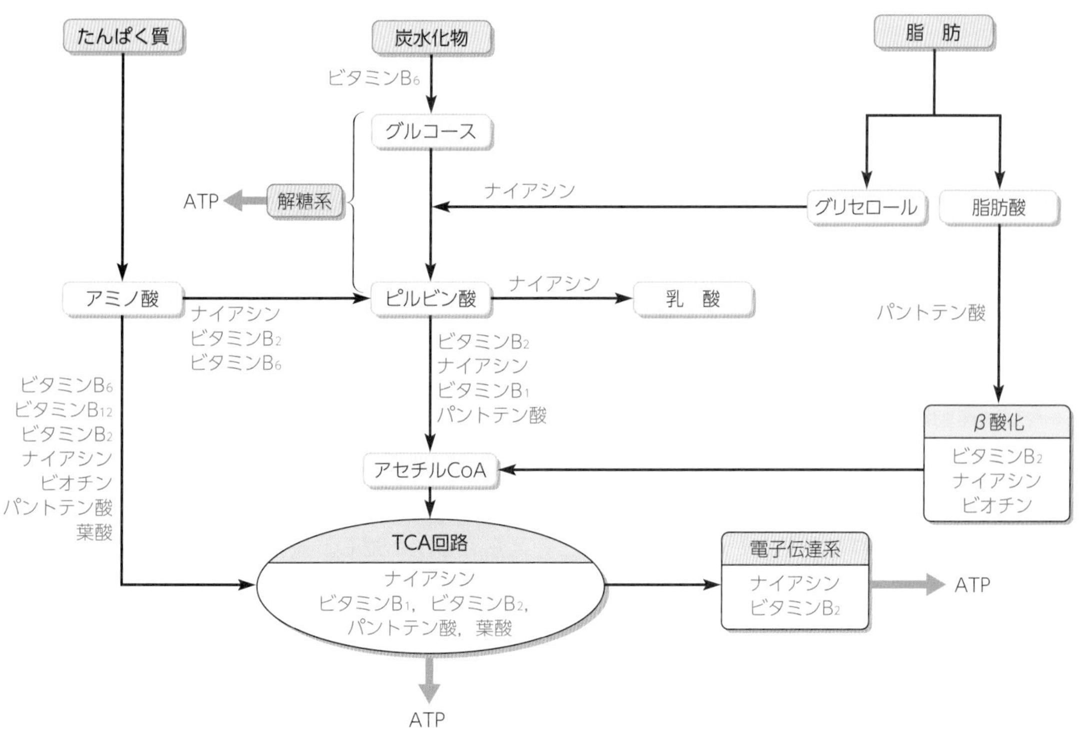

図3.2-4　エネルギー代謝における水溶性ビタミンの主な関与

酸（TPP）として解糖系で，ビタミンB_2は補酵素フラビンアデニンジヌクレオチド（FAD）としてTCA回路（トリカルボン酸回路，クエン酸回路）や電子伝達系で，ナイアシン*は補酵素ニコチンアミドアデニンジヌクレオチド（NAD^+）として解糖系，TCA回路，電子伝達系で重要な働きをする（図3.2-4）．つまり，ビタミンB_1は炭水化物の代謝に，ビタミンB_2，ナイアシンは炭水化物，脂質，たんぱく質の代謝に必要であり，エネルギー消費量が多いほど，これらのビタミンの必要量も増加する．運動選手ではビタミンB群は一般人の2倍以上必要となることが多い．

用語解説*
ナイアシン
動物性たんぱく質食品に含まれるほか，トリプトファンから生合成され，欠乏は起こりにくい．耐容上限量が定められており，過剰症に気をつける．

3 運動による身体づくりと栄養素

運動による筋の損傷・分解を修復し，筋をさらに肥大させるためには，トレーニングとともにたんぱく質の摂取が不可欠である．持久性の運動では体重1kg当たり1.2～1.4g/日，筋力トレーニングでは体重1kg当たり1.7～1.8g/日のたんぱく質摂取が勧められる．ただし，体重1kg当たり2.0g/日以上のたんぱく質を摂取しても筋たんぱくの合成が一層高まるわけではなく，逆に，過剰摂取は脂肪の蓄積や，アミノ酸の代謝増加による肝・腎臓への負担を増加させることになるので注意しなければならない．アミノ酸の代謝に必要なビタミンB_6や，体たんぱく質の約25%を占めるコラーゲンの合成に必要なビタミンCも不足しないように摂取する．

運動後は筋たんぱくの損傷・分解が刺激となり，たんぱく合成が高まっているので，速やかにたんぱく質と炭水化物を摂取するのが望ましい．エネルギー源としての炭水化物が不足していると，たんぱく質もエネルギー源に使われてしまうので，筋肉をつくるためにトレーニングをするときは，筋グリコーゲンが十分維持された状態で臨み，運動終了後もグリコーゲンの回復に不足のないよう，速やかに炭水化物を補う．

4 身体機能の調節に関わる栄養素

1 ビタミン

激しい運動時には，大量の酸素摂取や強度な筋収縮によって生じる炎症により**活性酸素**が発生し，不飽和脂肪酸や細胞膜成分，組織内の機能性たんぱく質などの酸化が起こる．その予防には**抗酸化作用**のあるビタミン（ビタミンC，ビタミンE，β-カロテンなど）の摂取が有効と考えられる．ただし，適正な摂取は勧められるが，大量摂取してもパフォーマンスがさらに向上するわけではないので過剰症に気をつける．

2 ミネラル

血清カルシウム濃度が低下すると，神経伝達のトラブルや筋収縮力の低下，筋肉と体液のカルシウムアンバランスによる筋けいれん，骨形成の低下による骨量の減少などの心配がある．運動選手のカルシウム摂取量は，発汗による損失や骨格の強化を考慮し，一般人の２倍程度必要と考えられている．

ヘモグロビンやミオグロビン，エネルギー産生に関わる酵素の成分として必要な鉄の必要量も，エネルギー消費量の増加に伴って増加する．また，鉄欠乏性貧血や，スポーツ活動によって赤血球が変化し壊れやすくなって起こる溶血性貧血*の予防・回復の手段として，たんぱく質，ビタミンC，ビタミンB_{12}，葉酸などとともに鉄を不足なく摂取することが大切である．

用語解説*
溶血性貧血
赤血球の寿命が極端に短縮された状態で起きる貧血．赤血球の異常による先天性のものと，感染・薬物・自己免疫などが関与する後天的なものがある．治療には副腎皮質ステロイド薬や免疫抑制薬，脾臓摘出などが行われる．多くは栄養食事療法の対象にはならない．

5 体温調節と栄養素

運動時には，筋活動の増加による熱産生量の増加と，アドレナリン分泌による代謝の亢進によって，体温が上昇する．それを調節するため，皮膚血流量の増加による熱放散と発汗による汗の蒸発で体温上昇を防ぐ．発汗による水分の喪失は運動強度や環境温度によって異なるが，激しい運動時には１時間に1.0～1.5Lにも達する．汗のミネラル組成は，発汗量や暑熱順化の程度によって異なるが，特にナトリウムについては個人差が大きく（食塩に換算して1g未満から10g程度まで），順化していない者ほど多くのナトリウムを失うことになる．カリウムは発汗１L当たり0.2～0.3g，カルシウムは１日で最大0.3g失われるといわれている．

1 運動中と運動後に補給すべきミネラル

多くのミネラルは，運動による一時的な喪失には体内の貯蔵動態からの動員によって対応できるが，ナトリウムとカリウムは，大量の発汗時には尿中排泄量の調節だけでは不十分になる．血漿ナトリウム濃度が低下しすぎると熱けいれんを，血漿カリウム濃度が低下しすぎると筋力低下などを起こすことがあるので，補給が必要である．

大量の発汗時に水だけを補給すると，**体液浸透圧**が低下するので口渇感は抑えられ，水がそれ以上飲めなくなる（**自発的脱水**）．さらに低下した浸透圧を元に戻そうとして尿量が増えるので，体液量は回復できなくなる．この状態で運動を継続すると体温調節機能がうまく働かず，さらに体温が上昇して熱障害の原因となる．

2 運動時の水分補給の考え方

運動の強度や時間，環境温度によっては，水分よりもエネルギーや塩分の補給を優先することがある．一般的に，暑い日や湿度の高い日の室内運動では，水分補給を優先するため飲料の濃度は薄目にし，比較的軽めの長時間運動や涼しい日の運動などでは，エネルギー補給できるように飲料の糖質を増やす．糖分を含んだ水分はグリコーゲンの枯渇を遅らせることになり，連日の疲労やスタミナ切れの軽減に役立つ．

運動前後の体重減少の度合から水分不足の程度を知ることができ，減少量の70～80％の飲水量を確保することが望ましい．発汗による体重減少が2％以上になると運動能力の低下が起こるが，口渇感に従って飲めば多少不足気味になるものの，たいていは2％以内の体重減少の範囲に収まることがわかっている．逆に過剰摂取も体液浸透圧や電解質組成に悪影響を及ぼすため，目安量を意識しすぎることなく，のどの渇きを感じる前にこまめに少しずつ水分をとるという意識が大切である．

6 リハビリテーションと栄養管理

1 運動選手のリハビリテーション時

けがや故障で練習に参加できない運動選手の栄養管理では，リハビリテーションの運動量や内容，その選手の可能な身体活動量など，個別に状況を把握して計画する必要がある．故障前に，かなりの減量や無理なエネルギー収支を続けてきた場合は，運動量が減少するだけで急激な体重増加がみられることもある．そのために選手が食べることを敬遠するようになると，必要な栄養素を摂取できずに回復が遅れるだけでなく，筋たんぱくが生命維持のエネルギーとして消費されるので，必要な筋肉量の維持も困難になる．逆に，焦りや慣れないリハビリのストレスによる過食や，身体活動量を上回るエネルギー摂取は，体脂肪量の増加や消化器系のトラブルを来し，心身の健康状態や復帰後のパフォーマンスに影響する．

エネルギーの過剰摂取に注意しつつも，積極的に摂りたい栄養素（コラーゲン，たんぱく質，ビタミンC，ビタミンB_6，カルシウム，鉄など）を含んだ補

plus α
競技前からの飲水

気温28℃までなら250mL，28℃以上なら500mLを目安に，競技の30分前には飲水を終了させる．競技中も28℃までなら500mL，28℃以上なら1,000mLを目安にして，発汗による体重減少の70～80％を補うことを目安に摂取する．

plus α
飲水量の目安

飲水量が十分かどうかは，尿の色や量からも推測できる．尿の色が濃く量が少ない場合は，水分の補給が必要で，薄い黄色で量も普通であれば，飲水量が足りている目安になる．

食，間食などで，楽しみも感じられる食事管理ができると回復の助けとなるであろう．素材や調理法で低脂肪にしたり，食事を分けて回数を増やし，空腹感を紛らわすなど工夫する．

2 療養中のリハビリテーション栄養

高齢者や障害者，および疾患後の回復期の患者におけるADLやQOL向上のためのリハビリテーションは，運動療法が取り入れられることがある．その際に適切な栄養指導は効果を高めるが，逆に不適切な栄養管理によって本来の疾病による機能低下をさらに悪化させ，複数器官あるいは身体全身の虚弱（フレイル）や，筋肉量および筋力の低下（サルコペニア）に陥ることもあり得る．そのため，障害者や高齢者のパフォーマンスを最大限発揮できるような栄養管理の重要性が認識され，これを**リハビリテーション栄養**＊（リハ栄養）と呼ぶようになった．リハ栄養は，**国際生活機能分類**（**ICF**）＊の枠組みを用いて，対象（患者）をアセスメントする（図3.2-5）．

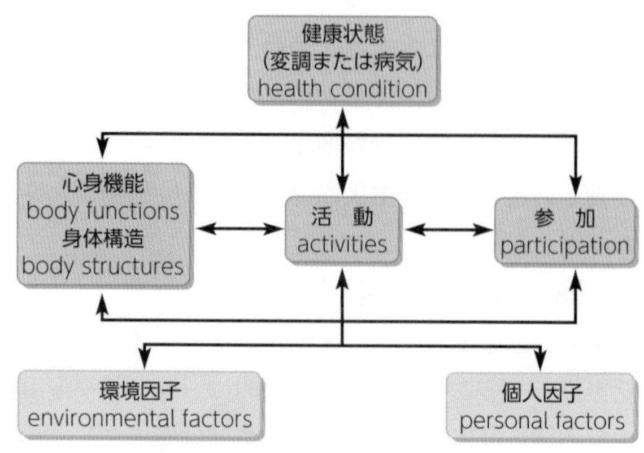

図3.2-5　国際生活機能分類（ICF）

➡ フレイル，サルコペニアについては，2章2節p.81，3章3節p.127参照．

用語解説＊

リハビリテーション栄養の定義

国際生活機能分類（ICF）による全人的評価と，栄養障害・サルコペニア・栄養摂取の過不足の有無と原因の評価，診断，ゴール設定を行った上で，障害者やフレイル高齢者の栄養状態・サルコペニア・栄養素摂取・フレイルを改善し，機能・活動・参加，QOLを最大限高める"リハから見た栄養管理""栄養から見たリハ"である．（日本リハビリテーション栄養学会）

高齢の入院患者の多くは，入院時にすでに低栄養状態で，ADLが低く，短期間の入院でも筋の萎縮や関節拘縮などを起こすリスクが高い．低栄養でのリハビリテーションはサルコペニアの原因になることもある．サルコペニアには，加齢のみが原因となる原発性サルコペニアと，活動・栄養・疾患が原因となる二次性サルコペニアがあり，さらに病院での不適切な安静や禁食・栄養管理，医原性疾患によるものを**医原性サルペコニア**という．医原性サルコペニアには，不適切な医療介入から運動療法，栄養管理まで多岐にわたる問題が関わっていて，単独の職種で解決することは難しい．医師，看護師，理学療法士，管理栄養士ら専門家チームによって，相互の情報共有・連携を図りながら，リハ栄養を実施することが望ましい．

7 健康寿命と栄養管理

日本は超高齢社会となり「人生100年」とも言われる．しかし，一方で生物学的寿命と健康寿命との差，すなわち自立が難しい状態での生活が続くことは快適な老後とはいえない．これからの高齢者のための栄養管理は，健康維持増進と健康寿命の延伸を目指すことになる．

65歳まではメタボリックシンドロームや生活習慣病予防を基本とした食生活，運動習慣を奨励し，後期高齢者である75歳からはフレイルの予防に重きを置いた栄養指導を中心に考えるのが望ましい．その間の10年は個人の状況により，どちらを優先するかは変わってくるが，生活習慣病のほとんどが不適

用語解説＊

国際生活機能分類（ICF）

International Classification of Functioning,Disability and Health．人間の生活機能と障害の新たな分類法として2001年，WHO総会にて採択．障害をマイナス面から分類するそれまでの国際障害分類（ICIDH）を改め，生活機能というプラス面からとらえた．

切な栄養摂取と運動不足に関係しているため，栄養管理と運動習慣の継続はどの年代にとっても欠かせない．

加齢に伴う筋肉量の減少や筋力の低下，骨や関節の疾患は，運動器の機能を低下させ，ロコモティブシンドローム*につながり，身体活動量の減少を招く．身体活動量の減少は全身的な健康維持に影響を及ぼし，二次的な疾患の原因ともなる．したがって，健康寿命の延伸には運動器の健康を保つことが不可欠で，サルコペニアや骨粗鬆症を予防することが重要である．

そのためには，骨の形成や筋たんぱく合成に必要な栄養素，すなわち，たんぱく質（アミノ酸），カルシウム，ビタミンDと，たんぱく代謝を助けるビタミンB_6，B_{12}，葉酸，ビオチン等の摂取が大切である．欧州臨床栄養代謝学会の報告や多くの研究結果からサルコペニアの予防には，1.2g/体重kg/日のたんぱく質摂取が勧められている．また「骨粗鬆症の予防と治療ガイドライン2015年版」によると，ビタミンDは400～800 IU（10～20μg）/日，カルシウムは食品から700～800mg/日，ビタミンKは200～300μg/日の摂取が推奨され，栄養素の摂取と運動を取り入れることによるサルコペニアの改善が報告されている．

高齢者の食事は，炭水化物中心のあっさりしたものに偏りがちなので，食傾向を確認して前述の栄養素に気を配りながら他の栄養素も過不足なく，バランスのよい食生活を継続する．同時に，レジスタンス運動*を取り入れることが大切である．

用語解説*

ロコモティブシンドローム

運動器の障害のために移動機能が低下した状態．加齢により進行し，運動器の健康を阻害し，要介護リスクを高める．遺伝的背景でリスクは変化するが，運動習慣のないこと，身体活動レベルが低いこと，不適切な栄養摂取で進行が加速する．

用語解説*

レジスタンス運動

筋肉に抵抗をかけるすなわち負荷をかけて，筋力の向上や筋量の増加を目指す筋力トレーニングのこと．負荷をかける方法としては自重やゴム製のチューブ，ダンベルなど様々な方法がある．

引用・参考文献

1) 骨粗鬆症の予防と治療ガイドライン作成委員会編．骨粗鬆症の予防と治療ガイドライン2015年版．ライフサイエンス出版，2015.
2) 若林秀隆，葛谷雅文編著．リハ栄養からアプローチするサルコペニアバイブル．日本医事新報社，2018.
3) 新井秀典．フレイルのみかた．中外医学社，2018.
4) 吉村芳弘，若林秀隆．臨床栄養別冊:リハビリテーション栄養UPDATE．医歯薬出版，2017.

3 人生各期における健康生活と栄養

1 乳幼児期

一般に，出生から15歳未満までの発育期にある子どもを小児と呼んでいる．小児期のうち，出生後１年間を乳児期，乳児期に続く５年間を幼児期，その後，小学校入学から卒業までを学童期という．また，出生から最初の４週（28日未満）を，特に新生児として区分する．

1 身体の変化とその特徴

|1| 新生児期・乳児期

出生後，新生児の体重は一時的に減少する．これは出生直後には母乳分泌が少ない上にまだ哺乳がうまくいかないこと，それに尿や胎便が排泄されるなどの理由によるもので，出生体重の５～10％の**生理的体重減少**がみられる．しかしその後，体重は急速に増加し，生後３カ月で出生時の約２倍に達する．その後は増加が比較的緩慢化するとはいえ，生後１年で約３倍になる．身長は，体重に比べ著しい増加は示さないものの，それでも１歳を迎えるころには約1.5倍に達する．

|2| 幼児期

乳児期に引き続き，成長・発達がみられる時期である．しかし乳児期のような旺盛(おうせい)な身体発育は緩慢となり，幼児期全期間を通じて，乳児期の１年間と同程度の発育である．乳児期は皮下脂肪の多い丸味のある体形であるのに比べ，幼児期は運動機能の発達に伴い，皮下脂肪は減少し筋肉質となる．さらに体重増加の割合に対して身長の伸び方がめざましいので，体形も細身になっていく．

2 食事摂取基準の特徴

|1| 新生児期・乳児期

新生児の栄養補給はすべて流動栄養である．消化吸収能力が不十分で，投与栄養の有効利用能力が低いため，栄養不足となりやすく，頻回の栄養摂取が必要である．

一般に，乳児の栄養（表3.3-1）は**母乳栄養・人工栄養・混合栄養**の乳汁による摂取を基本とする．５～６カ月になると**離乳食**が開始され，月齢とともにその占める割合が増大してくる．

a 母乳栄養

母乳は乳児と母親にとって最も自然な，そして最も理想的な栄養源である．母乳栄養の問題点としてビタミンＫが十分でない場合があり，まれに頭蓋内出血を起こすことがある．これは予防的に新生児にビタミンＫを投与することで，防ぐことができる．

表3.3-1　乳児の食事摂取基準

エネルギー・栄養素				月齢	0～5（月）		6～8（月）		9～11（月）	
				策定項目	男児	女児	男児	女児	男児	女児
エネルギー			(kcal/日)	推定エネルギー必要量	550	500	650	600	700	650
たんぱく質			(g/日)	目安量	10		15		25	
脂質		脂質	(% エネルギー)	目安量	50		40			
		飽和脂肪酸	(% エネルギー)	—	—		—			
		n-6 系脂肪酸	(g/日)	目安量	4		4			
		n-3 系脂肪酸	(g/日)	目安量	0.9		0.8			
炭水化物		炭水化物	(% エネルギー)	—	—		—			
		食物繊維	(g/日)	—	—		—			
ビタミン	脂溶性	ビタミンA	(μgRAE/日)＊1	目安量	300		400			
				耐容上限量	600		600			
		ビタミンD	(μg/日)	目安量	5.0		5.0			
				耐容上限量	25		25			
		ビタミンE	(mg/日)	目安量	3.0		4.0			
		ビタミンK	(μg/日)	目安量	4		7			
	水溶性	ビタミンB_1	(mg/日)	目安量	0.1		0.2			
		ビタミンB_2	(mg/日)	目安量	0.3		0.4			
		ナイアシン	(mgNE/日)＊2	目安量	2		3			
		ビタミンB_6	(mg/日)	目安量	0.2		0.3			
		ビタミンB_{12}	(μg/日)	目安量	0.4		0.5			
		葉酸	(μg/日)	目安量	40		60			
		パントテン酸	(mg/日)	目安量	4		5			
		ビオチン	(μg/日)	目安量	4		5			
		ビタミンC	(mg/日)	目安量	40		40			
ミネラル	多量	ナトリウム	(mg/日)	目安量	100		600			
		(食塩相当量)	(g/日)	目安量	0.3		1.5			
		カリウム	(mg/日)	目安量	400		700			
		カルシウム	(mg/日)	目安量	200		250			
		マグネシウム	(mg/日)	目安量	20		60			
		リン	(mg/日)	目安量	120		260			
	微量	鉄	(mg/日)＊3	目安量	0.5		—			
				推定平均必要量	—		3.5	3.5	3.5	3.5
				推奨量	—		5.0	4.5	5.0	4.5
		亜鉛	(mg/日)	目安量	2		3			
		銅	(mg/日)	目安量	0.3		0.3			
		マンガン	(mg/日)	目安量	0.01		0.5			
		ヨウ素	(μg/日)	目安量	100		130			
				耐容上限量	250		250			
		セレン	(μg/日)	目安量	15		15			
		クロム	(μg/日)	目安量	0.8		1.0			
		モリブデン	(μg/日)	目安量	2		3			

＊1　プロビタミンAカロテノイドを含まない．　＊2　0～5カ月児の目安量の単位はmg/日．
＊3　6～11カ月は一つの月齢区分として男女別に算定．

厚生労働省．日本人の食事摂取基準（2020年版）．

b 人工栄養

調乳*には，無菌操作法と終末殺菌法がある．無菌操作法とは，粉乳のように乳自体が衛生的に安全で殺菌の必要がない場合にとられる方法で，調製粉乳を用いて家庭で１回分ずつ行う．終末殺菌法とは，牛乳のように乳自体に殺菌の必要がある場合や，粉乳を用いて１日分，あるいは何回分かをまとめて調乳するときにとられる方法である．

> 用語解説*
> **調乳**
> 調製粉乳，各種特殊用途粉乳，特殊ミルクなどを，栄養や消化，衛生面において乳児に適するよう，一定の処方に従って配合調整すること．

c 離乳食

離乳食は，栄養補給を目的とするだけでなく，乳児の唾液やその他の消化液分泌量の増加，消化酵素活性の増強，生歯など消化機能の発達，さらには精神的な発達を促す目的ももっている．この時期に適切な離乳食を与えることは非常に大切である．ただし，果汁などの液体食は離乳食としては考えない．

d 食物アレルギー

離乳食でしばしば問題となるのが，**食物アレルギー***である．離乳食では，初めて乳汁以外のたんぱく質を摂るが，乳児では消化のしくみが十分に発達しておらず，たんぱく質の分解が不十分なまま吸収してしまうことになり，アレルギー反応が発生することがある．食物アレルギーが現れたときの対応としては，原因となる食物（アレルゲン*）を特定して，その食品を食べさせない（除去する）ことが基本である．しかし「念のため」「心配だから」といって，離乳食の開始を遅らせることで食物アレルギーの発症を予防できるというエビデンスはない．また，食物アレルギーの原因食物を「除去」したときは，その栄養を補う代わりの食品をとる必要がある．乳幼児期に発症する食物アレルギーの主な原因食物は，鶏卵，牛乳，小麦，大豆などが多い．年齢とともに耐性を獲得する傾向がみられる．

> 用語解説*
> **食物アレルギーの定義**
> 食物によって引き起こされる抗原特異的な免疫学的機序を介して，生体にとって不利益な症状が惹起（じゃっき）される現象（「食物アレルギー診療ガイドライン 2021」より）．

> 用語解説*
> **アレルゲン**
> 免疫反応が過敏（アレルギー）反応になるその原因物質（抗原）をアレルゲンと呼ぶ．

2 幼児期

幼児の栄養必要量は，成人と比べて身体が小さい割に多い（表3.3-2）．そのため多くの食品を摂取しなければならないが，消化器の容量機能が十分でないため，１日３回の食事だけで摂取するのは困難である．したがって，栄養補給のため１日１～２回の**間食**が必要である．間食は１日の総エネルギーの15％前後が適量である．

この時期は，自我意識の発達とともに，食べ物に対して好き嫌いの感情を強く示すようになる．軽度の好き嫌いであれば，発育に伴う一時的な現象として受け止めてもよいが，強度な**偏食***は栄養障害を引き起こすので注意しなければならない．幼児期はいろいろな食べ物を知り，味わうことを体験していく時期であるため，

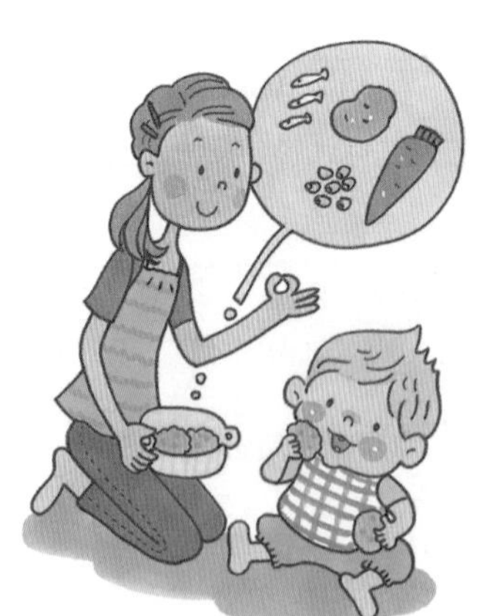

> plus α
> **間食とおやつ**
> おやつというと甘い菓子類を連想することが多いが，子どもにとってのおやつは間食であり，栄養補給源である．

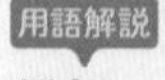

> 用語解説*
> **偏食**
> 厚生労働省の調査によると，最も嫌われているのは野菜であり，次いで肉，牛乳，乳製品，魚の順である．

表3.3-2　幼児期の食事摂取基準

性　別	推定エネルギー必要量（kcal/日）		たんぱく質推奨量（g/日）	脂質目標量（%エネルギー）
	男性	女性		
1～2（歳）	950	900	20	20～30*
3～5（歳）	1,300	1,250	25	

＊　必要なエネルギー量を確保した上でのバランス．範囲はおおむねの値を示したものであり，弾力的に運用すること．

厚生労働省．日本人の食事摂取基準（2020年版）．

好きな物ばかりではなく，形態・味付け・量・回数を工夫しながら，徐々に種類を増やしていく．

表3.3-3　月齢別授乳回数

月齢（カ月）	1日の授乳回数
0～	7～10
1～	6～7
2～	4～5

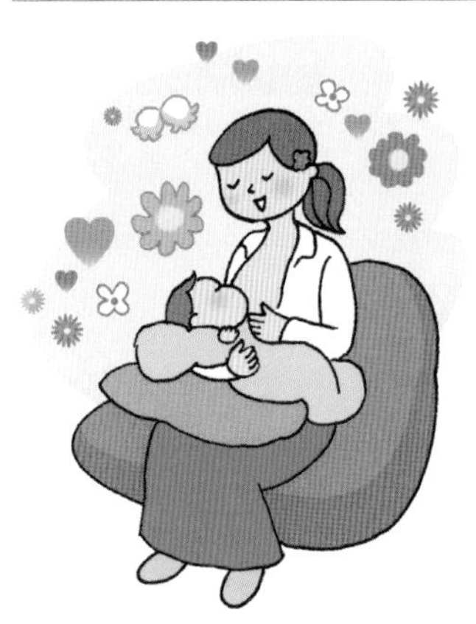

3 授乳・離乳の支援

a 授乳

人工栄養は牛乳から育児用調製粉乳へと移行した．育児用粉乳は改良が重ねられ，成分は母乳に近似したものに調製されているが，母乳栄養児は人工栄養児に比べ，各種の感染に罹患（りかん）しにくいという報告もあり，まず母乳を勧める．ただし，母子の健康等の理由から育児用ミルクを選択する場合は，十分な情報提供をした上で決定を尊重し，母親の心のケアに配慮する．表3.3-3は月齢別の授乳回数の目安であるが，授乳は回数よりも1日に飲む量を中心に考える．

b 離乳の進め方

離乳食は，単に体成分の維持と活動に必要な栄養補給だけでなく，発育に要する栄養量確保のため多くの食物を必要とする．そのため，未熟な消化・吸収機能の発達段階に応じた栄養法や消化しやすい食物の選択や加工などの配慮が必要である．

これまでいくつかの具体的な離乳の方法が示されている．

- 1958（昭和33）年　文部省科学研究費による研究成果として「離乳の基本案」
- 1980（昭和55）年　厚生省心身障害研究班より「離乳の基本」
- 1995（平成7）年　厚生省児童家庭局母子保健課長通知より「改定・離乳の基本」
- 2007（平成19）年　厚生労働省より「授乳・離乳の支援ガイド」
- 2019（令和元）年　厚生労働省より「授乳・離乳の支援ガイド（2019年改定版）」

厚生労働省の「**授乳・離乳の支援ガイド**」は，**離乳**について「成長に伴い，母乳または育児用ミルク等の乳汁だけでは不足してくるエネルギーや栄養素を補完するために，乳汁から幼児食に移行する過程をいい，その時に与えられる食事を離乳食という」と定義している．離乳は，乳汁を吸うことから食物を噛みつぶして飲み込むことへの摂食行動の発達・自立を促すものであるが，子ど

plus α

乳児用液体ミルク

2018（平成30）年，乳児用液体ミルクの国内での製造・販売が認可された．常温保存が可能で，調乳の手間がかからず，消毒した哺乳瓶に移し替えてすぐに飲むことができ，災害時の備えとしても活用できる．製品に記載の使用方法等を必ず確認のこと．

もそれぞれに個性があるため，食欲，成長・発達パターン，また環境の違いなどに考慮し，画一的な進め方にならないよう，個性に合わせて進めていくことが重要である．

表3.3-4は，「授乳・離乳の支援ガイド」にある「離乳の進め方の目安」である．離乳の進み具合，摂取量については個人差があるのは当然のことで，離乳食の進め方はあくまでも目安であり，子どもの食欲や成長・発達の状況に応じて食事の量を調整する必要がある．離乳食と母乳・育児用ミルクの回数については，同ガイド本文「離乳の支援方法」から抜粋し，参考値として添付した．

C 幼児食

幼児期の栄養の目標は，離乳完了後のまだ限定された食品や薄味で軟らかい食事形態から，次第に食品数や硬さを増すとともに，味付けも変え，成人食に近い食事の形態まで到達させることである．また，栄養必要量もエネルギー必

表3.3-4　離乳の進め方の目安*1

区　分			離乳の開始 →			→ 離乳の完了
月　齢			離乳初期 生後5～6カ月ごろ	離乳中期 生後7～8カ月ごろ	離乳後期 生後9～11カ月ごろ	離乳完了期 生後12～18カ月ごろ
食べ方の目安			•子どもの様子を見ながら1日1回1さじずつ始める． •母乳や育児用ミルクは飲みたいだけ与える．	•1日2回食で食事のリズムをつけていく． •いろいろな味や舌ざわりを楽しめるように食品の種類を増やしていく．	•食事のリズムを大切に，1日3回食に進めていく． •共食を通じて食の楽しい体験を積み重ねる．	•1日3回の食事のリズムを大切に，生活リズムを整える． •手づかみ食べにより，自分で食べる楽しみを増やす．
食事の目安	調理形態		なめらかにすりつぶす．	舌でつぶせる固さ	歯ぐきでつぶせる固さ	歯ぐきで噛める固さ
	1回当たりの目安量	Ⅰ 穀類 (g)	•つぶしがゆから始める． •すりつぶした野菜なども試してみる． •慣れてきたら，つぶした豆腐，白身魚，卵黄などを試してみる．	全がゆ50～80	全がゆ90～軟飯80	軟飯80～ごはん80
		Ⅱ 野菜・果物 (g)		20～30	30～40	40～50
		Ⅲ（いずれか一つ） 魚 (g)		10～15	15	15～20
		肉 (g)		10～15	15	15～20
		豆腐 (g)		30～40	45	50～55
		卵 (個)		卵黄1～全卵1/3	全卵1/2	全卵1/2～2/3
		乳製品 (g)		50～70	80	100
摂食機能の目安			口を閉じてとり込みや飲み込みができるようになる．	舌と上顎でつぶしていくことができるようになる．	歯茎でつぶすことができるようになる．	歯を使うようになる．
回数*2（目安）	離乳食		1回	2回	3回	3回，補食1～2回
	母乳		授乳のリズムに沿って子どもの欲するまま	子どもの欲するまま	子どもの欲するまま	離乳の進行および完了の状況に応じて与える．
	育児用ミルク			3回程度	2回程度	

Ⅰ：力や体温のもとになるもの．Ⅱ：身体の調子を整えるもの．Ⅲ：血や肉のもとになるもの．

＊1　あくまでも目安であり，子どもの食欲や成長・発達の状況に応じて調整する．＊2　回数は参考値として添付．

厚生労働省．「授乳・離乳の支援ガイド」．2019．一部改変．

要量，たんぱく質推奨量とも，成人に比べて体重1kg当たり約2.5～3倍であるので，栄養価の高い食品を選択するなど，量だけでなく質の面でも十分な配慮が必要である．1日の食事回数は，食事3回＋間食1～2回が望ましい．

4 先天性代謝異常の早期発見

先天性代謝異常症とは，体の中の特定の物質代謝が生まれながらにして正常に働かないために，放置するとやがて神経障害が現れたり，生命に関わるような障害が発生する恐れのある疾患の総称である．できるだけ早期に診断して，症状の出現を予防することが重要となる．新生児マススクリーニングは，生後数日の新生児の血液検査により，疾患の発症前に診断および早期の治療開始を目指すもので，1977（昭和52）年，代謝疾患を対象として（後に，内分泌疾患を追加）全国で開始された（表3.3-5）．2011（平成23）年には厚生労働省通知により，新しい検査方法（タンデムマス法*）が導入され，技術の進歩とともに対象疾患数は拡大している（表3.3-6）．これらのスクリーニング検査で陽性となった場合，食事療法が主な治療方法となり，**治療用特殊ミルク**（病態に応じて一定の栄養成分を制限・強化するなどしたもの）を使用する．

表3.3-5　新生児マススクリーニング対象疾患（従来）

アミノ酸代謝異常	フェニルケトン尿症 ホモシスチン尿症 メープルシロップ尿症
糖質代謝異常	ガラクトース血症
内分泌疾患	先天性甲状腺機能低下症（クレチン症） 先天性副腎過形成

用語解説*
タンデムマス法
タンデム質量分析計を用いることで，赤ちゃんの負担を増やすことなく，1回の計測で多種類のアミノ酸とアシルカルニチンを測定でき，これらの増減パターンから20数種類の疾患についてスクリーニングできる．

2 学童期

1 身体の変化とその特徴

学童期は，幼児期に続く小学校就学時を指し，成長期に区分される．学童期に入ったばかりの児童の身長や体重は，男女差が小さい．しかし，女子は9歳ごろから，男子は10歳ごろから成長が加速され，男女差が大きくなり，思春期の変化が始まる．

表3.3-6　タンデムマス法による新生児マススクリーニング検査の対象疾患

アミノ酸代謝異常	• フェニルケトン尿症 • ホモシスチン尿症 • アルギニノコハク酸尿症	• メープルシロップ尿症 • シトルリン血症1型
有機酸代謝異常	• メチルマロン酸血症 • イソ吉草酸血症 • ヒドロキシメチルグルタル酸血症 • 複合カルボキシラーゼ欠損症	• プロピオン酸血症 • メチルクロトニルグリシン尿症 • 酸血症1型
脂肪酸代謝異常	• 中鎖アシルCoA脱水素酵素（MCAD）欠損症 • 極長鎖アシルCoA脱水素酵素（VLCAD）欠損症 • 三頭酵素（TFP）／長鎖3-ヒドロキシアシルCoA脱水素酵素（LCHAD）欠損症 • カルニチンパルミトイルトランスフェラーゼ-1欠損症 • カルニチンパルミトイルトランスフェラーゼ-2欠損症	

従来の検査法による新生児マススクリーニング検査の対象疾病であって，タンデムマス法の対象とならない疾病については，引き続き，従来の検査法を用いる．

平成29年7月7日付雇児母発0707第2号　厚生労働省雇用均等・児童家庭局母子保健課長通知．

2 食事摂取基準の特徴

学童期の成長は個人差が大きいため，個人の身体発育・運動量に見合うエネルギーが必要である（表3.3-7）．食事摂取基準，推定エネルギー必要量は身体活動レベル別に異なるが，学童期においては身体を動かさないからといってレベルⅠを基準にするのではなく，積極的に身体を動かし，心身共に活発に生活することが望ましい．エネルギーの多寡については体重・身長などの変化をみるが，BMI（body mass index）による一律の基準ではなく，成長曲線を乳幼児期から学童期まで正しく追っていく．

➡ 身体活動レベルについては，p.64 表2.1-4参照．

3 望ましい食生活

学童期になると，幼児期と違い，自分で選んで食べるという行動をとるようになる．そのため，嗜好の変化から油を使った献立が増える可能性がある．総エネルギーに占める，脂質によるエネルギーの割合の管理はこの時期から重要になる．また，カルシウム・鉄についても食品でしっかり摂取できるように心掛ける（表3.3-7）．

学童期においては，まず食材の役割，栄養素の働きを知り，選んで食べる習慣を身につけることが健康管理上，必要である．「食事が身体をつくっている，守っている」ということを理解するため，「3つのグループ」などの食品仲間分けを知っておきたい．

2005（平成17）年，厚生労働省と農林水産省は「食生活指針」の具体的な行動指標として「食事バランスガイド」を策定した．1日に「何を」「どれだけ」食べればよいかをわかりやすくイラストで示したもので，料理を「つ（SV：serving）」という単位で数え，食生活チェックや子どもの食育に活用されている（図3.3-1）．

plus α

学童期の肥満

学童期の注意すべき問題として肥満がある．この時期の肥満は，高血圧，脂質異常症（高脂血症），糖尿病など生活習慣病の誘発要因となることがある．特にこの時期には，食事の大切さを自ら発見するような集団・個別指導が必要である．

➡ 3つのグループ（三色食品群）については，２章1節p.68 表2.1-6参照．

3 青年期

1 身体の変化とその特徴

この時期は男女の性差が明確に現れる時期で，身体的には生殖機能が完成する．また第二次性徴期と呼ばれ，身長は急激な伸びを示す．精神的，心理的にも子どもから大人へ移行する時期で，自己を確立し親から自立する過程で不安定な状態に陥りやすい．また食事も親の管理下からはずれ始める．

青年期には，ストレスによる**摂食障害**や食生活の偏りによる**肥満**，**思春期貧血**などの問題が起こることがある．

2 食事摂取基準の特徴

身体的成長に加え身体活動が大きいため，エネルギーの要求量が高くなる（表3.3-8）．また，体重の増加に対応して造血が活発になるので鉄の需要が増えるが，女子では月経による鉄の損失が始まる．骨形成が活発になり，カルシウムの蓄積量，吸収量は増大する．

表3.3-7　学童期の食事摂取基準

年齢（歳）	推定エネルギー必要量（kcal/日）						たんぱく質推奨量（g/日）		脂質目標量（％エネルギー）		カルシウム推奨量（mg/日）		鉄推奨量（mg/日）	
	男子 身体活動レベル			女子 身体活動レベル										
	Ⅰ（低い）	Ⅱ（ふつう）	Ⅲ（高い）	Ⅰ（低い）	Ⅱ（ふつう）	Ⅲ（高い）	男子	女子	男子	女子	男子	女子	男子	女子
6～7	1,350	1,550	1,750	1,250	1,450	1,650	30	30			600	550	5.5	5.5
8～9	1,600	1,850	2,100	1,500	1,700	1,900	40	40	20～30＊1		650	750	7.0	7.5
10～11	1,950	2,250	2,500	1,850	2,100	2,350	45	50			700	750	8.5	8.5 (12.0)＊2

＊1　範囲についてはおおむねの値を示したものであり，弾力的に運用すること．
＊2　（　　）内は月経ありの値である．
厚生労働省．日本人の食事摂取基準（2020年版）．

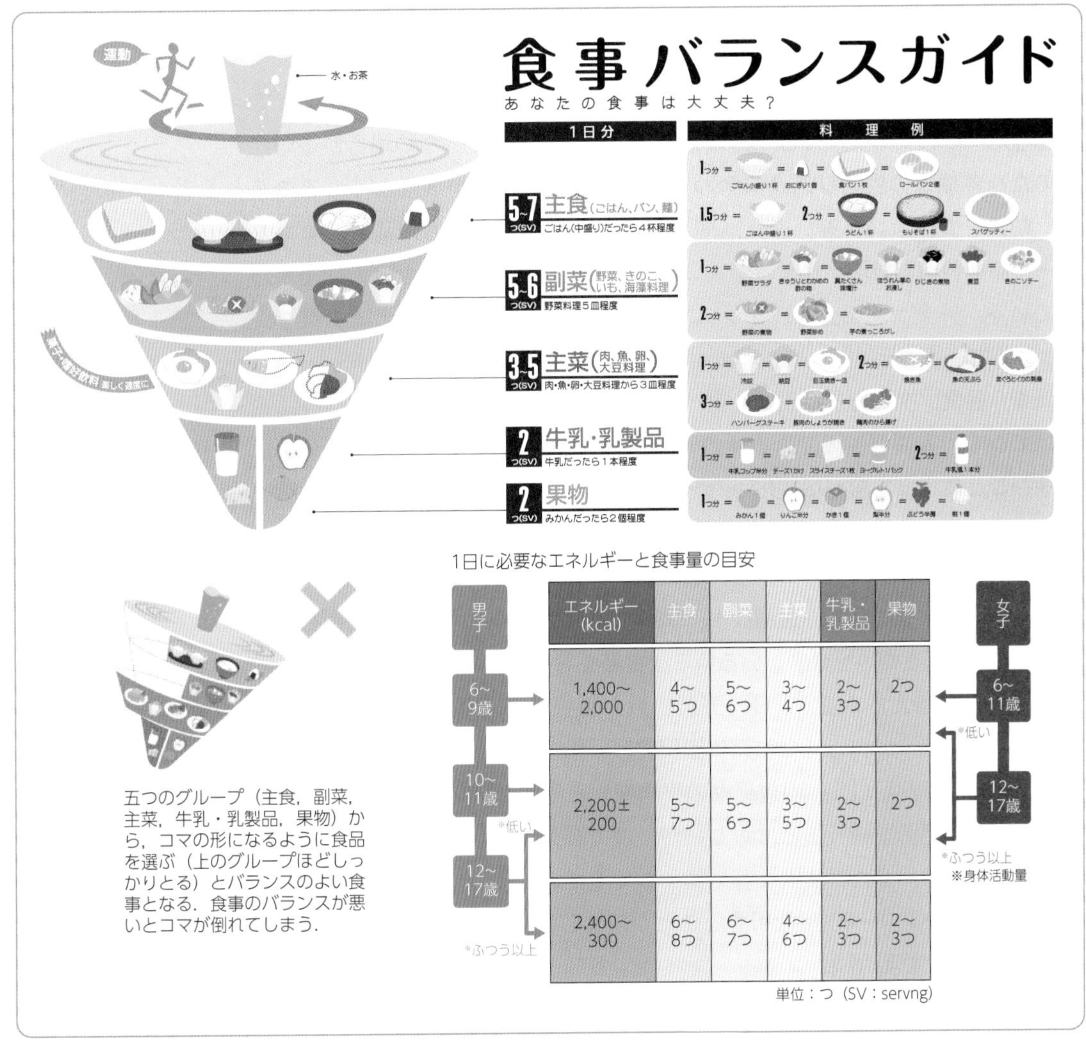

エネルギー（kcal）	主食	副菜	主菜	牛乳・乳製品	果物
1,400～2,000	4～5つ	5～6つ	3～4つ	2～3つ	2つ
2,200±200	5～7つ	5～6つ	3～5つ	2～3つ	2つ
2,400～300	6～8つ	6～7つ	4～6つ	2～3つ	2～3つ

図3.3-1　食事バランスガイド（厚生労働省・農林水産省 Webサイト）

表3.3-8　青年期の食事摂取基準

年齢（歳）	推定エネルギー必要量*1（kcal/日）						たんぱく質推奨量（g/日）		脂質目標量（%エネルギー）		カルシウム推奨量（mg/日）		鉄推奨量（mg/日）	
	男子			女子										
	身体活動レベル			身体活動レベル										
	Ⅰ*2（低い）	Ⅱ（ふつう）	Ⅲ（高い）	Ⅰ*2（低い）	Ⅱ（ふつう）	Ⅲ（高い）	男子	女子	男子	女子	男子	女子	男子	女子
12～14	2,300	2,600	2,900	2,150	2,400	2,700	60	55	20～30*3		1,000	800	10.0	8.5（12.0）*4
15～17	2,500	2,800	3,150	2,050	2,300	2,550	65	55			800	650	10.0	7.0（10.5）*4

＊1　活用に当たっては，食事摂取状況のアセスメント，体重およびBMIの把握を行い，エネルギーの過不足は体重の変化またはBMIを用いて評価する．
＊2　少ないエネルギー消費量に見合った少ないエネルギー摂取量を維持することになるため，健康の保持・増進の観点から身体活動量を増加させる．
＊3　範囲に関してはおおむねの値を示したものである．
＊4　（　）内は月経ありの値である．
厚生労働省．日本人の食事摂取基準（2020年版）．

3 望ましい食生活

近年の家族形態やライフスタイルの変化に伴い，中学生から高校生にかけての思春期に学校から帰っても十分な家庭料理が準備されていない場合が多い．そのため各個人の**生活リズム**に合わせて食事をとる機会が多くなり，その結果，朝食を食べない，遅い夕食，間食が増加するなど食生活が乱れ，エネルギーや脂肪の過剰摂取，ビタミン・ミネラル・食物繊維の不足などの問題が起きている．外食，加工食品，インスタント食品，嗜好飲料，スナック菓子，ファストフードなどが多くならないよう気をつけることが大切である．

朝食，昼食，夕食を規則正しく食べることは，単に栄養素を摂るということだけでなく，人間が備えている**体内時計***の形成に大切である．また食事をよく噛む（か）ことによって脳が活性化され学習意欲が出てくるので，健康的な生活を送るために朝食は大切にしたい．

また，ダイエットを行う中学生，高校生が増えている．成長期にダイエットを行うのは危険なことで，過剰なダイエットは体力や抵抗力を失い生命を落としかねない．好き嫌いをせず，いろいろな食品を適量食べることが基本である．

野菜嫌いも増えている．1日の野菜摂取の目標量が350g〔健康日本21（第三次）〕であるのに対し，「令和元年国民健康・栄養調査」によると1日の野菜摂取量は240g程度（15～19歳男女の平均値）と不足している．生野菜は容積が多いので不足分を補うことは難しいが，ゆで野菜にすれば容積が減るので容易に摂取できる．また，丈夫な骨や歯をつくるために，カルシウムは吸収率のよい牛乳を1日300～400g飲用することが望ましい．

用語解説＊

体内時計（biological clock）

動物は体内に時を刻む時計をもっている．大脳の視床下部に存在するのではないかと考えられ，ここから神経系やホルモン系に命令が伝えられ，生体内に一定のリズムが形成されている．この体内時計は，24時間を1日として時を刻んでいるのではなく，24±4時間とかなり幅のある設定にしてあり，ややいい加減な時計で，明暗，温度，湿度，気圧そして食事時間などが影響を与え，その人の固有のリズムをつくり上げている．
（食糧庁．ごはんでイキイキ健康ライフ．1992.）

4 食生活と栄養障害

a 思春期貧血

女性でよくみられるのは**鉄欠乏性貧血**である．偏食や食欲不振で起こるが，女性では急速な身体発育に月経による血液の喪失が加わり，正しい食生活をしていると思っていても貧血になることがある．エネルギー，たんぱく質，ミネラル（特に鉄分や銅など），ビタミン（特にビタミンC）が不足しないよう，食事をしっかり食べることが大切である．

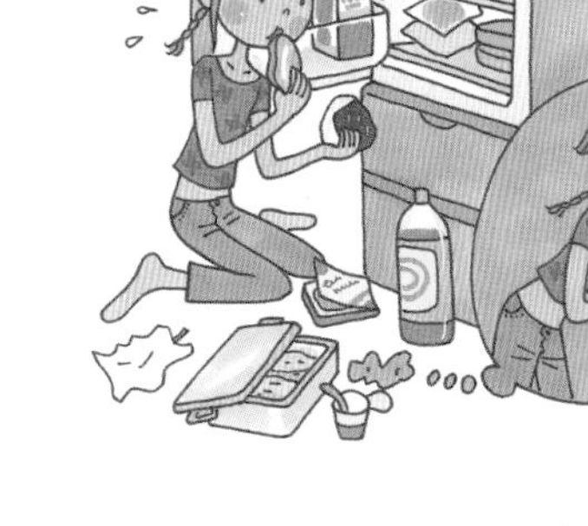

b 摂食障害

神経性食欲不振症（**拒食症**）と**神経性大食症**（**過食症**）がある．思春期のやせ願望が肥満に対する恐怖となり，これが病的に進むと摂食障害となる．症状は節食，不食，過食，隠れ食い，嘔吐などがあり，思春期の女性に多い．都市部に多く，また心因性である場合が多いことから，**情緒不安定**や**自立困難**，**認知・知能障害**，**家族間の心理的葛藤**(かっとう)などの原因が挙げられる．

plus α

神経性食欲不振症の診断基準

①標準体重の－20％以上のやせ
②食行動の異常（不食，過食，隠れ食いなど）
③体重や体型についてのゆがんだ認識（体重増加に対する極端な恐怖など）
④発症年齢が30歳以下
⑤女性ならば無月経
⑥やせの原因と考えられる器質性疾患がない
（1990年厚生省特定疾患神経性食欲不振症調査研究班）

4 成人期

1 身体の変化とその特徴

成人期は成熟期であり，一生の中で最も充実した時期である．しかし，加齢に伴い**神経伝達速度**，**基礎代謝率**，**細胞内水分量**，**肺活量**など生体の機能が低下してくるため，徐々に適応力・予備力は低下する．

40歳を過ぎていわゆる中年期になると，体重の40～45％を占める骨格筋の減少が目立ってくる．女性の場合は40代半ばになると更年期を迎え，エストロゲンが減少し，骨量も減少する．

2 食事摂取基準の特徴

推定エネルギー必要量は30～49歳をピークに減少する（表3.3-9）．

40歳以降では，潜在性の**栄養過剰状態**，**悪い食習慣**（朝食の欠食，遅い夕食，早食い，ながら食い），飲酒や喫煙などによる**生活習慣病**〔がん，循環器疾患，糖尿病およびCOPD（慢性閉塞性肺疾患）〕が増加している〔健康日本21（第二次）〕．

3 望ましい食生活

①適正体重を維持するような食生活を心掛けることが大切である．適正体重の目安として**BMI**（**体格指数**）を使用する（➡p.47，72参照）．BMI 22は最も有病率が低いことから，望ましい体重とされている．肥満になると，生活習慣病をはじめさまざまな病気（脂肪肝，胆石症，睡眠時無呼吸症候群，変形性関節症など）を合併しやすい．

②食塩の制限を行う．食塩は1日当たり男性7.5g未満，女性6.5g未満を目標にする．脂肪の摂りすぎにも注意する．食品の組み合わせ，献立のバランスを考える．

③近年は穀物離れが進み，総脂質が上昇し，炭水化物によるエネルギー摂取

が減少していることが問題となっている．健康保持のためには炭水化物エネルギー比50～65％が望ましく，ご飯を主食としてしっかり食べると，魚，大豆，野菜の摂取が増え，動物性脂肪の多い食品の摂取が減る傾向が見られる．

④アルコール飲料は適量に，たばこは吸わないことが大切である．

⑤欠食，夜食，早食い，ながら食いなどは不健康な食べ方で，１日３食を規則正しく食べる生活リズムをつくるよう努力する．

⑥健康に対する意識をもった食生活指導が求められる．

特定健康診査と特定保健指導

2008（平成20）年4月からは生活習慣病の前段階であるメタボリックシンドローム（内臓脂肪症候群）を予防し，改善するための特定健康診査*と特定保健指導*が始まった．令和元年国民健康・栄養調査から，メタボリックシンドロームと関連の深い項目を見ると，「糖尿病を強く疑われる者」の割合は20歳以上の男性19.7%，女性10.8%で，年齢が高い層ほど高い割合になっている．また「生活習慣病のリスクを高める量を飲酒している者」の割合は，男性14.9%，女性9.1%で女性に増加傾向がみられ，男性は40代・女性は50代が最も高くなっている．一方，「現在，習慣的に喫煙している者の割合」は男女ともに減少傾向にあるが，30～40代の男性では約4割と高い割合になっている．

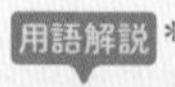

*

特定健康診査

40歳から74歳の人を対象に，メタボリックシンドローム（内臓脂肪症候群）に関する項目について検査を実施する．

特定保健指導

特定健康診査でメタボリックシンドロームに該当もしくは予備群と判定された人に対し，健診結果に基づき，「動機付け支援」または「積極的支援」が実施される．

表3.3-9　成人期の食事摂取基準

年齢（歳）	推定エネルギー必要量*1 (kcal/日) 男性 身体活動レベル Ⅰ*2（低い）	男性 Ⅱ（ふつう）	男性 Ⅲ（高い）	女性 身体活動レベル Ⅰ*2（低い）	女性 Ⅱ（ふつう）	女性 Ⅲ（高い）	たんぱく質推奨量 (g/日) 男性	たんぱく質 女性	脂質目標量*3 (%エネルギー) 男性	脂質 女性	カルシウム推奨量 (mg/日) 男性	カルシウム 女性	鉄推奨量 (mg/日) 男性	鉄 女性
18～29	2,300	2,650	3,050	1,700	2,000	2,300					800			6.5(10.5)*4
30～49	2,300	2,700	3,050	1,750	2,050	2,350	65	50	20～30		750	650	7.5	
50～64	2,200	2,600	2,950	1,650	1,950	2,250					750			6.5(11.0)*4

＊1　活用に当たっては，食事摂取状況のアセスメント，体重およびBMIの把握を行い，エネルギーの過不足は体重の変化またはBMIを用いて評価する．

＊2　少ないエネルギー消費量に見合った少ないエネルギー摂取量を維持することになるため，健康の保持・増進の観点から身体活動量を増加させる．

＊3　範囲に関してはおおむねの値を示したものである．

＊4　（　）内は月経ありの値である．

厚生労働省．日本人の食事摂取基準（2020年版）．

5 妊娠・授乳期

1 身体の変化とその特徴

妊娠の際，1カ月は28日（4週間）として計算する．妊娠期間は最終月経の初日から起算して約10カ月（280日）である．妊娠すると，4カ月までに胎盤を形成し，胎児は胎盤と臍帯（さいたい）でつながり，母体と胎児の物質交換（栄養素，酸素，老廃物，二酸化炭素など）が行われる．胎盤は妊娠維持のために必要なホルモンを分泌する．胎児を娩出したあと，胎盤は後産として排出される．10カ月の間に，胎児の身長は約50cm，体重は約3,000gにまで成長する．

妊婦の体重増加指導の目安は表3.3-10のとおりである．体重増加量指導の目安は，低体重の妊婦で12～15kg，普通体重の妊婦で10～13kgである，肥満の妊婦については，体重増加が著しい場合，ほかのリスクも考慮しながら臨床的な状況を踏まえ，個別対応が必要である．

2 食事摂取基準の特徴

妊娠期および授乳期の食生活は，妊婦に加えて，児のライフステージの最も初期段階での栄養状態を形づくるものとして重要である（表3.3-11）．特に近年，胎児期の栄養が児の成人後の健康状態に及ぼす影響を示唆する報告もあり，妊娠前の栄養状態や妊娠中の適正な体重増加量を考慮に入れた栄養管理が必要である．

妊婦については，非妊娠時の年齢階級別の食事摂取基準を踏まえた上で，妊娠期特有の変化，すなわち胎児発育に伴う蓄積量を考慮し，追加すべき量を**付加量**として示している．この蓄積量を考慮する際には，妊娠期間を280日とした場合の1日当たりの量として表すこととした．妊娠期間を分けて考える際には，初期（～13週6日），中期（14週0日～27週6日），後期（28週0日～）と区分している．授乳期には，泌乳量（ひつにゅうりょう）のデータが必要であるが，信頼度の高いデータが得られないため，哺乳量（0.78L/日）を泌乳量として用いることとした．

耐容上限量は，妊婦，授乳婦ともにデータに乏しいため，基準値を示さな

表3.3-10 妊娠中の体重増加指導の目安＊1

妊娠前体格＊2	BMI kg/m²	体重増加量指導の目安
低体重	＜18.5	12～15kg
普通体重	18.5≦～＜25	10～13kg
肥満（1度）	25≦～＜30	7～10kg
肥満（2度以上）	30≦	個別対応（上限5kgまでが目安）

＊1 「増加量を厳格に指導する根拠は必ずしも十分ではないと認識し，個人差を考慮したゆるやかな指導を心がける」産婦人科診療ガイドライン産科編 2020 CQ10 より．
＊2 体格分類は日本肥満学会の肥満度分類に準じた．

表3.3-11　妊婦・授乳婦の食事摂取基準

エネルギー			妊婦			授乳婦		
			推定エネルギー必要量[*1, 2]			推定エネルギー必要量[*1]		
エネルギー（kcal/日）			（初期）+50			+350		
			（中期）+250					
			（後期）+450					
栄養素			推定平均必要量[*3]	推奨量[*3]	目安量	推定平均必要量[*3]	推奨量[*3]	目安量
たんぱく質（g/日）			（初期）+0	+0	—	+15	+20	—
			（中期）+5	+5	—			
			（後期）+20	+25	—			
脂質		脂質（%エネルギー）	—	—	—	—	—	—
		飽和脂肪酸（%エネルギー）	—	—	—	—	—	—
		n-6 系脂肪酸（g/日）	—	—	9	—	—	10
		n-3 系脂肪酸（g/日）	—	—	1.6	—	—	1.8
炭水化物		炭水化物（% エネルギー）	—	—	—	—	—	—
		食物繊維（g/日）	—	—	—	—	—	—
ビタミン	脂溶性	ビタミンA（μgRAE/日）[*4]	（初〜中期）+0	+0	—	+300	+450	—
			（後期）+60	+80	—			
		ビタミンD（μg/日）	—	—	8.5	—	—	8.5
		ビタミンE（mg/日）[*5]	—	—	6.5	—	—	7.0
		ビタミンK（μg/日）	—	—	150	—	—	150
	水溶性	ビタミンB_1（mg/日）	+0.2	+0.2	—	+0.2	+0.2	—
		ビタミンB_2（mg/日）	+0.2	+0.3	—	+0.5	+0.6	—
		ナイアシン（mgNE/日）	+0	+0	—	+3.0	+3.0	—
		ビタミンB_6（mg/日）	+0.2	+0.2	—	+0.3	+0.3	—
		ビタミンB_{12}（μg/日）	+0.3	+0.4	—	+0.7	+0.8	—
		葉酸（μg/日）	+200[*6, 7]	+240[*6, 7]	—	+80	+100	—
		パントテン酸（mg/日）	—	—	5	—	—	6
		ビオチン（μg/日）	—	—	50	—	—	50
		ビタミンC（mg/日）	+10	+10	—	+40	+45	—
ミネラル	多量	ナトリウム（mg/日）	600	—	—	600	—	—
		（食塩相当量）（g/日）	1.5	—	—	1.5	—	—
		カリウム（mg/日）	—	—	2,000	—	—	2,200
		カルシウム（mg/日）	+0	+0	—	+0	+0	—
		マグネシウム（mg/日）	+30	+40	—	+0	+0	—
		リン（mg/日）	—	—	800	—	—	800
	微量	鉄（mg/日）	（初期）+2.0	+2.5	—	+2.0	+2.5	—
			（中〜後期）+8.0	+9.5	—			
		亜鉛（mg/日）	+1	+2	—	+3.0	+4.0	—
		銅（mg/日）	+0.1	+0.1	—	+0.5	+0.6	—
		マンガン（mg/日）	—	—	3.5	—	—	3.5
		ヨウ素（μg/日）[*8]	+75	+110	—	+100	+140	—
		セレン（μg/日）	+5	+5	—	+15	+20	—
		クロム（μg/日）	—	—	10	—	—	10
		モリブデン（μg/日）	+0	+0	—	+3	+3	—

＊1 エネルギーの項の参考表に示した付加量である．　＊2 妊婦個々の体格や妊娠中の体重増加量および胎児の発育状況の評価を行うことが必要である．　＊3 ナトリウム（食塩相当量）を除き，付加量である．　＊4 プロビタミンAカロテノイドを含む．　＊5 α-トコフェロールについて算定した．α-トコフェロール以外のビタミンEは含んでいない．　＊6 妊娠を計画している女性，妊娠の可能性がある女性および妊娠初期の妊婦は，胎児の神経管閉鎖障害のリスク低減のために，通常の食品以外の食品に含まれる葉酸（狭義の葉酸）を400μg/日摂取することが望まれる．　＊7 付加量は，中期および後期にのみ設定した．　＊8 妊婦および授乳婦の耐容上限量は2,000μg/日とした．

厚生労働省．日本人の食事摂取基準（2020年版）．

表3.3-12 **妊娠前からはじめる妊産婦のための食生活指針 ～妊娠前から，健康なからだづくりを～**

- 妊娠前から，バランスのよい食事をしっかりとりましょう
- 「主食」を中心に，エネルギーをしっかりと
- 不足しがちなビタミン・ミネラルを，「副菜」でたっぷりと
- 「主菜」を組み合わせてたんぱく質を十分に
- 乳製品，緑黄色野菜，豆類，小魚などでカルシウムを十分に
- 妊娠中の体重増加は，お母さんと赤ちゃんにとって望ましい量に
- 母乳育児も，バランスのよい食生活のなかで
- 無理なくからだを動かしましょう
- たばことお酒の害から赤ちゃんを守りましょう
- お母さんと赤ちゃんのからだと心のゆとりは，周囲のあたたかいサポートから

厚生労働省．妊娠前からはじめる妊産婦のための食生活指針．2021.

かったが．これは，多量摂取しても健康障害が生じないことを保障するものではない．

3 望ましい食生活

妊娠中は母体の必要量に加え，胎児の成長に伴って多くの栄養量を必要とし，栄養摂取の過不足は，母体の健康と胎児の発育に大きな影響を及ぼす．妊婦・授乳婦の必要量は付加量で表されているが，実際の食事では栄養素を単独で食べるわけではないので，それらを具体的な食材に置き換える必要がある．しかし，食品を付加するときに注意することは，現状の食事にただ加えるのではなく，まず，現状の栄養摂取状況を評価し，本来の必要量に対する付加量を示す必要がある．妊婦の付加栄養量は，誰もが一律に同じであるわけではなく，今までどのような食生活をしていたかで大きく異なり，場合によっては，減らさなければいけない食品も発生する．

「健やか親子21」推進検討会（厚生労働省）は，若い女性の朝食欠食，栄養素摂取量不足，低体重者（やせ）の増加など，健康上の諸問題が指摘されることから，妊娠期および授乳期における望ましい食生活の実現に向け2006年に「妊産婦のための食生活指針」を策定したが，2021年3月に「妊娠前からはじめる妊産婦のための食生活指針」（表3.3-12）として15年ぶりに改訂した．表題では，妊娠前の女性に対する健康的な食生活を意識させる意図が強調され，妊娠中の望ましい食生活の実践項目や，妊娠中の体重増加指導の目安（表3.3-10）について具体的に示された．

妊娠をきっかけに，まず今までどのような食生活を送っていたかを確かめ，妊婦になったことでどのようにすべきかを考える機会をもつことが大切である．このことは，将来の食事につながる．

plus α

献立作成のポイント

①主菜から考える：たんぱく質を多く含む食材（肉・魚・豆腐・卵類）を選択する．
②次に副菜を考える：野菜を中心に組み立てる．
③主食を添える：ご飯，パン類，麺類が必要であるが，多過ぎてはいけない．
④調味料のチェックをする：調味料（油，砂糖，塩分）は献立の中に隠れてしまう．使い過ぎに注意する．

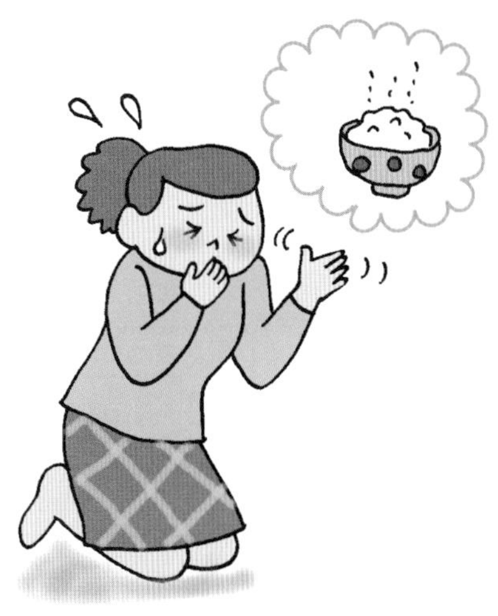

4 妊娠中の異常と食事

|1| つわり

妊娠して初めての身体の変化が**つわり**という形で現れる．妊娠４週ごろから12週までに，一過性に悪心，嘔吐などの消化器症状が出現する．つわりは，比較的軽症の生理的な場合と，重症悪阻（おそ）までさまざまである．空腹感が始まるときに症状が現れ，つわりの症状を我慢して放置すると悪化を招く．また，つわりは突然終わるため，つわりの終わりを意識せずに食べ続けると，体重が増えてしまうので注意する．

つわりのときの食事は栄養量を気にするのではなく，食べたいもの，口当たりのよいものを症状が現れなさそうなときに補給する．食べたくないときでも水分は十分に補給し，食べられそうな食品を探す．

|2| 妊娠高血圧症候群

妊娠高血圧症候群（hypertensive disorders of pregnancy：HDP）は，「妊娠時に高血圧を認めた場合，妊娠高血圧症候群とする．妊娠高血圧症候群は妊娠高血圧腎症，妊娠高血圧，加重型妊娠高血圧腎症，高血圧合併妊娠に分類される」と定義されている（表3.3-13）．診断基準を表3.3-14に示す．

a 妊娠高血圧症候群の食事

妊娠高血圧症候群は，肥満妊婦に発生頻度が高い．肥満はさまざまな代謝の変化により血圧を上昇させ，妊娠高血圧症候群の悪化を招くため，総摂取エネ

plus α

妊娠高血圧症候群の定義・分類変更

かつては妊娠中に浮腫，蛋白尿，高血圧のいずれかがあれば「妊娠中毒症」とされたが，その後，特に高血圧を重視するようになり，2005年に妊娠20週以降の新たな高血圧を「妊娠高血圧症候群（pregnancy induced hypertension：PIH）」と分類改定した．さらに2017年，英文名称をHDPとし，2018年に高血圧合併妊娠（妊娠前～妊娠20週に高血圧）を加えた．

表3.3-13 妊娠高血圧症候群（HDP）の病型分類

病型	定義
妊娠高血圧腎症（pre-eclampsia：PE）	・妊娠20週以降に初めて高血圧を発症し，かつ，蛋白尿を伴うもので，分娩12週までに正常に復する場合． ・妊娠20週以降に初めて発症した高血圧に，蛋白尿を認めなくても以下のいずれかを認める場合で，分娩12週までに正常に復する場合． i　基礎疾患のない肝機能障害（肝酵素上昇【ALTもしくはAST＞40IU/L】，治療に反応せずほかの診断がつかない重度の持続する右季肋部もしくは心窩部痛） ii　進行性の腎障害（Cr＞1.0mg/dL，ほかの腎障害は否定） iii　脳卒中，神経障害（間代性けいれん・子癇・視野障害・一次性頭痛を除く頭痛など） iv　血液凝固障害（HDPに伴う血小板減少【＜15万/μL】・DIC・溶血） ・妊娠20週以降に初めて発症した高血圧に，蛋白尿を認めなくても，子宮胎盤機能不全〔*1胎児発育不全（FGR），*2臍帯動脈血流波形異常，*3死産〕を伴う場合．
妊娠高血圧（gestational hypertension：GH）	・妊娠20週以降に初めて高血圧を発症し，分娩12週までに正常に復する場合で，かつ妊娠高血圧腎症の定義に当てはまらないもの．
加重型妊娠高血圧腎症（superimposed preeclampsia：SPE）	・高血圧が妊娠前あるいは妊娠20週までに存在し，妊娠20週以降に蛋白尿，もしくは基礎疾患のない肝腎機能障害，脳卒中，神経障害，血液凝固障害のいずれかを伴う場合． ・高血圧と蛋白尿が妊娠前あるいは妊娠20週までに存在し，妊娠20週以降にいずれかまたは両症状が増悪する場合． ・蛋白尿のみを呈する腎疾患が妊娠前あるいは妊娠20週までに存在し，妊娠20週以降に高血圧が発症する場合． ・高血圧が妊娠前あるいは妊娠20週までに存在し，妊娠20週以降に子宮胎盤機能不全を伴う場合．
高血圧合併妊娠（chronic hypertension：CH）	・高血圧が妊娠前あるいは妊娠20週までに存在し，加重型妊娠高血圧腎症を発症していない場合．

＊1　FGRの定義は，日本超音波医学会の分類「超音波胎児計測の標準化と日本人の基準値」に従い，胎児推定体重が－1.5SD以下となる場合とする．染色体異常のない，もしくは奇形症候群のないものとする．
＊2　臍帯動脈血流波形異常は，臍帯動脈血管抵抗の異常高値や血流途絶あるいは逆流を認める場合とする．
＊3　死産は，染色体異常のない，もしくは，奇形症候群のない死産の場合とする．

日本妊娠高血圧学会．妊娠高血圧症候群 新定義・臨床分類．2018.

表3.3-14　妊娠高血圧症候群における高血圧とタンパク尿の診断基準

高血圧	収縮期血圧140mmHg以上，または，拡張期血圧が90mmHg以上の場合を高血圧と診断する.
タンパク尿	次のいずれかに該当する場合をタンパク尿と診断する. • 24時間蓄尿でエスバッハ法などによって300mg/日以上のタンパク尿が検出された場合. • 随時尿でprotein／creatinine（P／C）比が0.3mg/mg・CRE以上である場合.
	24時間蓄尿や随時尿でのP／C比測定のいずれも実施できない場合には，2回以上の随時尿を用いたペーパーテストで2回以上連続して尿タンパク1+以上陽性が検出された場合をタンパク尿と診断することを許容する.

日本妊娠高血圧学会．妊娠高血圧症候群 新定義・臨床分類．2018.

表3.3-15　妊娠中の耐糖能異常の定義と診断基準

妊娠糖尿病（GDM）	75gOGTTで以下のうち1点以上を満たした場合 ①空腹時血糖値≧92mg/dL ②負荷後1時間値≧180mg/dL ③負荷後2時間値≧153mg/dL
妊娠中の明らかな糖尿病*1 (overt diabetes in pregnancy)	以下のいずれかを満たした場合 ①空腹時血糖値≧126 mg/dL ②HbA1c（NGSP）≧6.5% 随時血糖値≧200mg/dLあるいは75gOGTTで2時間値≧200mg/dLの場合は，妊娠中の明らかな糖尿病の存在を念頭に置き，①または②の基準を満たすかどうか確認する.
糖尿病合併妊娠（pregestational diabetes mellitus)	①妊娠前にすでに診断されている糖尿病 ②確実な糖尿病網膜症があるもの

＊1　妊娠前に見逃されていた糖尿病と，妊娠中の糖代謝の変化の影響を受けた糖代謝異常，および妊娠中に発症した1型糖尿病が含まれる．いずれも分娩後は診断の再確認が必要である.

＊2　妊娠中，特に妊娠後期は妊娠による生理的なインスリン抵抗性の増大を反映して糖負荷後血糖値は非妊時よりも高値を示す．そのため，随時血糖値や75gOGTT負荷後血糖値は非妊時の糖尿病診断基準をそのまま当てはめることはできない.

日本糖尿病・妊娠学会と日本糖尿病学会との合同委員会．妊娠中の糖代謝異常と診断基準の統一化について．2015.

ルギーを制限し，体重をコントロールすることが大切である.

3　妊娠糖尿病

妊娠糖尿病（gestational diabetes mellitus：GDM）の診断は，母体の高血糖に起因する周産期合併症の予防において非常に重要な位置を占める．また，妊娠糖尿病の既往は，将来高頻度に糖尿病，メタボリックシンドロームの発症につながることが明らかになっており，早期発見と管理が重要視されている.

妊娠糖尿病の判定は，75gOGTT*によって行う（**表3.3-15**）.

a 妊娠糖尿病の食事

血糖コントロールの目標値として，食前血糖値70～100mg/dL未満，食後2時間血糖値120mg/dL未満，HbA1c6.2%未満，GA(グリコアルブミン)15.8%未満と，厳格な管理が要求される.

まず，指示エネルギーを三分割して1回の食事量を決める．コントロールが困難な場合，1食分を2：1に分割し，1日4～6回の分割食とする．総エネルギーの算出方法は，妊娠前のBMIを重視し，標準体重に30kcalを乗じる方法が用いられている.

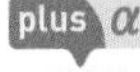

妊娠糖尿病（GDM）発症リスク因子

• 肥満
• 2型糖尿病の家族歴
• 妊娠糖尿病の既往
• 多胎妊娠
• 多囊胞性卵巣症候群
• 巨大児分娩既往
• 高齢出産

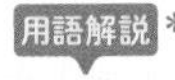

*

OGTT

経口ブドウ糖負荷試験（oral glucose tolerance test)．糖尿病の診断方法の一つ．一定量のブドウ糖水溶液を飲み，一定時間経過後の血糖値から，糖尿病の確定診断をするための検査.

分割食の例

指示エネルギー：1,700kcalの場合

標準体重55kg，妊娠初期妊婦の場合〔(55×30)＋50*＝1,700kcal〕の分割食は，次のようになる（*は「食事摂取基準」推定エネルギー必要量の付加量）．

①朝食500kcal　→340kcalと分割食160kcal
②昼食600kcal　→400kcalと分割食200kcal
③夕食600kcal　→400kcalと分割食200kcal

例えば朝食の500kcalを，7時に340kcal，その2時間後に160kcal，というように2回に分けて摂取することにより，血糖値の変動を緩やかにする効果がある．

糖尿病の食事指導では，総エネルギーばかりでなく，1回の食事量とPFCの比が血糖コントロールに重要であるため，「糖尿病食事療法のための食品交換表」にある「食品分類表」を用いることが望ましい（➡p.189 図5.2-3参照）．

6 高齢期

1 身体の変化とその特徴

高齢者は，咀嚼能力や消化・吸収率が低下する．体構成成分としては**除脂肪体重**の減少，貯蔵脂肪組織の分布変化を伴う体脂肪量が増加する．また，体水分量の減少，特に細胞内液の減少が起こるなどの生理的変化が生じる．骨密度の低下，関節や骨の萎縮，骨格筋量の低下，筋肉の萎縮による運動能力の低下が出現し，視力・聴力などの感覚機能の低下，神経機能では短期記憶の低下が起こり，情緒不安や認知症が現れる場合もある．

中年期では，肥満や生活習慣病に注意して食生活を見直す必要があったが，高齢になると逆に，食欲が低下して低栄養に陥る危険性が出てくる（表3.3-16）．低栄養から体重が減少すると，フレイルやサルコペニアのリスクが増し，ひいては要介護状態や重篤な疾病の発症につながる．65～74歳の

表3.3-16　高齢者の代表的な低栄養の要因

1．社会的要因 独居 介護力不足，ネグレクト 孤独感 貧困 2．精神的・心理的要因 認知機能障害 うつ 誤嚥・窒息の恐怖 3．加齢の関与 嗅覚・味覚障害 食欲低下	4．疾病要因 臓器不全 炎症・悪性腫瘍 疼痛 義歯など口腔内の問題 薬物副作用 咀嚼・嚥下障害 日常生活動作障害 消化管の問題（下痢，便秘） 5．その他 不適切な食形態の問題 栄養に関する誤認識 医療者の誤った指導

葛谷雅文著．大内大尉ほか編．低栄養，新老年医学 第3版．東京大学出版会，2010．

plus α

高齢者と成人の体構成成分比較（体重比）

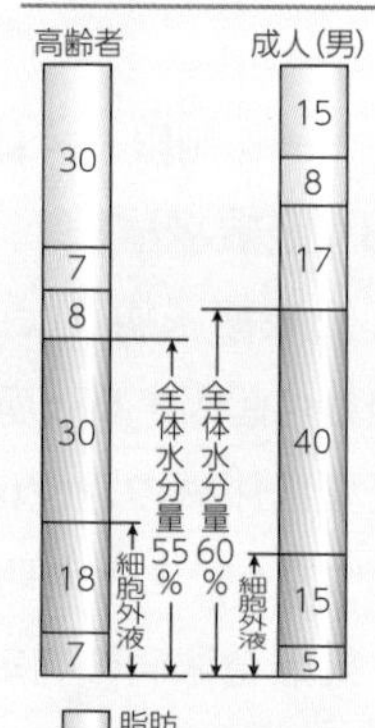

plus α

Friedらによるフレイルの定義

2000年代にFriedらは，①体重減少，②主観的疲労感，③日常生活活動量の減少，④身体能力の減弱，⑤筋力の低下，―のうち3項目が該当すればフレイル，1～2項目当てはまればフレイル前段階とした．

前期高齢者では，メタボリックシンドロームや過栄養の是正から，フレイル・低栄養の予防へと栄養管理の移行を考慮しなければならない．しかし，加齢に伴う生理的変化は個人差が大きいため，画一的な指導とせず，摂食能力，疾患の有無，食事制限の必要性，服薬による副作用など個々の状況に応じて，また一人暮らしや貧困などの環境要因，社会的・経済的背景に配慮しながら，個別に対応しなければならない．

健康寿命の延伸や介護予防には，脳卒中を始めとする生活習慣病や低栄養の予防が影響する．後期高齢者が要介護状態になる原因としては，「認知症」「転倒」に加え，「**フレイル**」がある．フレイルとは，老化に伴う種々の機能低下を基盤に，さまざまな健康障害に対する脆弱性が増加している状態で，自立と要介護状態の中間に位置し，適切な介入により自立に回復できる可逆的な状態を指す．

Friedらによって身体的フレイルが定義され，Xue, Q.L. らはフレイルを**サルコペニア**，予備力低下と関連させた（図3.3-2）．栄養摂取量の低下が体重減少を引き起こし，低栄養状態がサルコペニアを誘導し，サルコペニアにより疲労感，筋力低下が引き起こされ，身体機能・活動量の低下に連なる．つまり，骨格筋量の低下により基礎代謝が低下して，活動量・消費エネルギーも低下し，さらに摂取量が低下するという悪循環のサイクルである．フレイルは摂取カロリー，消費エネルギー量，基礎代謝など栄養との関連が強く，サルコペニアはたんぱく質摂取不足による筋たんぱくの減少が問題で，両者は密接な関係があり，いずれも栄養管理が重要となる．

フレイルとサルコペニアの予防のためには，骨格筋とその機能維持が重要であり，骨格筋量，筋力，身体機能の維持には身体活動とたんぱく質摂取が重要とされる．栄養評価により早期に低栄養をスクリーニングすることが重要であり，MNA®-SF（Mini Nutritional Assessment-Shot Form：簡易栄養状態評価表）のスクリーニング6項目はサルコペニアと関連している．サルコペニ

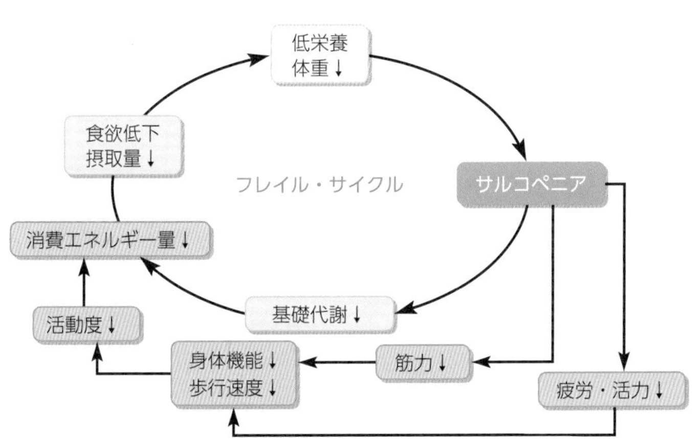

図3.3-2　フレイル・サイクル

plus α

サルコペニアの定義

サルコペニア診療ガイドラインでは「高齢期にみられる骨格筋量の減少と筋力もしくは身体機能（歩行速度など）の低下」と定義している．EWGSOPは，骨格筋量の減少を必須とし，筋力や身体機能の低下を伴っていない状態をプレサルコペニアと定義し，EWGSOP診断基準を示した．

plus α

EWGSOP

European Working Group on Sarcopenia in Older People. 2010年にヨーロッパ老年医学会と栄養学に関連する4学会が共同で立ち上げたワーキンググループ．

plus α

AWGS

Asian Working Group for Sarcopenia. EWGSOP診断基準をアジア人向けにアレンジした（図3.3-3）．

plus α

簡易栄養状態評価表 MNA®

Vellas, B. らによって1999年に提唱された問診票を主体とする簡便な栄養スクリーニング法で，65歳以上の高齢者を対象とする．6個の予診項目（スクリーニング14ポイント）と12個の評価項目（アセスメント16ポイント）からなり，予診の段階で12ポイント以上であれば栄養障害なしと判断する．shot-form version（MNA®-SF）と，これにより栄養不良と診断された対象者に行うlong version（full MNA®）がある．

アのスクリーニングとして，SARC-F（日本語版）質問紙法は，筋力量測定が困難な場合にも検査不要で実用的と推奨されている（図3.3-4）．また臨床では，加齢による一次性（原発性）サルコペニアと，加齢以外に一つ以上の原因が明らかな二次性サルコペニアに分類される（表3.3-17）．

plus α

MNA®-SFとサルコペニアの関連

MNA®-SFのA～F2の項目はサルコペニアに関連する骨格筋を示している．
A（食事量の減少）：嚥下のための筋力
B（体重の減少）：全身骨格筋
C（移動性）：下肢の骨格筋
D（精神的ストレス，急性疾患）：全身骨格筋
E（認知症，うつ）：全身骨格筋
F1（BMI）：全身骨格筋
F2（ふくらはぎ周囲長）：下肢の骨格筋

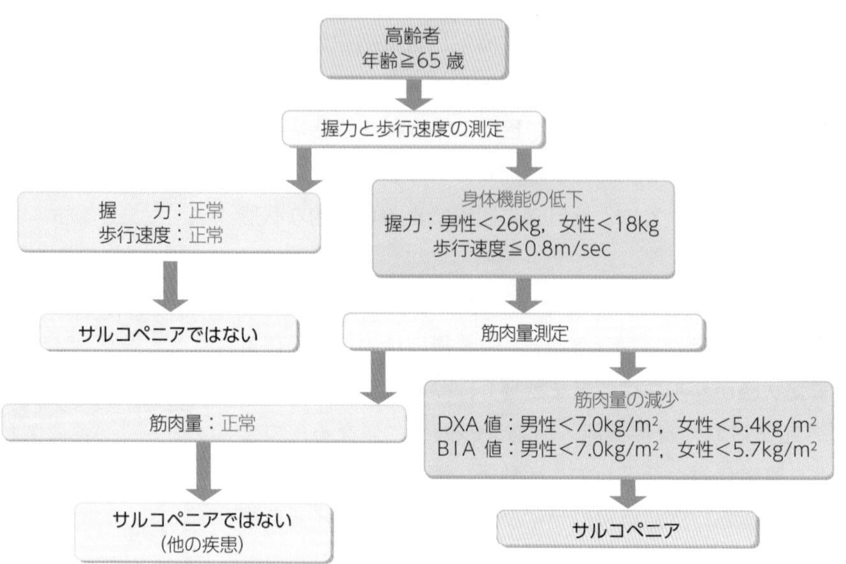

サルコペニア診療ガイドライン作成委員会編．サルコペニア診療ガイドライン2017年度版．ライフサイエンス出版，2017，p.82．より改変．

図3.3-3　AWGSによるサルコペニアの診断アルゴリズム

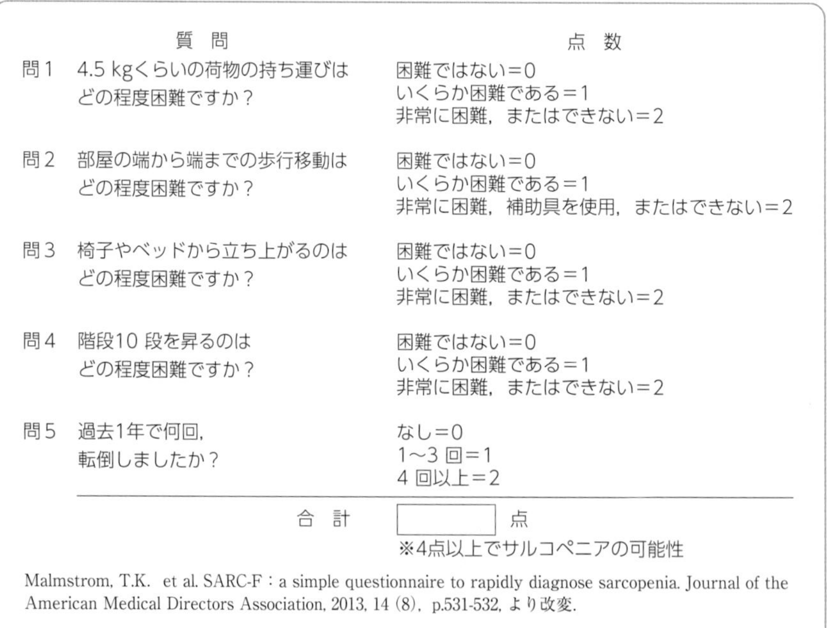

	質問	点数
問1	4.5 kgくらいの荷物の持ち運びはどの程度困難ですか？	困難ではない＝0 いくらか困難である＝1 非常に困難，またはできない＝2
問2	部屋の端から端までの歩行移動はどの程度困難ですか？	困難ではない＝0 いくらか困難である＝1 非常に困難，補助具を使用，またはできない＝2
問3	椅子やベッドから立ち上がるのはどの程度困難ですか？	困難ではない＝0 いくらか困難である＝1 非常に困難，またはできない＝2
問4	階段10段を昇るのはどの程度困難ですか？	困難ではない＝0 いくらか困難である＝1 非常に困難，またはできない＝2
問5	過去1年で何回，転倒しましたか？	なし＝0 1～3回＝1 4回以上＝2
	合計	□点

※4点以上でサルコペニアの可能性

Malmstrom, T.K.　et al. SARC-F：a simple questionnaire to rapidly diagnose sarcopenia. Journal of the American Medical Directors Association, 2013, 14（8），p.531-532, より改変.

図3.3-4　SARC-F（日本語版）

表3.3-17　サルコペニアの分類

一次性サルコペニア	加齢性サルコペニア（加齢以外に明らかな原因がないもの）	• 筋衛星細胞や運動ニューロンの減少 • 成長ホルモン，テストステロン，グレリンの分泌低下 • 炎症性サイトカインの増加 • ミトコンドリア機能の低下 • マイオカイン産生不足 • 食欲不振に伴う体重減少 • 筋たんぱく合成能の低下や分解の促進
二次性サルコペニア	活動に関連するもの	• 活動不足による筋量の減少
	疾患に関連するもの	• 臓器不全，炎症性疾患，悪性腫瘍，内分泌疾患 • 疾病発症による安静
	栄養に関連するもの	• 総たんぱく質，分岐鎖アミノ酸の摂取不足 • n-3系脂肪酸，ビタミン類，カロテノイドなどの抗酸化作用の高い栄養素の摂取不足

Morley, J.E. et al. Sarcopenia with Limited Mobility：An International Consensas.J Am Med Assoc, 2011. 12, p.403-409, をもとに筆者作成.

2 食事摂取基準の特徴

「日本人の食事摂取基準（2020年版）」では，高齢者を65～74歳と75歳以上の二つの年齢区分とした（表3.3-18，表3.3-19）．対象は健康な人，および高齢者ではフレイルに関する危険因子を有していても，おおむね自立した日常生活を営んでいる者も含む．

a BMI

年齢範囲ごとに目標とするBMI（18歳以上）が設定された．観察疫学研究の結果から，高齢者の総死亡率が最も低かったBMIの実態とこれまでの目標設定との乖離（かいり）があったため，フレイルの予防および生活習慣病予防の双方に配慮しつつ，目標とするBMIは21.5～24.9kg/m^{2}とされた．

b エネルギー必要量

加齢に伴い低下するが，基礎代謝量や身体活動量は個人差が大きい．平均年齢75歳前後までの健康で自立した高齢者の身体活動レベルの測定報告から，前期高齢者（65～74歳）の身体活動レベルの代表値を1.70とし，レベルⅠ，Ⅱ，Ⅲの３段階を置いた．後期高齢者（75歳以上）では，身体活動レベルⅢ「高い」に相当する者の想定が難しいため，自立している者（レベルⅡ）とほとんど外出しない者（レベルⅠ）の二つに大別され，レベルⅠ，Ⅱのみを設定した．

c たんぱく質

高齢者はたんぱく質摂取量が少なく，消化吸収能も低下し（➡p.132 表3.3-20），食後に誘導される骨格筋のたんぱく質合成が低下することから，若年および成人に比べ，多くのたんぱく質摂取が必要との研究報告がある．フレイルおよびサルコペニアの発症予防を目的とした場合，65歳以上では，たんぱく質確保のための目標量を15～20%エネルギー（総エネルギーに占める割合）とした．身長・体重が参照体位より小さい者や，75歳以上で身体活動量が大きく低下して必要エネルギー摂取量が低い者の場合でも，摂取量の下限は推奨量以上とすることが望ましい．推奨量程度の摂取については，慢

表3.3-18　高齢者（65～74歳）の食事摂取基準

			男性					女性				
身体活動レベル			Ⅰ（低い）		Ⅱ（普通）		Ⅲ（高い）	Ⅰ（低い）		Ⅱ（普通）		Ⅲ（高い）
推定エネルギー必要量（kcal/日）			2,050		2,400		2,750	1,550		1,850		2,100
栄養素			推定平均必要量	推奨量	目安量	耐容上限量	目標量	推定平均必要量	推奨量	目安量	耐容上限量	目標量
たんぱく質		(g/日)*1	50	60	—	—	—	40	50	—	—	—
		(%エネルギー)	—	—	—	—	15～20*2	—	—	—	—	15～20*2
脂質		脂質　(%エネルギー)	—	—	—	—	20～30*2	—	—	—	—	20～30*2
		飽和脂肪酸（%エネルギー）	—	—	—	—	7以下*2	—	—	—	—	7以下*2
		n-6 系脂肪酸　(g/日)	—	—	9	—	—	—	—	8	—	—
		n-3 系脂肪酸　(g/日)	—	—	2.2	—	—	—	—	2.0	—	—
炭水化物		炭水化物　(%エネルギー)	—	—	—	—	50～65*2	—	—	—	—	50～65*2
		食物繊維　(g/日)	—	—	—	—	20以上	—	—	—	—	17以上
ビタミン	脂溶性	ビタミンA (μgRAE/日)*3	600	850	—	2,700	—	500	700	—	2,700	—
		ビタミンD　(μg/日)	—	—	8.5	100	—	—	—	8.5	100	—
		ビタミンE　(mg/日)*4	—	—	7.0	850	—	—	—	6.5	650	—
		ビタミンK　(μg/日)	—	—	150	—	—	—	—	150	—	—
	水溶性	ビタミンB1　(mg/日)	1.1	1.3	—	—	—	0.9	1.1	—	—	—
		ビタミンB2　(mg/日)	1.2	1.5	—	—	—	1.0	1.2	—	—	—
		ナイアシン　(mgNE/日)*5	12	14	—	330 (80)	—	9	11	—	250 (65)	—
		ビタミンB6　(mg/日)	1.1	1.4	—	50	—	1.0	1.1	—	40	—
		ビタミンB12　(μg/日)	2.0	2.4	—	—	—	2.0	2.4	—	—	—
		葉酸　(μg/日)	200	240	—	900	—	200	240	—	900	—
		パントテン酸　(mg/日)	—	—	6	—	—	—	—	5	—	—
		ビオチン　(μg/日)	—	—	50	—	—	—	—	50	—	—
		ビタミンC　(mg/日)	80	100	—	—	—	80	100	—	—	—
ミネラル	多量	ナトリウム　(mg/日)	600	—	—	—	—	600	—	—	—	—
		(食塩相当量)　(g/日)	1.5	—	—	—	7.5未満	1.5	—	—	—	6.5未満
		カリウム　(mg/日)	—	—	2,500	—	3,000以上	—	—	2,000	—	2,600以上
		カルシウム　(mg/日)	600	750	—	2,500	—	550	650	—	2,500	—
		マグネシウム　(mg/日)*6	290	350	—	—	—	230	280	—	—	—
		リン　(mg/日)	—	—	1,000	3,000	—	—	—	800	3,000	—
	微量	鉄　(mg/日)	6.0	7.5	—	50	—	5.0	6.0	—	40	—
		亜鉛　(mg/日)	9	11	—	40	—	7	8	—	35	—
		銅　(mg/日)	0.7	0.9	—	7	—	0.6	0.7	—	7	—
		マンガン　(mg/日)	—	—	4.0	11	—	—	—	3.5	11	—
		ヨウ素　(μg/日)	95	130	—	3,000	—	95	130	—	3,000	—
		セレン　(μg/日)	25	30	—	450	—	20	25	—	350	—
		クロム　(μg/日)	—	—	10	500	—	—	—	10	500	—
		モリブデン　(μg/日)	20	30	—	600	—	20	25	—	500	—

＊1 65歳以上の高齢者について，フレイル予防を目的とした量を定めることは難しいが，身長・体重が参照体位に比べて小さい者や，特に75歳以上であって加齢に伴い身体活動量が大きく低下した者など，必要エネルギー摂取量が低い者では，下限が推奨量を下回る場合があり得る．この場合でも，下限は推奨量以上とすることが望ましい．　＊2 範囲に関しては，おおむねの値を示したものであり，弾力的に運用すること．　＊3 推定平均必要量，推奨量はプロビタミンAカロテノイドを含む．耐容上限量は，プロビタミンAカロテノイドを含まない．　＊4 α-トコフェロールについて算定した．α-トコフェロール以外のビタミンEは含んでいない．　＊5 耐容上限量は，ニコチンアミドの重量（mg/日），( )内はニコチン酸の重量（mg/日）．　＊6 通常の食品以外からの摂取量の耐容上限量は，成人の場合350mg/日とした．通常の食品からの摂取の場合，耐容上限量は設定しない．

厚生労働省．日本人の食事摂取基準（2020年版）．

表3.3-19 高齢者（75歳以上）の食事摂取基準

		男性					女性				
身体活動レベル		Ⅰ（低い）		Ⅱ（普通）		Ⅲ（高い）	Ⅰ（低い）		Ⅱ（普通）		Ⅲ（高い）
推定エネルギー必要量（kcal／日）		1,800		2,100		—	1,400		1,650		—
栄養素		推定平均必要量	推奨量	目安量	耐容上限量	目標量	推定平均必要量	推奨量	目安量	耐容上限量	目標量
たんぱく質	(g/日)*1	50	60	—	—	—	40	50	—	—	—
	(%エネルギー)	—	—	—	—	15～20*2	—	—	—	—	15～20*2
脂質	脂質 (%エネルギー)	—	—	—	—	20～30*2	—	—	—	—	20～30*2
	飽和脂肪酸 (%エネルギー)	—	—	—	—	7以下*2	—	—	—	—	7以下*2
	n-6系脂肪酸 (g/日)	—	—	8	—	—	—	—	7	—	—
	n-3系脂肪酸 (g/日)	—	—	2.1	—	—	—	—	1.8	—	—
炭水化物	炭水化物 (%エネルギー)	—	—	—	—	50～65*2	—	—	—	—	50～65*2
	食物繊維 (g/日)	—	—	—	—	20以上	—	—	—	—	17以上
ビタミン 脂溶性	ビタミンA (μgRAE/日)*3	550	800	—	2,700	—	450	650	—	2,700	—
	ビタミンD (μg/日)	—	—	8.5	100	—	—	—	8.5	100	—
	ビタミンE (mg/日)*4	—	—	6.5	750	—	—	—	6.5	650	—
	ビタミンK (μg/日)	—	—	150	—	—	—	—	150	—	—
ビタミン 水溶性	ビタミンB_1 (mg/日)	1.0	1.2	—	—	—	0.8	0.9	—	—	—
	ビタミンB_2 (mg/日)	1.1	1.3	—	—	—	0.9	1.0	—	—	—
	ナイアシン (mgNE/日)*5	11	13	—	300 (75)	—	9	10	—	250 (60)	—
	ビタミンB_6 (mg/日)	1.1	1.4	—	50	—	1.0	1.1	—	40	—
	ビタミンB_{12} (μg/日)	2.0	2.4	—	—	—	2.0	2.4	—	—	—
	葉酸 (μg/日)	200	240	—	900	—	200	240	—	900	—
	パントテン酸 (mg/日)	—	—	6	—	—	—	—	5	—	—
	ビオチン (μg/日)	—	—	50	—	—	—	—	50	—	—
	ビタミンC (mg/日)	80	100	—	—	—	80	100	—	—	—
ミネラル 多量	ナトリウム (mg/日)	600	—	—	—	—	600	—	—	—	—
	(食塩相当量) (g/日)	1.5	—	—	—	7.5未満	1.5	—	—	—	6.5未満
	カリウム (mg/日)	—	—	2,500	—	3,000以上	—	—	2,000	—	2,600以上
	カルシウム (mg/日)	600	700	—	2,500	—	500	600	—	2,500	—
	マグネシウム (mg/日)*6	270	320	—	—	—	220	260	—	—	—
	リン (mg/日)	—	—	1,000	3,000	—	—	—	800	3,000	—
ミネラル 微量	鉄 (mg/日)	6.0	7.0	—	50	—	5.0	6.0	—	40	—
	亜鉛 (mg/日)	9	10	—	40	—	6	8	—	30	—
	銅 (mg/日)	0.7	0.8	—	7	—	0.6	0.7	—	7	—
	マンガン (mg/日)	—	—	4.0	11	—	—	—	3.5	11	—
	ヨウ素 (μg/日)	95	130	—	3,000	—	95	130	—	3,000	—
	セレン (μg/日)	25	30	—	400	—	20	25	—	350	—
	クロム (μg/日)	—	—	10	500	—	—	—	10	500	—
	モリブデン (μg/日)	20	25	—	600	—	20	25	—	500	—

＊1 65歳以上の高齢者について，フレイル予防を目的とした量を定めることは難しいが，身長・体重が参照体位に比べて小さい者や，特に75歳以上であって加齢に伴い身体活動量が大きく低下した者など，必要エネルギー摂取量が低い者では，下限が推奨量を下回る場合があり得る．この場合でも，下限は推奨量以上とすることが望ましい． ＊2 範囲に関しては，おおむねの値を示したものであり，弾力的に運用すること． ＊3 推定平均必要量，推奨量はプロビタミンAカロテノイドを含む．耐容上限量は，プロビタミンAカロテノイドを含まない． ＊4 α-トコフェロールについて算定した．α-トコフェロール以外のビタミンEは含んでいない． ＊5 耐容上限量は，ニコチンアミドの重量（mg/日），( )内はニコチン酸の重量（mg/日）． ＊6 通常の食品以外からの摂取量の耐容上限量は，成人の場合350mg/日とした．通常の食品からの摂取の場合，耐容上限量は設定しない．

厚生労働省．日本人の食事摂取基準（2020年版）．

表3.3-20　摂食と消化機能における老化の影響

先行期	食物の認知・摂食準備	感覚機能の低下	視力低下・嗅覚低下→食欲低下→唾液分泌・嚥下反射の準備困難
準備期	口腔へのとり込み	運動機能の低下	上肢の障害（脳血管障害による片麻痺，関節リウマチによる関節の変形・拘縮，パーキンソン病による振戦，神経・筋疾患による握力低下）→摂取動作困難
		摂食能力の低下	口輪筋の衰え→口腔内へのとり込み困難
口腔期	食塊形成・咽頭への送り込み	感覚機能の低下	乳頭，味蕾の数の減少と脳の味覚受容機能の低下→味覚（甘味，酸味，塩味，苦味）が低下．特に塩味の感覚が著しく低下
		咀嚼能力の低下	歯の損耗・脱落→咀嚼能力低下．総義歯では，有歯者に比べ約1/2に低下
咽頭期	食道への送り込み	嚥下能力の低下	咀嚼能力の低下→固形食物のうのみ→無理な嚥下→咽頭でのつかえ→窒息の危険 唾液腺の萎縮→唾液の分泌量減少→口腔内乾燥→嚥下がスムーズに行えない 咽頭・喉頭の反射機能低下，咀嚼筋群の筋力低下→誤嚥を起こしやすい
食道期	食道から胃への送り込み	運動・生理機能の低下	輪状咽頭筋・食道の輪状筋の筋力低下→食道の蠕動運動低下→逆流を起こす→摂食困難
消化吸収	胃・腸での消化吸収	消化吸収能力の低下	胃・小腸・大腸粘膜の萎縮性変化→筋緊張低下→消化液の分泌低下 胃壁の弾力性収縮力の低下→満腹感が得られない→過剰摂取 たんぱく質分解酵素が減少→たんぱく質を過剰摂取した場合，消化不良をきたす
排泄	腸蠕動運動・排泄	排泄機能の低下	腸壁の筋緊張が低下→蠕動運動の低下→便秘を起こしやすい

性腎臓病（CKD）の発症予防・重症化予防にも配慮する．

d 脂質

脂質の吸収は加齢の影響を受けないとされ，動脈硬化，脳卒中等の生活習慣病を考慮し，2015年と同じ目標量とされた．個人差や生活習慣病予防，虚弱の観点から，たんぱく質・脂質・炭水化物のエネルギー産生栄養素バランスの目標量を，エネルギー比で示し，幅をもたせている．身長・体重が参照体位より小さい者や，身体活動量が大きく低下した者など，必要栄養量が低い者では推奨量以上が望ましい．コレステロールは，脂質異常を有する者およびハイリスク者は，重症化予防の目的から200mg/日未満にとどめることが望ましい．

e ミネラル

カルシウムの欠乏は骨粗鬆症，高血圧，動脈硬化などを招くことがある．特に低栄養，低体重は高齢女性に多い．65～74歳のカルシウム推奨量は，成人と同様（男性750mg/日，女性650mg/日）とし，75歳以上も同程度（男性700mg/日，女性600mg/日）とした．

f ビタミン

ビタミンDはカルシウム代謝，骨代謝と密接に関わり，腸管からのカルシウム吸収を促す重要な栄養素で，骨粗鬆症の予防ばかりでなくサルコペニアやフレイルの予防にも必要である．ビタミンDの経口摂取とともに，適度な日光浴を行うことで，皮膚での産生を促進させるとよい．

高齢者ではヘリコバクター・ピロリの感染率が高く，胃酸分泌の低下がみられる．これに伴う低酸症により，鉄欠乏・小腸内の細菌増殖，萎縮性胃炎などからビタミンB_{12}欠乏や貧血が助長されるため，貧血に関連する栄養素であるビタミンB_6，B_{12}，葉酸，鉄などを積極的に摂取する．また，加齢に伴い**フリーラジカル***産生が増加し，種々の臓器障害を起こすことが知られている．抗酸化作用を有する栄養素の摂取が少ないと運動機能が低下し，フレイル状態に陥る恐れがあるとされるため，抗酸化作用のあるビタミンA，C，E，セレンは必要量を摂取する．

食塩摂取については，高血圧と生活習慣病の予防のため，目標量は男女とも2015年より0.5g低く設定された．また，高血圧および慢性腎臓病（CKD）重症化予防のための食塩相当量は男女とも6.0g/日未満とした．しかし，高齢者では極端なナトリウム制限（減塩）は食欲低下から食事の摂取不足を招き，フレイルにつながる恐れがあるため，健康状態，病状，食欲をみて対応する．また，重症化予防のためにはカリウムの摂取が望まれるが，腎機能障害や糖尿病に伴う高カリウム血症に注意が必要である．

高齢者は一見，元気そうに見えても予備力が少なく，少し負担がかかるとさまざまな障害が起こりやすい．また個人差も大きいので，年齢だけでなく個々人の特徴に十分な注意が必要である．

用語解説*
フリーラジカル
電子は二つ1組の対の構造で安定するが，不対電子をもつ原子や分子は他の分子から電子を奪って安定しようとする．これをフリーラジカルといい，なかでも電子を奪う傾向が強い「活性酸素」は，必要以上に多くなると生体の構造・機能を障害する．フリーラジカルの発生と，その抵抗性（フリーラジカルを消去する力）のバランスが，健康維持に重要であるが，加齢に伴い抵抗性が低下すると生活習慣病や疾病，障害につながる．

3 望ましい食生活

a 低栄養・サルコペニアの予防

高齢者では活動量の低下や体調不良により，食事の摂取量が低下する．嗜好面の問題も強く現れ，あっさりしたものや濃い味付けを好むようになる．また，一人暮らしや身体が不自由なこと，病状悪化などで買い物や調理が困難となり，同じ食品や，買い置きしやすいパンや，おにぎりなどの主食に偏ったり，1日2食または1食で済ませ菓子類などの間食が増える傾向にある．食事の偏りや炭水化物の過剰摂取から肥満サルコペニアに陥ることも少なくない．1日3食を規則正しく決まった時間にとるようにし，幅広い食品の選択を勧める．高齢者はたんぱく質摂取量の減少，消化吸収能の低下や食後の骨格筋のたんぱく質合成が低下するため，良質のたんぱく質の摂取に加え，ロイシンや筋肉におけるたんぱく質合成に重要な働きをもつとされるロイシンの代謝産物であるHMB*の補給も勧める．

用語解説*
HMB
β-ヒドロキシ-β-メチル酪酸（β-hydroxy-β-methylbutyrate）．アミノ酸の一種であるロイシンを摂取することにより体内で生合成される．HMB1gを体内で生合成するには，約20gのロイシンが必要で，HMBを摂取するほうが効率的であるとされている．ロイシンは運動時の持久力や瞬発力を高め，運動後の筋肉を成長・修復し強化する効果がある．

b 生活習慣病の予防・治療

高齢者はすでにいくつかの病気や生活習慣病をもっていることが多い．慣れ親しんできた味や食習慣にとらわれず，専門医や栄養士の指導を受け，**生活習慣病**の予防，治療に努める．

①肥満の場合は，肥満の是正と血糖コントロールのため，適正な食事量に減らす．食事量の制限によりビタミン・ミネラルが不足しやすいため，油脂や主食，菓子類を減らし，野菜類を十分にとる．血糖上昇予防のため，毎食の栄養バランスに留意する．

②食塩の過剰摂取は高血圧や浮腫を助長し，CKDの進行を招く．食事の味付けを薄くし，汁物，漬物や塩蔵物，加工品の摂取を避ける．また高血圧症の予防のため，野菜や果物，海藻類などカリウムの多い食品の摂取を増やす．
③骨粗鬆症やロコモティブシンドロームの予防のため，活動量を増やすことと併せて，カルシウムを多く含む乳製品や大豆，ビタミンDを多く含む鮭などの魚類やきのこ類，たんぱく質を多く含む肉・魚や卵類の摂取を勧め，骨量・筋肉量の維持・強化のため，１日３食，同じ食品に偏らず栄養バランスのとれた食事をとる．

c 摂食障害のある場合の食事対応

高齢者では咀嚼能力の低下，唾液・胃液の分泌量の減少，咽頭や食道の筋肉萎縮や脳血管障害，神経疾患などにより**嚥下困難**を引き起こすことが多い．咀嚼の問題がある場合は一口大にする，つぶす，繊維を断つなど食材の切り方を工夫する．煮物や蒸し料理など調理法も考慮する．かまぼこを刻んだものや海苔などの口腔内に付着しやすいもの，酸味の強いものは注意する．嚥下障害のある高齢者は，とろみ剤やペースト，ゼリー状のものを利用し，安全な体位で少量ずつ摂取する．

➡経管栄養，経静脈栄養については，４章４節p.160参照．

plus α 必要水分量の求め方

①必要水分量（mL）＝35（mL/kg）×現在の体重(kg)
②必要水分量（mL）＝1（mL/kg）×摂取エネルギー量（kcal）
発熱等で37℃を超えた場合，必要水分量は1℃上昇ごとに150 mL/日増加する．

嚥下食の進め方については，**学会分類2021（食事）早見表**が参考になる（➡p.155表4.3-3）．高齢者の場合，咀嚼能力の低下に応じて「コード４」から「コード3」「コード2」「コード1」へと，咀嚼・嚥下が容易な調理形態に移行できる．逆に，摂食訓練導入や，重症な嚥下障害が疑われる場合は症状の安定を確認し，「コード0」から始め「コード1」「コード2」へと嚥下が難しい食事へ移行する．

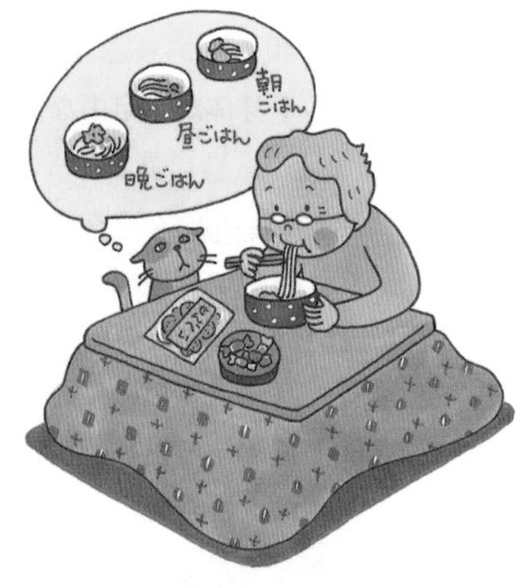

しかし，食事摂取量が以前に比べ，５～７割以下で継続される場合は，低栄養が疑われる．経口摂取だけで十分な栄養補給ができない場合は，経管栄養，経静脈栄養を併用する．長期の経腸栄養患者では，栄養剤のメニューにより銅やセレンなどの欠乏に注意が必要である．

d 脱水予防

高齢者では食事摂取量の低下，嚥下困難，中枢神経機能の低下から脱水に陥りやすい．手足が不自由であるなどの理由によりトイレに行く回数を減らすため，高齢者自ら意識的に飲水を制限することもある．尿量の減少に注意し，１日の尿量を下回らないように水分摂取を勧める．飲水としてコップ３～４杯（1,000mL程度）を摂取する．嚥下困難者は，飲水の摂取は危険であり，ゼリーやとろみをつけた水やお茶を利用する．

plus α 口腔の健康

「健康日本21（第二次）」では疾病予防の観点から，歯の健康に加え，口腔機能の維持・向上（60歳代の咀嚼良好者の割合の増加）を目標の項目に挙げた．
（2012年厚生労働大臣告示）

4 健康日本21

健康日本21（第二次）は，国民の健康増進のため，健康寿命の延伸や生活習慣病の予防などとともに，高齢になっても社会生活を営むために必要な機能の維持・向上を目指して国民健康づくり運動を推進するもので，国（厚生労働省）が，2013（平成25）年度から10年間の具体的な数値目標などをまとめた（表3.3-21）．

表3.3-21　健康日本 21（第二次）

項　目	現　状　⇒	目　標
健康寿命の延伸と健康格差の縮小の実現に関する目標		
健康寿命の延伸	男性　70.42 年 女性　73.62 年　（平成 22 年度）	平均寿命の増加分を上回る健康寿命の増加　（平成 34 年度）
主要な生活習慣病の発症予防と重症化予防の徹底に関する目標		
がん検診の受診率向上　胃がん 肺がん 大腸がん 子宮頸がん 乳がん	男性 36.6% 女性 28.3% 男性 26.4% 女性 23.0% 男性 28.1% 女性 23.9% 女性 37.7% 女性 39.1%　（平成 22 年度）	50% ＊1　（平成 28 年度）
高血圧の改善 収縮期血圧の平均値の低下	男性 138 mmHg 女性 133 mmHg　（平成 22 年度）	男性 134 mmHg 女性 129 mmHg　（平成 34 年度）
脂質異常症の減少 総コレステロール 240 mg/dL 以上 LDL コレステロール 160 mg/dL 以上	男性 13.8% 女性 22.0% 男性 8.3% 女性 11.7%　（平成 22 年度）	男性 10% 女性 17% 男性 6.2% 女性 8.8%　（平成 34 年度）
メタボリックシンドローム 該当者および予備群の減少	1,400 万人　（平成 20 年度）	H20 年比，25%減　（平成 27 年度）
特定健康診査の実施率の向上 特定保健指導の実施率の向上	41.3% 12.3%　（平成 21 年度）	第 2 期医療費適正化計画に合わせる　（平成 29 年度）
社会生活を営むために必要な機能の維持・向上に関する目標（高齢者の健康）		
介護保険サービス利用者の増加の抑制	452 万人　（平成 24 年度）	657 万人　（平成 37 年度）
低栄養傾向（BMI 20 以下）の高齢者の割合の増加の抑制	17.4%　（平成 22 年度）	22%　（平成 34 年度）
足腰に痛みのある高齢者の割合の減少（1,000 人当たり）	男性 218 人 女性 291 人　（平成 22 年度）	男性 200 人 女性 260 人　（平成 34 年度）
高齢者の社会参加の促進 （就業または何らかの地域活動）	男性 64.0% ＊2 女性 55.1% ＊2　（平成 20 年度）	80%　（平成 34 年度）
生活習慣および社会環境の改善に関する目標		
日常生活における歩数の増加 （65 歳以上）	男性 5,628 歩 女性 4,584 歩　（平成 22 年度）	男性 7,000 歩 女性 6,000 歩　（平成 34 年度）
運動習慣者の割合の増加 （65 歳以上）	男性 47.6% 女性 37.6%　（平成 22 年度）	男性 58% 女性 48%　（平成 34 年度）
口腔機能の維持・向上 （60 歳代で咀嚼良好の者）	73.4%　（平成 21 年度）	80%　（平成 34 年度）
歯の喪失防止 （80 歳で 20 歯以上を有する者）	25.0%　（平成 17 年度）	50%　（平成 34 年度）

＊1 胃癌，肺癌，大腸癌は当面 40%，＊2 参考値（何らかの地域活動）
厚生労働省．国民の健康の増進の総合的な推進を図るための基本的な方針．より一部抜粋．

引用・参考文献

1) 中村丁次ほか．ごはんでイキイキ健康ライフ：成人病予防のための10箇条．すこやか食生活協会，1992，（指で読む食生活文庫シリーズ）．
2) 寺本房子ほか編．保健・医療・福祉のための栄養学．第3版．医歯薬出版，2005．
3) 日本小児科アレルギー学会食物アレルギー委員会編．食物アレルギー診療ガイドライン2016（2018改定版）．2018．
4)「授乳・離乳の支援ガイド」改定に関する研究会．授乳・離乳の支援ガイド（2018改定版）．2019．
5) 日本産科婦人科学会，日本産婦人科医会編・監修．産婦人科診療ガイドライン－産科編2020．日本産科婦人科学会，2020．
6) 日本糖尿病学会編．糖尿病食事療法のための食品交換表．第7版．文光堂，2013，p.13．
7) 日本妊娠高血圧学会．妊娠高血圧症候群 新定義・分類 運用上のポイント．2019．
8) 日本糖尿病・妊娠学会．妊婦の糖代謝異常　診療・管理マニュアル．2018．
9) 飯島勝矢ほか．サルコペニア・フレイルUPDATE．臨床栄養．医歯薬出版，2019, 134（5）．
10) 吉田貞夫ほか．栄養ケア・マネジメントQ&A40＋栄養強化おやつレシピ27．ニュートリションケア．メディカ出版，2019，春季増刊．
11) 日本耳鼻咽喉科学会編．嚥下障害診療ガイドライン2018年版．金原出版，2018．
12) 要介護高齢者，フレイル高齢者，認知症高齢者に対する栄養療法，運動療法，薬物療法に関するガイドライン作成に向けた調査研究班．フレイル診療ガイド2018年版．ライフサイエンス出版，2018．
13) 荒井秀典ほか．「サルコペニア診療ガイドライン2017」の要点．医歯薬出版，2018，132（1）．
14) 原田敦ほか．サルコペニア－高齢者包括診療で知っておくべき予防と治療－．診断と治療．診断と治療社，2018,（6）．
15) 葛谷雅文．高齢者の生活習慣修正 栄養管理．日本臨牀，2018, 76（7）．
16) サルコペニア診療ガイドライン作成委員会．サルコペニア診療ガイドライン2017年版．ライフサイエンス出版，2017．
17) 荒井秀典．フレイルの意義．日本老年医学会，2014, 51(6)．
18) Fried, L.P. et al. Cardiovascular Health Study Collaborative Research Group：Frailty in older adults：evidence for a phenotype, J Gerontol A Biol Sci Med, 2001.
19) Xue, Q.L. et al.Initial manifestations of frailty criteria and the development of frailty phenotype in the Women's Health and Aging Study II. J Gerontol A Biol Sci Med, 2008.
20) Chen, L.K. et al.Sarcopenia in Asia: consensus report of the Asian Working Group for Sarcopenia. J Am Med Assoc, 2014.
21) Morley, J.E. et al,Sarcopenia with Limited Mobility：An International Consensas. J Am Med Assoc, 2011.
22) Malmstrom, T.K. et al. SARC-F：a simple questionnaire to rapidly diagnose sarcopenia. J Am Med Assoc, 2013.

重要用語

食文化
食育
エネルギー供給機構
無酸素性の運動
有酸素性の運動
PFC比
グリコーゲンローディング
体液浸透圧
ロコモティブシンドローム
食物アレルギー
偏食
授乳・離乳
先天性代謝異常
摂食障害
体内時計
思春期貧血
鉄欠乏性貧血
神経性食欲不振症（拒食症）
神経性大食症（過食症）
神経伝達速度
基礎代謝率
細胞内水分量
肺活量
栄養過剰状態
生活習慣病
妊婦・授乳婦付加量
つわり
妊娠高血圧症候群（HDP）
妊娠糖尿病（GDM）
除脂肪体重
低栄養
フレイル
サルコペニア
MNA®-SF
脱水

◈ 学習参考文献

❶ **伊藤孝仁監．改訂 6 版 臨床栄養ディクショナリー．メディカ出版，2020.**

栄養学の知識をコンパクトにまとめてある．ライフステージ別の身体的特徴，栄養的特徴，成人期・高齢期における疾患等の対処について詳しく解説されている．「日本人の食事摂取基準（2020 年版）」にも対応．

❷ **北川薫．運動とスポーツの生理学．改訂 4 版，市村出版，2020.**

運動生理学の理解に適したテキスト．生理学的な学習の復習にもなる．

❸ **伏木亨ほか．スポーツと栄養と食品．朝倉書店，1996.**

運動と栄養の関係やその影響の根拠について知ることができる．

❹ 中坊幸弘，木戸康博編．応用栄養学．第 6 版，講談社サイエンティフィク，2020，（栄養科学シリーズ NEXT）.

❺ 手嶋登志子編．介護食ハンドブック．第 2 版，医歯薬出版，2010.

❻ 渡邉早苗ほか編．保健・医療・福祉のための栄養学．第 3 版補訂，医歯薬出版，2017.

❼ 田中清ほか．日本栄養・食糧学会監修．ロコモティブシンドロームと栄養．建帛社，2012.

❽ 葛谷雅人ほか編．高齢者の栄養：はじめの一歩．羊土社，2013.

❾ 葛谷雅人ほか編著．栄養と運動で予防するサルコペニア．医歯薬出版，2013.

❿ 葛谷雅文ほか編．高齢者の栄養スクリーニングツール：MNA ガイドブック．医歯薬出版，2011.

⓫ 若林秀隆．サルコペニアの摂食・嚥下障害．医歯薬出版，2012.

⓬ 若林秀隆編．リハビリテーションに役立つ栄養学の基礎．医歯薬出版，2014.

⓭ 藤島一郎監．嚥下障害ポケットマニュアル．第 4 版，医歯薬出版，2018.

⓮ 日本静脈経腸栄養学会編．静脈経腸栄養テキストブック．南江堂，2017.

⓯ 吉田貞夫編著．高齢者を低栄養にしない 20 のアプローチ：MNA®（簡易栄養状態評価表）で早期発見．メディカ出版，2017.

⓰ 前田圭介著．誤嚥性肺炎の予防とケア：7 つの多面的アプローチをはじめよう．医学書院，2017.

⓱ 日本病態栄養学会編．病態栄養専門管理栄養士のための病態栄養ガイドブック：認定．改訂第 7 版，南江堂，2022.

⓲ 田村佳奈美編著．高齢者の栄養ケア Q&A55 あなたのギモンがスッキリ解決！．ニュートリションケア．メディカ出版，2016，春季増刊.

学習達成チェック

- ☐ 食文化の形成過程を通して，現代日本の抱える食に関する問題点を述べることができる.
- ☐ スポーツ時における望ましい栄養管理の方法について述べることができる.
- ☐ 乳幼児期から青年期における成長発達の特徴に応じた，食事摂取基準の意義，望ましい食生活について述べることができる.
- ☐ 青年期までに規則正しい生活習慣や生活リズムを身につける重要性について説明することができる.
- ☐ 青年期の食事摂取基準量が最も多いことの必要性について述べることができる.
- ☐ 成人期，妊娠・授乳期，高齢期における身体的変化の特徴に応じた，食事摂取基準の意義について述べることができる.
- ☐ 成人期，妊娠・授乳期，高齢期における身体的変化の特徴に応じた，望ましい食生活について述べることができる.
- ☐ 高齢者の低栄養の原因と改善の必要性について述べることができる.
- ☐ 体重の管理が健康管理の目安になる理由について説明することができる.
- ☐ フレイル，サルコペニアについて，説明できる.
- ☐ フレイル，サルコペニア，低栄養の関係が説明できる.
- ☐ 高齢期の食事摂取基準の特徴と望ましい食生活について述べることができる.

4 療養生活と栄養

学習目標

- 検査食の目的と，術前・術後の栄養サポートについて説明できる.
- 手術後の合併症や，回復を促すための食事の工夫について説明できる.
- 化学療法・放射線療法に伴って発生する食事に関する副作用と，回復を促すための食事の工夫について説明できる.
- 成分別栄養管理の利点を説明できる.
- 摂食嚥下障害のある人に対する，安全で栄養バランスのよい食事について説明できる.
- 「経管栄養」と「中心静脈栄養」の目的と，適応となる対象について説明できる.
- 「経管栄養」と「中心静脈栄養」の実施方法やその管理，留意事項を説明できる.

1 治療による回復を促すための食事と栄養管理

1 検査食

検査のための食事は，検査の成否のための前処理として重要である．

a 低残渣食

低残渣食は，大腸疾患診断のための**注腸造影検査・内視鏡検査**や，**腹部血管造影・胆道造影**などの腹部諸検査の前処理として提供される食事である．この検査に際しては，大腸の内容物をできるだけ少なくするために，糞便中の有形残渣*を多くするような食物繊維，脂肪の多いもの，その他消化しにくいものを極力制限しなければならない．消化吸収が速やかに行われる食材を使用し，十分な水分を補給する．注腸検査食として１日分がセットになったものも市販されている．

禁止するもの

- 繊維の多いきのこ類，海藻類，野菜，果物など
- 消化しにくい肉，魚，乳製品，油脂類など
- コーヒー，煎茶などカフェインを含む飲み物，炭酸飲料，果肉入りジュース，牛乳
- 香辛料（わさび，唐辛子）などの刺激物
- アルコール，喫煙

b 甲状腺機能検査食

甲状腺の病気の検査や治療に，放射性ヨウ素が使われる．甲状腺がヨウ素を取り込む特性を利用して検査や治療が行われるが，食事からヨウ素を摂取してしまうと甲状腺にヨウ素が取り込まれにくくなるため，食事からのヨウ素を制限する必要がある．制限は１～２週間前から行う．制限期間や制限量については，医師の指示に従う．

外食や調理済みの惣菜類は，使用食品や調味料が不明なため，極力控える．特に和食には注意が必要である．

医薬品，経腸栄養剤，栄養補助食品（サプリメント），人工着色料（赤色３号*，赤色105号*），清涼飲料水，インスタント食品などにもヨードを含むものがあり注意が必要である．成分表示を確認し，医師，薬剤師，看護師，管理栄養士・栄養士などの助言を受ける．成分内容の確認ができないものについては禁止する．

禁止するもの

- 海藻類（昆布，わかめ，のり，ひじき，もずくなど）
- 昆布加工品（昆布茶，おぼろ昆布，昆布の佃煮など）
- 昆布エキスを含んだ食品（昆布だし，めんつゆ，だし入り味噌など）
- ヨード卵

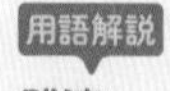

*

残渣

一般には，ろ過などの後に残った不溶物，残りかすのこと．医療現場では，口腔内や消化器内の食物残渣を指すことが多い．

plus α

ヨードを含んだ主な薬品

うがい薬，甲状腺ホルモン薬，ヨウ素製剤，消化性潰瘍治療薬，風邪薬など．

用語解説*

人工着色料赤色３号

食品用途では，洋菓子や魚肉練製品（かまぼこ，ソーセージなど），漬物（福神漬け，紅生姜，梅干しなど），チェリー缶詰などに添加されている．アメリカなどでは食品への使用禁止．

人工着色料赤色 105 号

ナトリウム塩は，食用赤色 105 号として食品添加物に指定されている．

2 周術期

手術時における栄養サポートの目的は，術後合併症の発生を予防し，早期回復を目指すことである．

1 術前の栄養管理

施行する手術の大きさにもよるが，手術前，体力的に手術に耐えられるかどうかの**栄養アセスメント**を行う．術前の栄養アセスメントには，総合的に栄養評価を行う指標（予後判定）としてBuzbyらのPrognostic Nutritional Index（**PNI**）や，岩佐，佐藤，小野寺，東口らの**予後判定基準**がある（表4.1-1）．これらにより術後合併症の危険が予測される場合は，術前に栄養サポートを行う必要がある．特に消化器系のがんの場合，消化管の通過障害のために低栄養状態であるとか，嘔吐や下痢のために脱水や電解質異常があると，術中・術後合併症が起こりやすいので改善しておく必要がある．

また，栄養障害の程度により中等度以上に栄養障害に陥っている場合は，**中**

表4.1-1　予後判定の指数

PNI（Prognostic Nutritional Index）（Buzbyら，1980）
PNI（%）＝158 −（16.6 × Alb）−（0.78 × TSF）−（0.22 × TFN）−（5.8 × DH）
Alb：血清アルブミン（g/dL）
TSF：上腕三頭筋部皮下脂肪厚（mm）
TFN：血清トランスフェリン（mg/dL）
DH：遅延型皮膚過敏反応（PPD，mumps，SK-SD，Candida）
0＝反応なし
1＝1反応で0.5mm未満の浸潤を伴う
2＝1反応以上で0.5mm以上の浸潤を伴う
PNI≧50%：high risk
40%≦PNI＜50%：intermediate risk
PNI＜40%：low risk

NAI（食道癌に対する栄養評価指数，Nutritional Assessment Index）（岩佐正人，1983）
NAI＝（2.64 × AC）＋（0.6 × PA）＋（3.7 × RBP）＋（0.017 × PPD）− 53.8
AC：上腕周囲長（cm）
PA：プレアルブミン（mg/dL）
RBP：レチノール結合たんぱく（mg/dL）
PPD：ツベルクリン反応で長径×短径（mm^2）
NAI≧60：good
60＞NAI≧40：intermediate
40＞NAI：poor

NRI（胃癌患者に対する栄養学的手術危険指数，Nutritional Risk Index）（佐藤真，1982）
NRI＝（10.7 × Alb）＋（0.0039 × TLC）＋（0.11 × Zn）−（0.044 × Age）
Alb：血清アルブミン（g/dL）
TLC：総リンパ球数（$/mm^3$）
Zn：血清亜鉛濃度（μg/dL）
Age：年齢
NRI＜55：high risk
NRI≧60：low risk

StageⅣ消化器癌およびStageⅤ大腸癌患者に対するPNI（小野寺時夫，1984）
PNI＝10 × Alb ＋ 0.005 × TLC
PNI≦40：切除・吻合禁忌

消化器癌に対するPNIr（東口髙志，1987）
PNIr＝− 0.147 × 体重減少率 ＋ 0.046 × 身長体重比 ＋ 0.010 × TSF ＋ 0.051 × ヘパプラスチンテスト
PNIr≧10：合併症なし
10＞PNIr≧5：移行帯
5＞PNIr：合併症必発

4 療養生活と栄養

心静脈栄養（total parenteral nutrition：**TPN**）や，**末梢静脈栄養**（peripheral parenteral nutrition：**PPN**）を積極的に施行しなければならない．術前の栄養治療の適応に関して，2002（平成14）年に発表されたアメリカ静脈経腸栄養学会（ASPEN）のガイドラインでは，「消化管の大手術を受ける患者において中等度ないし高度の栄養障害がある場合，手術を遅らせても問題がないときには術前に7～14日間の栄養療法を実施する：推奨度A」とされている．

➡ 経静脈栄養，経管栄養については，4章4節p.160参照．

a 栄養サポートの方法

栄養サポートの方法は，食欲の有無も含め経口摂取に問題があるかどうか，消化管の通過障害があるかどうか，その状態はどの程度のものかなどにより違ってくる．栄養の必要量，食欲を増す調理上のテクニックなどの具体的方法については管理栄養士・栄養士に相談するとよい．

①経口的に問題がない場合は，栄養バランスのよい食事で積極的に栄養状態を改善する．

②食欲がない場合や，消化管の通過障害はあるものの流動形態のものは通過可能であるなどの場合は，**経腸栄養剤**を経口または経管にて投与する．

③通過障害が高度な場合は，通過障害が起きている所より先に管を入れ経腸栄養剤を投与するか，中心静脈栄養を適用する．

b 免疫能を改善する栄養管理

術後の感染性合併症の減少を考慮し，immunonutrition*（イムノニュートリション）という栄養管理が行われるようになった．これは免疫力を高めるとされるアルギニン，グルタミン，n-3系脂肪酸，核酸などを多量に含んだ経腸栄養剤（免疫賦活栄養剤）を術前から投与することにより，生体防御力を高め，術後の合併症を減少させるといわれており，その有用性が欧米の臨床試験で報告されている．しかし，日本ではまだエビデンスが乏しく，日本人への適応について科学的解明が求められている．

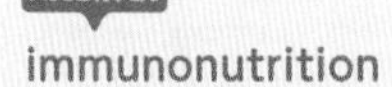

用語解説*

immunonutrition

immune（免疫）とnutrition（栄養）の造語で，免疫栄養の意味になる．

2 術後の栄養管理

手術により消費エネルギーが亢進する．中等度の手術では消費エネルギーが安静時の5～10%増，高度の手術では20%増となるので，**通常より多くの栄養**を摂らなければならない．また手術直後は，手術侵襲によって引き起こされる電解質や代謝の異常，水の出納などを速やかに補正し，全身状態の改善を図らなければならない．

術後の経口摂取開始は，手術部位，手術侵襲の大きさ，術式などによりさまざまである．術後，経口摂取が可能になり，ある程度の栄養量が摂取できるようになるまでは，中心静脈栄養，末梢静脈栄養や**経腸栄養**（enteral nutrition：**EN**）の栄養サポートが必要である．

plus α

手術後の身体変化

手術侵襲によりサイトカインやホルモンが分泌されるために，エネルギー消費量や体たんぱく質の分解が亢進される．また，体内に水分がたまりやすい，血糖値が高くなりやすいなどの生体反応も起こりやすくなる．

1 術後のエネルギー・たんぱく質の必要量の計算

a エネルギーの必要量

①体重と身長から基礎エネルギー消費量（basal energy expenditure：

BEE）を求める.

▶ **ハリス-ベネディクト（Harris-Benedict）の算出式***

男性＝66.5＋［13.75×体重（kg）］＋［5.0×身長（cm）］－［6.75×年齢（歳）］

女性＝655.1＋［9.56×体重（kg）］＋［1.84×身長（cm）］－［4.67×年齢（歳）］

用語解説*
ハリス-ベネディクトの式
基礎代謝量を算出する式として広く利用されているが，欧米人を対象に作成されたものなので，日本人に当てはめると実際よりも高めに算出される傾向にあることに注意する.

②基礎エネルギー消費量に活動係数およびストレス係数を乗じ，必要エネルギーを求める（表4.1-2）.

b たんぱく質の必要量

たんぱく質の利用効率は，エネルギー摂取量の影響を受ける（エネルギー不足状態では，たんぱく質はエネルギー源として利用されるため利用効率が低下する）．また，精神的ストレス，発熱，手術，外傷，感染症などにより，たんぱく質必要量は増加する（表4.1-3）．たんぱく質の必要量を算出する方法は

表4.1-2 活動係数およびストレス係数

	状 態	係 数	適応例
活動係数	寝たきり	1.0～1.1	
	ベッド上安静	1.2	
	ベッド以外での活動	1.3	1日1時間程度の歩行
	低い（身体活動レベルⅠ）	1.4～1.6	1日2時間程度の歩行や立位での活動
	ふつう（身体活動レベルⅡ）	1.6～1.9	1日2時間程度の歩行および筋肉活動
	高い（身体活動レベルⅢ）	1.7～2.2	1日2時間程度の歩行および重い筋肉活動
ストレス係数	手術（術後3日間）軽度	1.2	胆嚢・総胆管切除，乳房切除
	中等度	1.4	胃亜全摘，大腸切除
	高度	1.6	胃全摘，胆管切除
	超高度	1.8	膵頭十二指腸切除，肝切除，食道切除
	肝移植	1.2	
	臓器障害	1臓器につき0.2増加	
		1.2	
	4臓器以上	2.0	
	骨髄損傷	0.8～0.9	
	外傷 骨折	1.35	
	筋肉	1.25～1.5	
	頭部損傷	1.6	
	複合外傷	1.5～1.7	人工呼吸器使用の場合
	ステロイド剤使用	1.6～1.7	
	褥瘡	1.2～1.6	
	感染症 軽度	1.2～1.5	流行性感冒など
	重症	1.5～1.8	敗血症など
	がん	1.1～1.3	
	発熱	36℃から1℃上昇ごとに0.2増加	
	37℃	1.2	
	38℃	1.4	
	39℃	1.6	
	40℃以上	1.8	

日本病態栄養学会編．病態栄養ガイドブック．改訂第6版，南江堂，2019，p.56，一部抜粋.

4 療養生活と栄養

表4.1-3　たんぱく質必要量基準

	窒素（g/kg）	窒素（g/日）	エネルギー/窒素 (NPC/N) ＊1	たんぱく質/体重 (g/kg/日)
健常成人	0.08～0.13	5～9	225	0.93
内科的病態（発熱・外傷なし）	0.13～0.17	9～12	165	1.1
外科的病態（合併症なし）	0.17～0.25	12～18	175～185	1.1～1.6
異化亢進の病態	0.25～0.65	18～48	120～200＊2	1.6～4.2

＊1　投与エネルギー量（kcal）÷〔エネルギー（kcal）/窒素（g）〕＝窒素必要量（g）
＊2　経静脈栄養時：120～200，経腸栄養時：120～150.
日本病態栄養学会編．病態栄養ガイドブック．改訂第6版．南江堂．2019，p.58.

いくつかあり，病態に応じたエネルギー窒素比（NPC/N）から算出する方法もある．

たんぱく質の必要量を算出する方法

▶ i　**体重1kg当たりの窒素必要量から算出**

窒素必要量(g)＝窒素量(g/kg)×体重(kg)

たんぱく質必要量(g)＝窒素必要量(g)×6.25

▶ ii　**エネルギー窒素比から算出**

＊エネルギー窒素比（NPC/N）は一般的に150～200に設定

窒素必要量(g)＝エネルギー必要量 ÷ エネルギー窒素比(NPC/N)＊

たんぱく質必要量(g)＝窒素必要量(g)× 6.25

▶ iii　**体重1kg当たりのたんぱく質量から算出**

たんぱく質必要量(g)＝たんぱく質(g/kg)×体重(kg)

C たんぱく質摂取量の過不足

臨床では一般的にたんぱく質の必要量を窒素出納により評価する方法がとられている．マイナスの場合は体たんぱくの崩壊などの異化作用があることなど栄養摂取量の妥当性が評価できる．窒素出納の目標値は通常1～3gである．

窒素出納(g)＝〔たんぱく質摂取量(g)÷6.25〕－〔尿中窒素量(g/24時間)＋4(g)＊〕

＊便や汗など尿以外からの窒素喪失量を4gとして加える．

2 胃切除後の食事

手術後の栄養サポートの例として，胃切除後の食事について述べる．

術後しばらくは中心静脈栄養や末梢静脈栄養で栄養管理を行う．縫合不全のないことや，吻合部の通過状態を確認した後，経口摂取を開始する．経口摂取は流動食から開始し，三分粥，五分粥，全粥と進めていくが，十分な量が確保できるまでは，経静脈栄養を継続する．また，経腸栄養剤を食事と併用させるのもよい．１回の食事分量は少ししかとれないので，少量頻回食（例：１日５～６回食）にする．

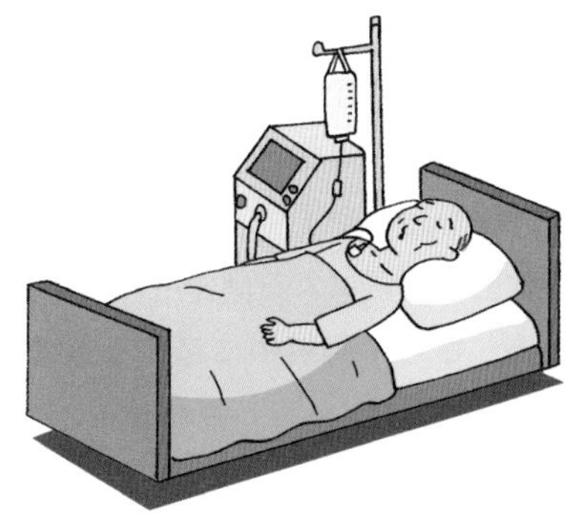

a 術後の合併症とその対応

❶**縫合不全**　絶食，中心静脈栄養または末梢静脈栄養にする．

❷**吻合部通過障害**　絶食または流動食とし末梢静脈栄養にする．

❸**早期ダンピング症候群***　低糖質，高たんぱく質，高脂肪食にする．

❹**後期ダンピング症候群***（**低血糖症状**）　砂糖・あめなどの糖質をとらせる．

❺**逆流性食道炎**　食後しばらくは臥位にならない．

❻**残胃胃炎**　刺激の少ない食事にする．

3 化学療法時，放射線療法時

化学療法，放射線療法ともに，肉体的にも精神的にも苦痛を伴う治療である．病気に対する心配や不安によるストレス，手術による後遺症，化学療法，放射線療法の治療による**副作用**などにより食欲が低下する．化学療法時，放射線療法時の治療に伴って発生する食事に関する障害には共通点が多く，食事対応もほとんど同じである．

これらを少しでも緩和させるためには周りの理解と協力，温かい励ましが必要である．特に精神的苦痛を和らげることは，副作用の出現の有無や，症状の強弱にも影響を与える．患者が副作用に対してどのように受け止めているかを知り，不安を取り除き，積極的に治療が継続できるよう援助するのは医療スタッフの努めである．医師，看護師，医療技術者がチームを組み，治療に当たらなければならない（チーム医療）．栄養療法においては，専門多職種によるNST*がチームで栄養管理に当たる．

1 化学療法時の食事に関わる副作用

悪性腫瘍に対し，抗がん薬を投与する化学療法が行われる．この治療は，抗がん薬により正常細胞をも傷害してしまうために種々の副作用が出現する．副作用の症状は一様ではなく，抗がん薬の種類や投与方法に，個人により違いがある．

副作用は，投薬中断中は改善されることが多い．抗がん薬は間欠的に投与されるので，中断中にしっかり栄養をとり体力をつけるようにしたい．副作用が強く，十分に食事がとれないときは，経口摂取以外の栄養補給を検討すべきである．

2 放射線療法時の食事に関わる副作用

放射線照射による細胞や組織に対する影響は，細胞や組織の種類，細胞のお

用語解説*

早期ダンピング症候群

胃切除のために食物の貯留機能が失われ，炭水化物が急速に小腸に送り込まれることで食後に冷や汗，動悸，めまいなどを生じる．腹痛，下痢，嘔吐などの症状を伴うこともある．

後期ダンピング症候群

食後２～３時間後に起こる．原因は，急速に腸管からの炭水化物の吸収が多くなると高血糖になり，インスリンが過剰に分泌され，その結果，逆に低血糖になってしまうこと．

用語解説*

NST

栄養サポートチーム（nutrition support team）．医師・看護師・薬剤師・管理栄養士・臨床検査技師・言語聴覚士・理学療法士・歯科衛生士・医療ソーシャルワーカーなどの多職種のメンバーでチームを組み，各スタッフが専門分野の知識や技術を出し合い，患者の栄養状態の評価・判定を行いながら適正な栄養補給・栄養改善を図る専門チーム．

（➡p.47 参照）

かれた状態により異なり，また**放射線に対する感受性**も違う．この感受性の違いが副作用の発現に影響するため，個人差が大きい．副作用は照射方法・照射部位・照射線量などによっても違い，特に消化器に照射する場合は食事に関する障害が起きやすい．

放射線療法による副作用には，全身的なものと局所的なもの（皮膚障害）がある．さらに照射中に起こるものと，照射後６カ月以上経って起こる副作用（晩期障害）がある．疲れやすい，食欲がない，**放射線宿酔**（しゅくすい）*の症状は照射中に起こる．また，照射部位によっては骨髄で血液細胞をつくる能力が低下し，貧血，白血球減少，血小板減少といった造血器障害が起こる．食事に関する障害は放射線照射期間中に起こるものがほとんどである．

放射線療法中は，心身に受けるストレスや，照射により傷害を受けた正常細胞の修復などのために，**普段よりも栄養を摂らなければならない**．いろいろ工夫をしながら食事をとり，体力の維持に努める．十分に栄養補給ができなければ全身の栄養状態が悪くなり，治療効果に及ぼす影響も大きい．副作用により食事を経口摂取することが困難な場合は，経鼻からの経腸栄養や，経静脈栄養などの栄養管理を検討する．

用語解説*
放射線宿酔
二日酔いのような症状．放射線の照射により化学反応を起こし，過酸化物質が多量に発生する．これを肝臓で処理するが，肝臓が疲れてくると処理されず過酸化物質が蓄積する．さらに血液中の炎症細胞からヒスタミン系の物質が出てアレルギー反応を呈する．これらは放射線照射の早期に出現しやすい．

3 食事摂取上，問題となる副作用

化学療法時や放射線療法時の副作用発現の有無や症状の強弱には，個人差がある．その個人差は治療による違いもあろうが，精神的安定度による違いも大きい．また，日によっても違いがある．

❶悪心（嘔気），嘔吐　症状の程度は個人差が大きく，特に食事のときに起きやすい．現在は制吐薬によりかなり抑制できるようになった．薬剤で緩和しながら治療する．

❷口内炎，咽頭炎，食道炎　粘膜の発赤，びらんなどの炎症により食べ物の咀嚼が十分にできない，食べ物がしみるなどの症状の訴えが多い．その他に，食べ物が飲み込みにくくなり，飲み込むときに痛みも伴う．飲み込みが悪くなると誤嚥を起こしやすくなる．放射線治療では，長期的な経過にも注意が必要である．

❸味覚障害・口腔内の乾燥　化学療法，放射線療法において発生機序はいろいろであるが，味覚障害は多発する．抗がん薬には亜鉛キレート作用をもつ薬剤があり，亜鉛が過剰に排泄され，体内の亜鉛が欠乏する．亜鉛は味蕾細胞に関与しており，亜鉛の欠乏は味覚減退を引き起こすといわれている．放射線療法では，照射により唾液分泌が減り，口腔内が乾燥することで味覚障害が生じるといわれている．

味覚障害の症状は「味を感じない」ほか，「味を強く感じる」「何を食べても同じ味」「何を食べても苦い」などさまざまで，症状に応じた対応が必要である．

plus α
亜鉛キレート作用をもつ食品添加物
ポリリン酸：体内から亜鉛を排泄する．結着剤，品質改良剤として添加されている．練り製品，清涼飲料水などに入っている．
フィチン酸：亜鉛の吸収を悪くさせる．変色・変質防止剤として添加されている．漬物，しょうゆ，パンなどに入っている．玄米などの自然食品にもフィチン酸が含まれている．

❹下痢，便秘　必要以上に神経質になり過ぎることはよくないが，下痢，便秘

とも長く続くようであれば全身の栄養状態が悪くなるので，その症状（特に便秘の場合は弛緩性か緊張性か）を的確に診断し，対応しなければならない．また，肛門周辺は清潔に保ち，肛門近傍から菌が入らないよう注意する．

4 副作用への対応と食事の工夫

化学療法時や放射線療法時に発生する副作用により，十分な栄養補給ができず全身の状態も悪化する．体重の減少，低たんぱく血症，嘔吐・下痢による脱水，肝機能障害，腎機能障害，消化管の障害による消化吸収機能の低下などが起こる．

栄養管理の方法としては，症状の状態を確認する⇒栄養アセスメントを行う⇒栄養の補給法を決定し，実施する⇒その後，症状の確認に戻り，これらを繰り返し行いながら適正な栄養補給を行う．治療効果を上げるためにも副作用を

➡ 栄養アセスメントについては，1章3節p.47参照．

表4.1-4 症状に合わせた食事のとり方

症状	食事のとり方
悪心（嘔気） 嘔　吐	•見た目で食欲をそそるもの（食材・盛付けなど），場所の雰囲気など心理面に配慮する． •食事は型にはめず，食べたいものを食べたいときに自由に食べる． •豆腐，卵豆腐，アイスクリーム，プリン，ゼリーなど冷たくて喉ごしのよいものをとる． •においの強いもの，生臭いものは悪心を引き起こすので避ける．
口内炎 咽頭炎 食道炎	•口腔内を傷つけないように気をつけ，頻回にうがいをして口腔内を清潔に保つ． •軟らかで口当たりがよく，さっぱりしたものにする． •酸味，塩味，甘味の強いものは炎症部に刺激を与えるので避ける． •食事は熱すぎないもの，冷たすぎないものにする．
唾液の減少 口腔内の乾燥	•口の中が乾燥しないよう頻回にうがいをする． •口内を傷つけないように角を取った氷片を口に含む，頻回にお茶などで水分をとる，あめをなめるなど，常に口腔内を湿らせておく． •食事のときは味噌汁，スープなどの汁物を添える．汁物の塩分を多くとりたくない場合は，お茶や水を飲みながら食事をとる． •口腔内に炎症がない場合は，梅干しやレモン，酢の物など酸味のあるものをとる．
嚥下困難	•軟らかいものにする．形が大きいものは刻むなどする． •片栗粉などで料理にとろみをつけ，喉の通りをよくする． •むせないようにゆっくり少量ずつ食べる．水気のものがむせる場合はとろみをつける． •むせがひどいときは，無理して食事をとると誤嚥するので注意する．明らかに嚥下障害がある場合は，経口摂取以外の栄養補給を検討しなければならない．
味覚障害	•栄養バランスのとれた食事とし，全身の栄養状態をよくする． •亜鉛を含む食品をとる．逆に亜鉛キレートを含む食品添加物の入った加工食品は避ける． •塩分を苦く感じたり，金属味がしたりするので，塩味を控え，だしで旨みを出す． •甘味を強く感じるので，砂糖，みりんなどを控える． •味を感じにくい場合は，味付けを濃くする．カレー粉，からし，胡椒など香辛料を効かせる．
下　痢	•こんにゃく，海藻，きのこ，食物繊維の多い野菜などは避け，消化のよいものにする． •乳糖の多いものは下痢を誘発する可能性があるので控える． •油料理，脂肪を多く含むものは避ける． •脱水にならないよう水分は十分に補給する． •温かい料理とし，冷たい料理やアイスクリームなどは避ける． •香辛料，アルコール，濃いコーヒー，濃いお茶は避ける．
便　秘	•野菜や果物など食物繊維の多いものをとる． •水分を多めにとり，腸からの水分吸収を増やす． •乳酸菌やビフィズス菌の入ったヨーグルトなどをとり，腸の働きをよくする．

克服し，全身の栄養状態を改善しなければならない．全身の栄養状態をよくすることが副作用を緩和するともいわれている．食事に関する副作用で特に患者に苦痛を与えるのが，嚥下障害，口渇，味覚障害が起こることである．これらの障害はさらなる食欲低下，栄養状態の低下を引き起こし，治療効果に及ぼす影響が大きい．

具体的な必要栄養量，望ましい食事のとり方，副作用に合わせた食事の工夫などについては管理栄養士・栄養士に相談するとよい．食事はできるだけ経口摂取を勧めるが，経口摂取が不可能な場合は経腸栄養，経静脈栄養などで栄養補給することも必要である．

a 望ましい食事のとり方

①主食（ご飯，パン，麺類など），主菜（肉，魚，卵，大豆製品，乳製品），副菜（野菜，海藻）を組み合わせ，**栄養バランスのよい食事**にする．

②食事の１回量が少ない場合，**間食**で不足分の栄養を補う．ティータイムなどは人との語らいにもなり気分転換にもなる．

③食事はゆったりした気分でとる．食事の場所，テーブルセッティング，食器などを変えてみるだけでも食欲が違ってくる．

表4.1-4（p.147）に，症状に合わせた食事のとり方を示す．

2 栄養成分別のコントロール食

病院における食事は，**一般食**と**特別食**に分けられる（表4.2-1）．厚生労働省の通達「入院時食事療養費に係る食事療養及び入院時生活療養費に係る生活療養の実施上の留意事項について」（最終改正令和２年３月５日）のもと，一般食は患者個々に算定された医師の発行する食事箋または栄養管理計画に基づいて，また特別食（治療食，無菌食および検査食）は医師の発行する食事箋に基づき，提供されている（図4.2-1）．

表4.2-1　病院食の分類

一般食	普通食（常食ともいう）
	軟食（全粥，五分粥など）
	流動食（重湯，牛乳，スープなど残渣のないもの）
特別食	加算食*（糖尿食，腎臓食など）
	非加算食（嚥下困難食，離乳食など）

＊　社会保険診療報酬において特別食加算が付く食種．

ほとんどの病院での食事箋の運用は，糖尿病であれば糖尿病食，腎不全であれば腎不全食というように，病名と食事名を対応させ，医師が指示を出しやすく，看護者にもわかりやすい方式をとっている．そのためには，事前に栄養委員会で糖尿病食の栄養基準を定めて，例えば糖尿病食1,200kcal，糖尿病食1,400kcalなど，必要と思われる食種を作成しておかねばならない．このような食事の指示（食事箋）を出す方式を**疾患別栄養管理**といい，これらの食種の栄養基準をまとめた帳票を**約束食事箋**という．

しかし，病名よりも病態を対象として考え，種々の栄養素を病態の変化に合わせて増減することが，臨床栄養の現場には求められている．さらに患者自身にも，より病態に合った食事が提供されることにより，食事の自己管理の重要

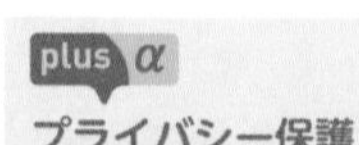

プライバシー保護

患者の個人情報である病名が食事名に出る疾患別栄養管理は，プライバシー保護の面から，検討される可能性がある．

食 事 箋　　　　年　月　日作成

氏 名		性 別	男性 ・ 女性	病 名	
年 齢	歳	身 長	cm	体 重	kg
室 名	階		病棟		号室
区 分	1 開始　2 変更　3 停止　4 退院				
年月日	年 月 日 朝 ・ 昼 ・ 夕から		年 月 日 朝 ・ 昼 ・ 夕まで		
食 種	一般食（常食・軟食）　エネルギーコントロール食　脂質コントロール食 たんぱく質コントロール食　小児のたんぱく質コントロール食 経管流動食　検査食 その他（　　　　）				
指示事項	エネルギー　kcal	たんぱく質　g	脂質　g	塩分　g	
	（禁忌食品・その他）				
医師		管理栄養士（栄養士）		看護師	

食事箋とは，患者の性，年齢，体位，身体活動レベル等によって算定された栄養補給量を定めるもので，医師が発行する．

図4.2-1　成分別栄養管理方式での食事箋の例

性が理解しやすくなることなどが考えられる．このような考え方から，例えば，「エネルギー1,600kcal，たんぱく質60g，塩分6g」というように栄養組成を食事の名称として指示を出す方式が採用され始めた．

この方式において，何種の栄養素を指示するのかを考えると，栄養計算に用いる「日本食品標準成分表 2020年版（八訂）」の成分項目が54項目あるので，最高では54項目となるが，医師が食事箋でこの54項目すべてを指示することは非現実的である．そこで，一般的には，三大栄養素〔炭水化物（糖質），たんぱく質，脂質〕と水分や一部の電解質を基本とした，エネルギーコントロール食，たんぱく質コントロール食，脂質コントロール食，水・電解質コントロール食程度の分類を作り，エネルギーや主な栄養素によって食種を分別するシステムがとられている．これを**成分別栄養管理**という．

➡ 日本食品標準成分表については，2章1節p.69参照．

成分別栄養管理では，例えば，脂肪肝や肥満症の患者に，従来は「糖尿病食1,400kcal」の名称の食事が出ていたものが，「エネルギーコントロール食1,400kcal」となり，病態に沿った食事名となり，糖尿病でない患者に糖尿病食が出るという矛盾がなくなる．また，脂肪肝食や肥満症食を新たに作る必要がなくなるメリットもある．

疾患別栄養管理と成分別栄養管理での主な食種の対応は，表4.2-2のとおりである．

表4.2-2　疾患別栄養管理の食種と成分別栄養管理との対応

疾患別食種名	成分別栄養管理				
	エネルギーコントロール食	たんぱく質コントロール食	脂質コントロール食	塩分コントロール食	疾患名で対応
糖尿病食	○				
腎臓病食		○			
ネフローゼ食		○			
透析食		○			
心臓病食＊2	○			○	
高血圧食＊2	○			○	
肝臓病食＊1	○	○	○		
膵臓病食			○		
脂質異常症食＊2	○		○		
貧血食＊2	○				○
胃潰瘍食					○
術後食					○
痛風食＊2	○				○

＊1　疾患別栄養管理での肝臓病食は，細分すると，急性肝炎食，慢性肝炎食，肝硬変食，肝不全食，閉鎖性黄疸食などになる．そのため，病態の違いから成分別栄養管理で対応するコントロール食が異なるので，○印が複数存在することになる．

＊2　○印が複数存在する食種は同様の理由による．

1 エネルギーコントロール食

エネルギーをコントロールすることが最も有効な病態に適応するもので，多くの疾患の治療食として使用される．1日の総摂取エネルギー別に調整された食事で，各エネルギーごとに，たんぱく質，脂質，炭水化物（糖質），ビタミン，ミネラル（無機質）のバランスを考えたものとなっている．

コンテンツが視聴できます(p.2参照)

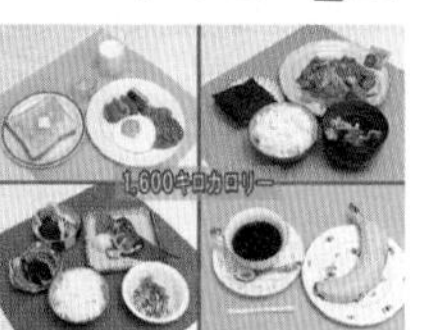

●エネルギーコントロール食〈動画〉

a 適応疾患

❶制限的に用いる場合　糖尿病，肥満症，脂肪肝，急性肝炎，高トリグリセライド血症，心臓病※など．

❷一般食の栄養基準程度の場合　慢性肝炎，肝硬変（代償期）※，高血圧症※，痛風，貧血など．

❸高エネルギー食として用いる場合　甲状腺機能亢進症，神経性食思不振症など．

※塩分制限も必要とする．

b 医師によるエネルギー量の指示

「**糖尿病食事療法のための食品交換表**」を重視した場合では80kcal刻みが望ましいが，細かくなるので，100kcal刻みや200kcal刻みを採用する病院が多い．

➡ 糖尿病の栄養食事療法については，5章2節p.186参照．

200kcal刻みとした場合の栄養基準例は，表4.2-3のとおりである．

表4.2-3 エネルギーコントロール食の栄養基準の例

エネルギー（kcal）	たんぱく質（g）	脂質（g）	炭水化物（g）
800	60	20	100
1,000	60	25	135
1,200	60	30	170
1,400	60	35	210
1,600	70	45	230
1,800	70	50	270
2,000	75	60	290
2,200	80	65	320

表4.2-4 たんぱく質コントロール食の栄養基準の例

たんぱく質（g）	エネルギー（kcal）	脂質（g）	炭水化物（g）
20	1,400	30	260
30	1,600	40	280
40	1,800	50	300
50	1,900	55	300
60	2,000	55	320
70	2,100	60	320

2 たんぱく質コントロール食

主として腎疾患に使用される，1日の給与総たんぱく質量を調整した食事である．

低たんぱく質にもかかわらず高エネルギーを必要とするため，でんぷん食品（粉あめなど）やMCT（中鎖脂肪酸➡p.24参照）製品を用いることが多い．

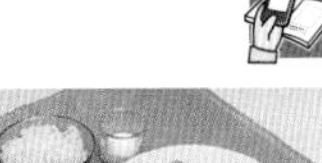

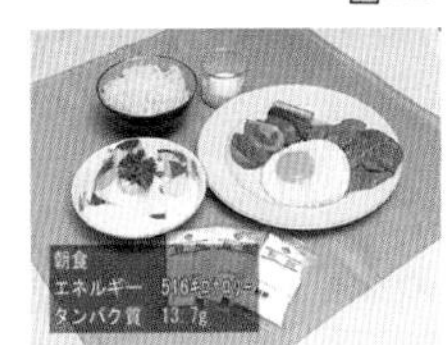

●たんぱく質コントロール食〈動画〉

a 適応疾患

❶制限的に用いる場合 肝硬変非代償期，肝不全，慢性腎不全，急性腎不全，糸球体腎炎，糖尿病性腎症など．

❷一般食の栄養基準程度の場合 ネフローゼ症候群，透析，低栄養など．

注1：高たんぱく食は通常設定せず，エネルギーコントロール食で代用する．

注2：塩分制限（6g未満，5g未満，3g未満，付加塩分0g）も同時に選択できるように食事箋を設定しておく．また，カリウム，リン，水分の制限指示もできるように設定しておく．

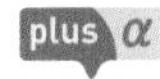

低たんぱくご飯

ご飯のたんぱく質を減らし，副食を充実させるために使う．普通のご飯の1/50にまでたんぱく質を減らした商品もある．同時にカリウム，リンも大幅に減っており，腎不全の食事療法に適したものである．

b 医師によるたんぱく質量の指示

「日本腎臓病学会ガイドライン」に沿って20～70gで10g刻みで指示されることが多い．栄養基準例は表4.2-4のとおりである．

3 脂質コントロール食

脂質の量を制限しながら，適切なエネルギーが摂取できるように配慮したコントロール食である．医師は，脂質量とエネルギー量を指示することになる．

栄養基準の例および適応疾患は，表4.2-5のとおりである．高トリグリセライド血症*で，エネルギー過剰と炭水化物過剰については，エネルギーコントロール食を用いる．高コレステロール血症については，コレステロール量は200mg/日未満とし，多価不飽和脂肪酸を多く含む魚料理などを積極的に取り入れる工夫をする．

用語解説 *

高トリグリセライド血症

高中性脂肪血症．血清のトリグリセライド（中性脂肪）が150mg/dL以上を診断基準とする．中性脂肪は，トリグリセライド・ジグリセライド・モノグリセライドの総称であるが，中性脂肪のほぼ90％はトリグリセライドが占めているので，中性脂肪とトリグリセライドは同義語として使用されている．

表4.2-5　脂質コントロール食の栄養基準および適応疾患の例

脂質（g）	エネルギー（kcal）	たんぱく質（g）	適応疾患
5～10	1,000	30	急性膵炎食事開始時，胆石症，閉塞性黄疸
20	1,400	50	胆石症，閉塞性黄疸，高コレステロール血症
30	1,800	60	胆石症，閉塞性黄疸，高コレステロール血症，慢性膵炎
40	2,000	70	慢性膵炎（安定期），高トリグリセライド血症

4 水・電解質コントロール食

水およびナトリウム，カリウム，カルシウム，塩素などの電解質の喪失時には，輸液による管理がなされる．食事に関しては，原疾患に有効な食事療法がある場合には，その栄養基準に沿った上で，水分や，不足または過剰の電解質（低ナトリウム血症や高カリウム血症は特に注意が必要）を調整した食事を提供する．

一般的には，ナトリウムを調整した塩分コントロール食が使用されることがあるが，他のコントロール食において塩分制限を設定することで対処できるので，塩分コントロール食も含めて，水・電解質コントロール食を設定していない病院も多い．

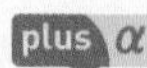

Naから塩分を算出する式

Naの重量×2.54＝塩分の重量．
例）Na100mgは塩分254mg（0.254g）になる．

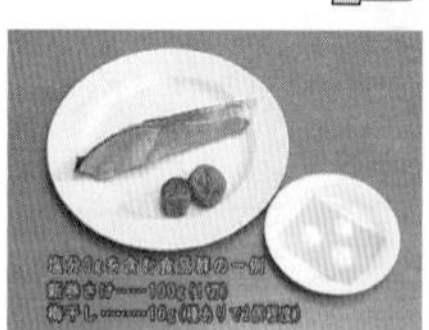

●塩分コントロール食〈動画〉

3 嚥下障害のある人のための食事

口から食べることは人間が生きる楽しみの一つであるが，いろいろな原因で摂食障害があり，咀嚼（そしゃく）も嚥下もできなくなると，経管栄養で栄養を補給せざるを得なくなる．経管栄養は，消化酵素や唾液の分泌の低下，免疫力の低下などの問題があり，口から栄養を摂ることが優れていることから，口から食べることが見直されている．最近では嚥下が障害されたときの食事や食品の開発・研究（とろみ剤，ゼリー状食品など）が進み，経管栄養から経口摂取に移行しやすくなっている．「咀嚼できない」は食事が噛（か）めない状態を，「**嚥下困難**」は食事が飲み込めない状態を意味する．ここでは**嚥下障害**の食事のことを中心に述べたい．

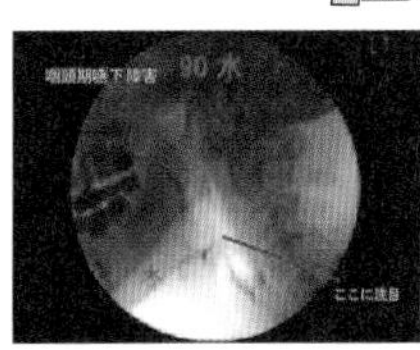

●嚥下障害（嚥下造影検査；VF）〈動画〉

1 摂食障害の原因になる疾患と障害部位

食事は口腔から食道に運ばれる（図4.3-1）．

●呼吸と嚥下〈アニメーション〉

第１相　**口腔期**

①食物を認識し，口の中に食べ物を取り込む．

②噛み砕く（咀嚼）：**食物塊形成**

③咽頭に食物塊を送り込む．

第２相　**咽頭期**

⑤咽頭通過，食道への送り込み：**嚥下反射**

第３相　**食道期**

⑥食道通過（胃へ）

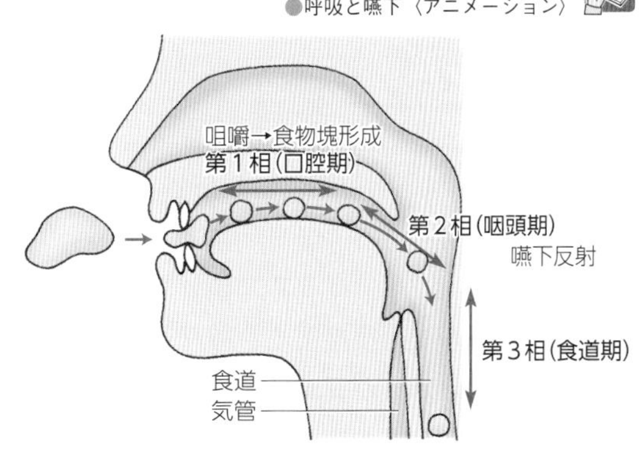

図4.3-1　**咀嚼・嚥下の過程**

摂食障害の原因になる疾患と障害部位を表4.3-1にまとめた．障害されている部位によって食事の対応が異なる．例えば，口腔期の障害であれば，食事を細かく刻んだ形態の食事にすることで咀嚼を助けることができる．また咽頭に障害があれば，咽頭部をスルッと通る形態の食事を作るようにしなければならない．**嚥下機能の評価チェック**（表4.3-2）を行い，嚥下の機能に合わせて食事を作ることが大切である．嚥下機能の評価は訓練に応用することが可能であり，嚥下の機能を高めることができる．食事を提供するときの姿勢は誤嚥を予防し，**誤嚥性肺炎**を起こさないように注意する．

2 嚥下障害のあるときの食事

嚥下障害があるときは次のような食品を選ぶ．

①口腔から咽頭部の通過に差し支えない滑らかさとソフトさがあって，むせずに摂食できるもの．

②噛まなくてよいもの．

表4.3-1　摂食障害の原因になる疾患とその部位

口腔・咽頭		食　道		心理的原因
器質的原因	機能的原因	器質的原因	機能的原因	
舌炎 アフタ 歯槽膿漏 扁桃炎 咽頭炎 口腔咽頭部の異物，術後 その他	脳血管障害 脳腫瘍 パーキンソン病 末梢神経炎 重症筋無力症 代謝性疾患 筋ジストロフィー その他	食道炎 食道狭窄 腫瘍 その他	脳幹部病変 筋炎 強皮症 全身性エリテマトーデス その他	神経性食欲不振症 心身症 その他

藤島一郎．摂食・嚥下障害とは：その原因とメカニズム．臨床栄養．1996，88（2），p.142-149．を参考に作成．

表4.3-2　嚥下機能の評価チェックポイント（口腔周辺の第１相に対する）

1. 口は左右対称か
2. 下顎と上顎との噛み合わせはどうか
3. 頬に空気をためることができるか
4. 「パピプペポ」と口唇を使った発音が明確にできるか（図4.3-2）
5. 舌を前方に突き出せるか
6. 「ラリルレロ」と発音できるか
7. 口蓋垂はまっすぐか
8. よだれはないか
9. むせはないか
10. 首の位置はどうなっているか
11. 座位姿勢はどうなっているか　　　―以上は訓練の対象となる．

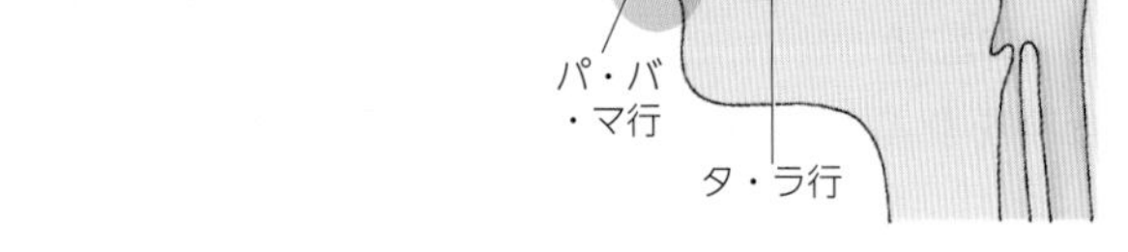

図4.3-2　構音点

③口腔内でバラバラにならず，まとまっているもの．

④表面が滑らかで適度な粘りがあり，咽頭部を刺激しないもの．

⑤十分な栄養と水分が同時に摂取できる飲食物．

⑥見た目にも食欲がわき，また美味であるもの．

3 嚥下調整食

1 学会分類

a 学会分類2021

2013年に「日本摂食・嚥下リハビリテーション学会嚥下調整食分類2013」（略称：学会分類2013）が発表され，「嚥下調整分類」および「とろみ」についての形態の段階が示された．

2021年9月には「**学会分類2021**」が公表され，企業が市販しているUDF（ユニバーサルデザインフード）や，消費者庁から許認可を受けた特別用途食品（えんげ困難者用食品），農林水産省が推進する「スマイルケア食」などと嚥下調整食分類との互換性を示した表に改訂された（表4.3-3）．「とろみ」については簡易試験法として「シリンジ残留量テスト」が追加された（表4.3-4）．

栄養給与目標量は設定していないので，個人の栄養状態，病態に応じて検討する．コード番号が小さいほど栄養密度が低く，摂取量も少ないことから栄養給与目標は充足されない．不足分については栄養補助食品や経管栄養，経静脈

表4.3-3　学会分類2021（食事）早見表

コード		名称	形　態[*1]	目的・特色	主食の例	必要な咀嚼力	UDF[*3]との対応
0	j	嚥下訓練食品0j	• 均質で，付着性，凝集性，硬さに配慮したゼリー • 離水が少なく，スライス状にすくうことが可能なもの	• 重度の症例に対する評価，訓練用 • 少量をすくってそのまま丸呑み可能 • 残留した場合にも吸引が容易 • たんぱく質含有量が少ない		（若干の送り込み能力）	
	t	嚥下訓練食品0t	• 均質で，付着性，凝集性，硬さに配慮したとろみ水 （原則的には，中間のとろみあるいは濃いとろみ[*2]のどちらかが適している）	• 重度の症例に対する評価，訓練用 • 少量ずつ飲むことを想定 • ゼリー丸呑みで誤嚥したりゼリーが口中で溶けてしまう場合 • たんぱく質含有量が少ない		（若干の送り込み能力）	
1	j	嚥下調整食1j	• 均質で，付着性，凝集性，硬さ，離水に配慮したゼリー，プリン，ムース状のもの	• 口腔外で既に適切な食塊状となっている（少量をすくってそのまま丸呑み可能） • 送り込む際に多少意識して口蓋に舌を押し付ける必要がある • 0jに比べ，表面のざらつきあり	おもゆゼリー，ミキサー粥のゼリー など	（若干の食塊保持と送り込み能力）	かまなくてもよい （ゼリー状）
2	1	嚥下調整食2-1	• ピューレ，ペースト，ミキサー食など，均質でなめらかで，べたつかず，まとまりやすいもの • スプーンですくって食べることが可能なもの	口腔内の簡単な操作で食塊状となるもの（咽頭では残留，誤嚥をしにくいように配慮したもの）	粒がなく，低付着性のペースト状，おもゆや粥	（下顎と舌の運動による食塊形成能力および食塊保持能力）	かまなくてもよい
	2	嚥下調整食2-2	• ピューレ，ペースト，ミキサー食などで，べたつかず，まとまりやすいもので不均質なものも含む • スプーンですくって食べることが可能なもの		やや不均質（粒がある）でも軟か，離水もなく低付着性の粥類		かまなくてもよい
3		嚥下調整食3	• 形はあるが，押しつぶしが容易，食塊形成や移送が容易，咽頭でばらけず，嚥下しやすいように配慮されたもの • 多量の離水がない	• 舌と口蓋間で押しつぶしが可能なもの • 押しつぶしや送り込みの口腔操作を要し（あるいはそれらの機能を賦活し），かつ誤嚥のリスク軽減に配慮がなされているもの	離水に配慮した粥 など	舌と口蓋間の押しつぶし能力以上	舌でつぶせる
4		嚥下調整食4	• 硬さ，ばらけやすさ，貼りつきやすさなどのないもの • 箸やスプーンで切れる軟かさ	• 誤嚥と窒息のリスクを配慮して素材と調理方法を選んだもの • 歯がなくても対応可能だが，上下の歯槽堤間で押しつぶすあるいはすりつぶすことが必要で，舌と口蓋間で押しつぶすことは困難	軟飯，全粥 など	上下の歯槽堤間の押しつぶし能力以上	舌でつぶせるおよび歯ぐきでつぶせるおよび容易にかめるの一部

＊1　汁物を含む水分には原則とろみをつける．ただし個別に水分の嚥下評価で不要とされた場合は除く．
＊2「中間のとろみ」「濃いとろみ」については，学会分類2021（とろみ）を参照（➡p.156 表4.3-4 参照）．
＊3　UDF：ユニバーサルデザインフード（➡p.158 図4.3-5 参照）．

学会分類 2021（食事）早見表より，一部改変．
本表を使用するにあたっては必ず「嚥下調整食学会分類 2021」の本文を熟読のこと．https://www.jsdr.or.jp/wp-content/uploads/file/doc/classification2021-manual.pdf，（参照 2023-11-10）．

表4.3-4　学会分類2021（とろみ）早見表

	段階1 薄いとろみ	段階2 中間のとろみ	段階3 濃いとろみ
英語表記	Mildly thick	Moderately thick	Extremely thick
性　状 （飲んだとき）	• drinkという表現が適切なとろみの程度 • 口に入れると液体の種類・味や温度によってはとろみがあまり気にならない場合もある • 飲み込む際に大きな力を要しない • ストローで容易に吸える	• 明らかにとろみがあることを感じ，かつdrinkという表現が適切なとろみの程度 • 口腔内での動態はゆっくりで，すぐには広がらない • 舌の上でまとめやすい • ストローで吸うのは抵抗がある	• 明らかにとろみが付いていて，まとまりがよい • 送り込むのに力が必要 • （スプーンで）eatという表現が適切なとろみの程度 • ストローで吸うことは困難
性　状 （見たとき）	• スプーンを傾けると，すっと流れ落ちる • フォークの歯の間から素早く流れ落ちる • カップを傾け，流れ出たあとには，うっすらと跡が残る程度の付着	• スプーンを傾けると，とろとろと流れる • フォークの歯の間からゆっくりと流れ落ちる • カップを傾けて流れ出たあとには，全体にコーティングしたように付着	• スプーンを傾けても形状がある程度保たれ，流れにくい • フォークの歯の間から流れ出ない • カップを傾けても流れ出ない（ゆっくり塊となって落ちる）
粘度（mPa・s）＊1	50～150	150～300	300～500
LST値（mm）＊2	36～43	32～36	30～32
シリンジ法による残留量（mL）	2.2～7.0	7.0～9.5	9.5～10.0

＊1　コーンプレート型回転粘度計を用い，測定温度20℃，ずり速度50s^{-1}における1分後の粘度測定結果．
＊2　ラインスプレッドテスト用プラスチック測定板を用いて内径30mmの金属製リングに試料を20mL注入し，30秒後にリングを持ち上げ，30秒後に試料の広がり距離を6点測定した平均値．
学会分類2021（とろみ）早見表より，一部改変．
本表の使用にあたっては「嚥下調整食学会分類2021」の本文を熟読のこと．https://www.jsdr.or.jp/wp-content/uploads/file/doc/classification2021-manual.pdf，（参照2023-11-10）．

栄養で補うなど，何らかの方法での栄養補給を考える．

摂取訓練の導入や**重症度症例の評価**を行う患者にはコード0を使用するが，これは栄養摂取を目的とはしない．コード0の「j」はゼリー状，「t」はとろみの液体を指し，とろみの程度は，表4.3-4に示す「中間のとろみ」あるいは「濃いとろみ」が適している．

状態が回復してくれば，徐々にコード0からコード1→コード2→コード3→コード4へと食事形態を進める（摂食リハビリテーションにもつながる）．嚥下障害が改善するとともに，経口摂取できる量も改善する（摂取量もピラミッド型になる）場合が一般的であり，コード4では栄養給与目標が100％充足されることが望ましい（図4.3-3）．

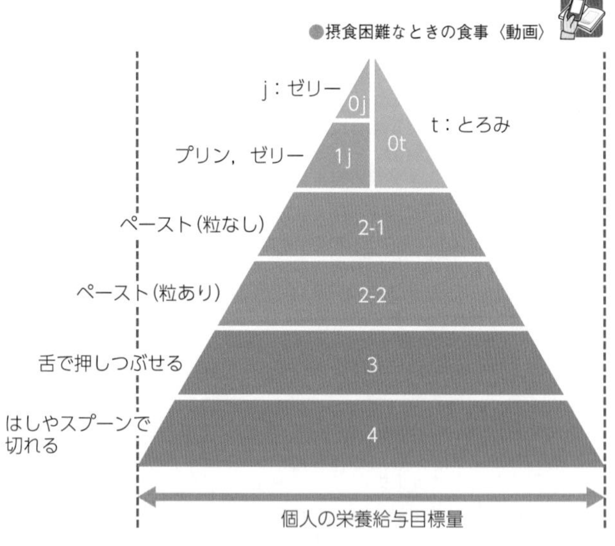

図4.3-3　栄養給与目標量と嚥下調整食のイメージ

一方，加齢や認知症，筋萎縮性側索硬

化症（ALS）やパーキンソン病など進行性の病態では，コード４からコード３→コード２→コード１と後退する方向で，食形態を選択していくことになる．神経性食思不振症など病態によっては，咀嚼・嚥下能力はあって高い難易度の食形態を選べても，摂取量は少ないという場合もあり得る．嚥下調整食の食形態と量，補助栄養の選択は，患者個々の症例に応じて検討すべきである．

b 摂食障害児のための嚥下調整食分類

小児や発達期（思春期まで）に摂取嚥下機能に障害を来した患者に，発達に合わせた食事を提供することを目的として，2018（平成30）年４月，日本摂食嚥下リハビリテーション学会により，「**発達期摂食障害児（者）のための嚥下調整食分類2018**」が策定され，医療，保健，教育，福祉領域で広く普及し，活用されている．

「授乳・離乳の支援ガイド」（➡p.113参照）の離乳食は定型発達児を基準としていて，十分な摂食嚥下機能を獲得していない児には対応できない場合が多い．このため，代替となる４段階の発達期嚥下調整食の調理形態（主食ではペースト粥，ゼリー粥，つぶし全粥，つぶし軟飯）が示された．例えば，離乳の開始時につぶし全粥を安全に経口摂取できない児でも，右に記載された嚥下調整食のペースト粥，ゼリー粥であれば食べられる場合がある（図4.3-4）．

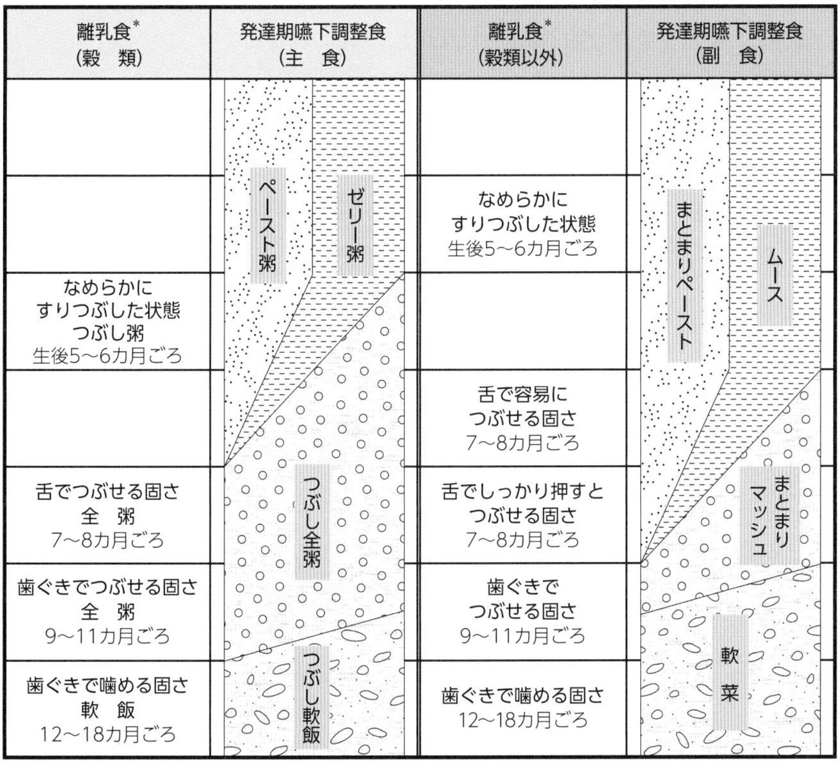

離乳食* （穀　類）	発達期嚥下調整食 （主　食）	離乳食* （穀類以外）	発達期嚥下調整食 （副　食）
	ペースト粥　ゼリー粥	なめらかに すりつぶした状態 生後5〜6カ月ごろ	まとまりペースト
なめらかに すりつぶした状態 つぶし粥 生後5〜6カ月ごろ			ムース
		舌で容易に つぶせる固さ 7〜8カ月ごろ	
舌でつぶせる固さ 全　粥 7〜8カ月ごろ	つぶし全粥	舌でしっかり押すと つぶせる固さ 7〜8カ月ごろ	まとまりマッシュ
歯ぐきでつぶせる固さ 全　粥 9〜11カ月ごろ		歯ぐきで つぶせる固さ 9〜11カ月ごろ	
歯ぐきで噛める固さ 軟　飯 12〜18カ月ごろ	つぶし軟飯	歯ぐきで噛める固さ 12〜18カ月ごろ	軟　菜

＊　授乳・離乳の支援ガイド（平成19年発行）の調理形態より，定型発達児の場合（➡p.113参照）．

図4.3-4　**離乳食区分と発達期嚥下調整食の関連図**

離乳期だけでなく，小児期においても嚥下調整食を有効に組み合わせることで，発達に合わせた摂取量に増やすことができる．

発達期嚥下障害児の成長は一律ではなく，それぞれが異なる発達段階にある．また，心身の成長に伴う摂食嚥下器官の構造的変化，味覚の発達や嗜好性の記憶も嚥下機能に大きく影響するため，調整食の適用に際しては個別性の高い柔軟な対応が望まれる．

2 市販品の基準

近年は，咀嚼・嚥下機能の低下した人を対象とする加工食品が数多く市販され，種類もさまざまである．これらの適切な活用を促すため，食品メーカーが中心となって設立した日本介護食品協議会は，「かたさ」や「粘度」により4段階に区分する自主規格を示した．制度に適合した食品（主にレトルト食品や冷凍食品など）は，**ユニバーサルデザインフード**（UDF）と呼ばれ，外装にロゴマークと区分が記載されている（図4.3-5）．

また，農林水産省は多様な市販介護食品の普及のため，2014（平成26）年に咀嚼・嚥下食品の分類を整理し，**スマイルケア食**という愛称で三つのマークを設定した（図4.3-6）．

- 青マーク　摂食機能には問題ないが，栄養補給が必要な人向けの食品
- 黄マーク　咀嚼に問題がある人向けの食品
- 赤マーク　嚥下に問題がある人向けの食品

さらに，スマイルケア食の分類を「学会分類2021」「UDF」と対応させることで，消費者に選択の指標を示している（表4.3-5）．

区分		ユニバーサルデザインフード 容易にかめる	ユニバーサルデザインフード 歯ぐきでつぶせる	ユニバーサルデザインフード 舌でつぶせる	ユニバーサルデザインフード かまなくてよい
かむ力の目安		かたいものや大きいものはやや食べづらい	かたいものや大きいものは食べづらい	細かくてやわらかければ食べられる	固形物は小さくても食べづらい
飲み込む力の目安		普通に飲み込める	ものによっては飲み込みづらいことがある	水やお茶が飲み込みづらいことがある	水やお茶が飲み込みづらい
かたさの目安※1	ごはん	ごはん～やわらかごはん	やわらかごはん～全がゆ	全がゆ	ペーストがゆ
	さかな	焼き魚	煮魚	魚のほぐし煮（とろみあんかけ）	白身魚のうらごし
	たまご	厚焼き卵	だし巻き卵	スクランブルエッグ	やわらかい茶碗蒸し（具なし）
物性規格※2	かたさ上限値 N/m^2	5×10^5	5×10^4	ゾル：1×10^4 ゲル：2×10^4	ゾル：3×10^3 ゲル：5×10^3
	粘度下限値 mPa・s			ゾル：1,500	ゾル：1,500

※1　食品のメニュー例を示すもので，商品名ではない．
※2　「ゾル」とは液体，もしくは固形物が液体中に分散し，流動性のある状態．「ゲル」とはゾルが流動性を失い，ゼリー状に固まった状態．
日本介護食品協議会．ユニバーサルデザインフード区分表．

図4.3-5　ユニバーサルデザインフードの選び方（区分表）

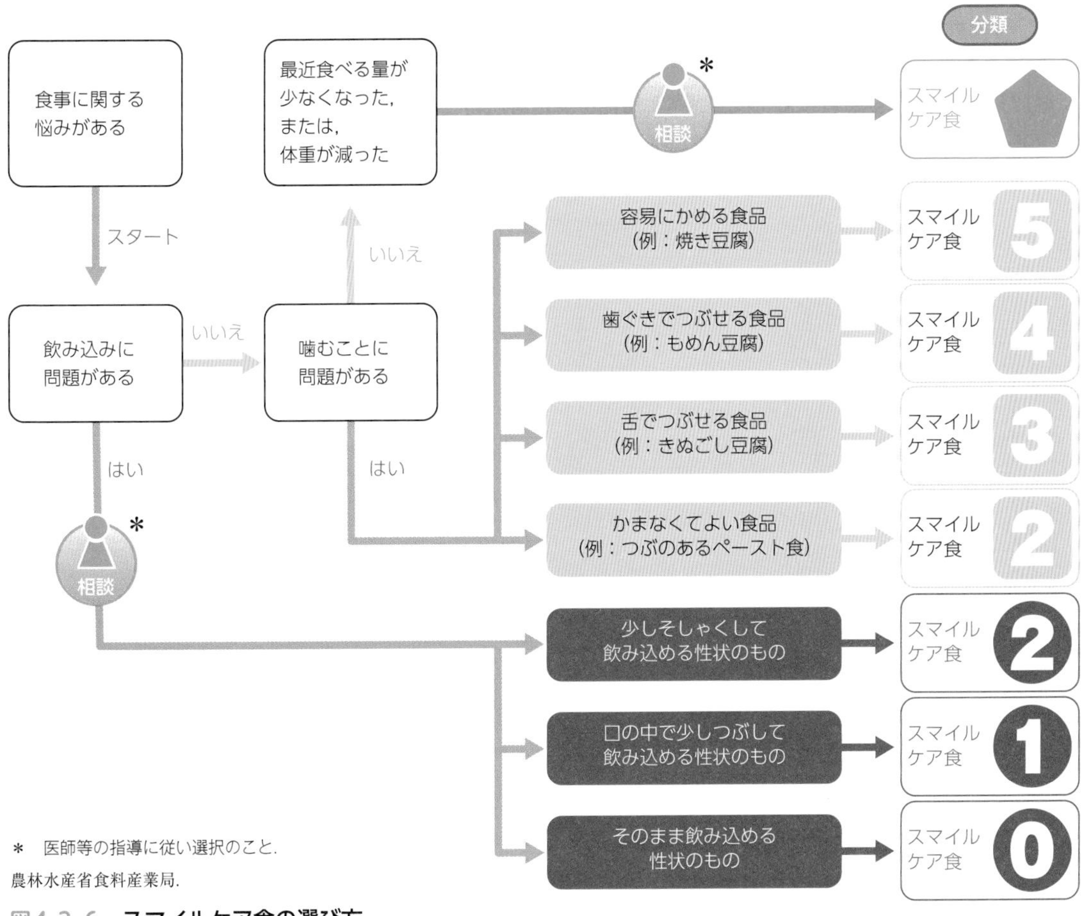

＊　医師等の指導に従い選択のこと．
農林水産省食料産業局．

図4.3-6　スマイルケア食の選び方

表4.3-5　咀嚼・嚥下食の統一分類

スマイルケア食	UDF区分	学会分類 2021
黄色マーク5（容易にかめる）	容易にかめる	
黄色マーク4（歯ぐきでつぶせる）	歯ぐきでつぶせる	コード4
黄色マーク3（舌でつぶせる）	舌でつぶせる	コード3
黄色マーク2（かまなくてよい）	かまなくてよい	コード2-2
赤色マーク2（少し咀嚼して飲み込める）		コード2-1
赤色マーク1（口の中でつぶして飲み込める）		コード1 j
赤色マーク0（そのまま飲み込める）		コード0 j

4 経口摂取できない患者のための栄養管理

経口摂取が困難な患者に対して栄養素を補う栄養療法は，**経腸栄養**（enteral nutrition：**EN**）と**経静脈栄養**（parenteral nutrition：**PN**）に大別される（図4.4-1）．かつて，口から食べる以外に栄養素を摂取する方法がなかった時代には，病にかかり口から食べることができなくなれば患者を助ける方法はなかった．その点，経管栄養と経静脈栄養のもつ意義は大きい．

しかし本来，栄養素は口から摂取することが自然である．生理的にも，食品を見たり，においを嗅(か)いだりすることによって，食欲がわいたり消化吸収が活発化する．また社会生活の中においても，食事は味を楽しみながら人々が交流するという重要な役割を担っている．したがって，経管栄養や経静脈栄養を用いている患者に対しては，栄養素の補給方法として管理するだけではなく，生理的な変化や社会生活の側面からも援助しなければならない．

1 経管栄養

1 経管栄養の目的と適応

経管栄養には，細いチューブを鼻（もしくは口）から胃（病状によっては十二指腸や空腸上部）まで挿入し，流動食を注入する方法（**経鼻栄養法**）と，外科的に**胃瘻**(ろう)や**腸瘻**を造設して上部消化管にチューブを挿入する方法（**経瘻孔栄養法**）がある．どちらも，口からは食べられないが消化吸収能力がある患者に対して，また，治療上，食事を制限もしくは禁止しなければならない場合に，直接，胃もしくは十二指腸，空腸に**栄養剤**を注入することによって栄養素を補うことが目的である．

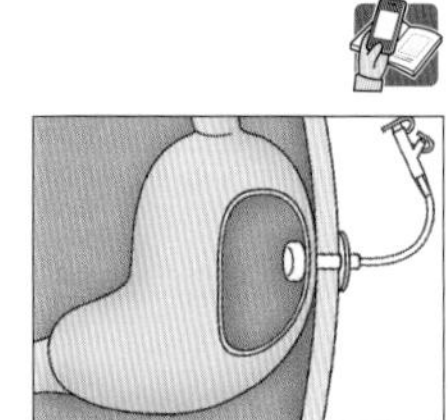

●胃瘻〈動画〉

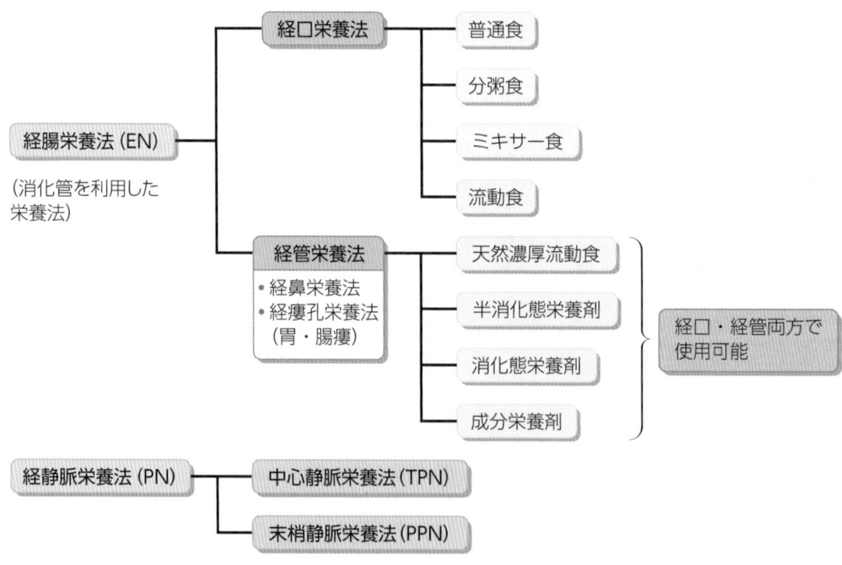

図4.4-1　**栄養補給の方法**

表4.4-1　経管栄養の適応と非適応（禁忌）

適　応	非適応（禁忌）
①開口不能，咬筋運動障害，嚥下障害 ②食道の通過障害 ③意識障害による経口摂取不能 ④上部消化管の安静を守りたいとき ⑤腸管吸収が可能 ⑥口腔・喉頭の外科的治療後	①腸蠕動がない ②嘔吐する ③激しい下痢 ④イレウス ⑤消化管出血 ⑥膵炎など腹腔内の炎症性疾患 ⑦消化管手術後で吻合部の安静を守りたいとき

この経管栄養の適応と非適応を表4.4-1に示す．

2 経管栄養の実際

a 経鼻栄養法

チューブが正しく目的の位置まで挿入されていることを確認することが重要である．通常，胃内への挿入であれば，チューブから5mL程度の空気を注入し聴診器を腹壁に当て胃内に空気が入った音を聴く，チューブ内に胃液を逆流させる，など複数の方法で確認する．レントゲンによって確認する場合もある．チューブを留置しておく場合には，流動食を注入する前ごとに確認することが必要である．また，類似したチューブが他の目的で患者に使用されている場合には，間違えないように，チューブが挿入されている部位までたどって確認することが大切である．

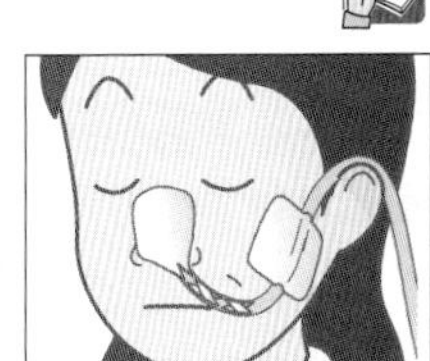
●経鼻経管栄養〈動画〉

b 経瘻孔栄養法

消化管機能に障害がなく，４週間以上の長期にわたり経管栄養法が必要と予測される場合に適応となる．短期間の場合でも，誤嚥を繰り返す場合には胃瘻の適応となる．しかし，胃瘻の造設には内視鏡を用いた手術（PEG*）が必要になるため，咽頭や食道狭窄で内視鏡が通過できなかったり，胃前壁を腹壁に近接できない場合，患者が手術に耐えられない全身状態の場合などは胃瘻の適応とならない．

胃瘻による栄養法は，口から食べることと併用できるため，口からの摂食訓練や言語訓練もしやすい．介護者にとっても，経鼻栄養法と違って患者がチューブを抜いてしまう心配が少なく，栄養剤の注入も簡単で，介護負担は少ない．しかし，胃瘻からの感染を起こさないように注意が必要である．

> 用語解説*
> **PEG**
> 経皮内視鏡的胃瘻造設術（percutaneous endoscopic gastrostomy）．腹壁と胃壁がつながるように，小さな穴を造り，その穴にチューブを入れる手術のこと．本来，術式の名称であるが，造設された胃瘻口をPEGと呼ぶこともある．栄養剤側のチューブと胃瘻のチューブを接続し，栄養剤を滴下する．

c 経腸栄養剤

かつては，天然の食品をミキサーにかけて作る天然濃厚流動食が用いられていたが，手間がかかることや食品がチューブに詰まりやすいことなどから，現在では市販の栄養剤を使用するのが一般的である．経腸栄養剤は３種類に分類され，また医薬品に区分されるものと食品に区分されるものがある．

❶半消化態栄養剤　高エネルギー・高たんぱくで，栄養素をバランスよく配合しており，浸透圧も体液に近く調整してある．栄養素の配合はメーカーによって多少異なり，形態はパウダータイプ（溶かして使用）とリキッドタイプがあ

る．窒素源はたんぱく質なので，消化の過程を必要とする．

❷消化態栄養剤　半消化態栄養剤に対し，消化態栄養剤の窒素源はアミノ酸と低分子のペプチドで，ほとんど消化を必要としない．

❸成分栄養剤　成分栄養剤（elemental diet：ED）は，窒素源がアミノ酸のみであり，消化の必要がなく容易に消化管から吸収される．いずれも，消化機能が低下している患者に適応され，少量で完全に栄養素が補給でき，細いチューブから注入できるため患者の負担が少ないというメリットがある．

3 経管栄養の管理

a 経管栄養の合併症

下痢・嘔吐・腹部膨満がよくみられる．特に，経管栄養の導入時に多い．栄養剤の滴下速度をゆっくりにしたり，濃度・量・温度を加減してみるとよい．ただし，栄養剤は腐敗しやすいので長時間かけて注入する場合には，一度に準備しないで小分けにして調整するなどの工夫が必要である．また，栄養剤には食物残渣が少ないため腹部膨満も起こしやすく，下痢と便秘を繰り返すことも多い．腹部膨満がみられるときは，腹部のマッサージや温湿布を試みる．医師の指示があれば浣腸を実施する．

b チューブが原因のトラブル

経管栄養の実施中には，挿入しているチューブが原因となるトラブルも多い．栄養剤の注入が終了したら，シリンジに20～30mLの微温湯を吸引し，チューブ内に注入し，フラッシュする．これにより，チューブ内に溜まっていた栄養剤を押し流し，チューブ内の汚染を防止する．

鼻から挿入している場合には，鼻腔出血，痛み，嗄声（させい）や，チューブを固定している皮膚の炎症などを起こしやすい．長期挿入により副鼻腔炎を起こすこともある．挿入部位やチューブの固定位置を変える，チューブの種類を変更するなどの対応を行う．

胃瘻・腸瘻の場合は，瘻孔部周囲の皮膚に発赤・熱感・腫脹など感染徴候がないか，栄養剤が漏れていないか，びらんや出血などの異常はないか観察する．胃瘻・腸瘻からの注入後しばらくは座位をとり，栄養物を次の消化過程に送り，漏れを防ぐ．

最もよいのは，経管栄養を短期にする工夫である．

c 患者ケアの留意事項

長期に経管栄養を実施すると，高血糖・電解質異常・微量元素の欠乏など代謝関連の合併症や，誤嚥による肺炎のリスクが高くなるなど，弊害もある．さらに，経管栄養は，患者の「食べる」楽しみを奪うものである．そのため，口から摂取できる可能性は本当にないのかよく検討した上で用いなければならない．特に意識のある患者に用いる場合には，他の患者が通常の食事をとっているのを目の当たりにするのはつらいものであり，配慮が必要である．

退院後も自宅で経管栄養を継続する場合には，介護者の状況も考慮しなけれ

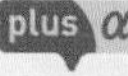

エレンタール®

成分栄養剤．初の国内開発商品で，元々はNASAの宇宙食研究に由来する．窒素源はすべて抗原性のないアミノ酸でたんぱくの消化は不要のため，低残渣で，成分はほぼ完全に吸収される．5Frのチューブでも安定的な流動性をもつ．

plus α

Fr（フレンチ）

チューブ外径の単位．3 Fr = 1 mm.

ばならない．市販の栄養剤は，形態によって使用方法・使用期限・保存方法が違う．

①リキッドタイプは，使用方法は簡単だが，重くて場所をとる．

②紙パックは，地域での廃棄は楽だが，冷蔵保存が必要な場合がある．

③缶のタイプは，長期室温保存が可能だが，廃棄に手数がかかる．

このように栄養素の組成以外にも，使用上の特徴を踏まえて，患者とその家族の生活に即したものを選ぶ必要がある．

2 中心静脈栄養

1 中心静脈栄養の目的と適応

中心静脈栄養*は，経口的に栄養を摂取することが不可能または不十分な患者に対し，**中心静脈**にカテーテルを挿入し，高カロリー輸液を用いて必要な栄養素をすべて経静脈的に与える栄養療法である．消化管を介することなく栄養素を補給できるので，消化吸収機能が著しく低下していたり，治療上消化管を使用できない患者が適応となる．末梢静脈栄養*に比べて高濃度の輸液を投与でき，十分な栄養量の補給を長期間継続できるため，多く用いられている．

2 中心静脈栄養の実際

中心静脈栄養を実施するためのカテーテル挿入は，医師が行う．挿入部位は，図4.4-2のとおりである．刺入が容易で重篤な合併症が少ないことから，内頸静脈が第1選択となることが多い．欧米では，PICC（peripherally inserted central venous catheter：末梢挿入型中心静脈カテーテル）を用いて，肘または上腕の静脈を穿刺して上大静脈内に先端を留置させる方法が第1選択となっており，日本でも今後普及すると考えられる．その最大の利点は，カテーテル挿入時に，気胸や血胸などの合併症の心配がないことである．

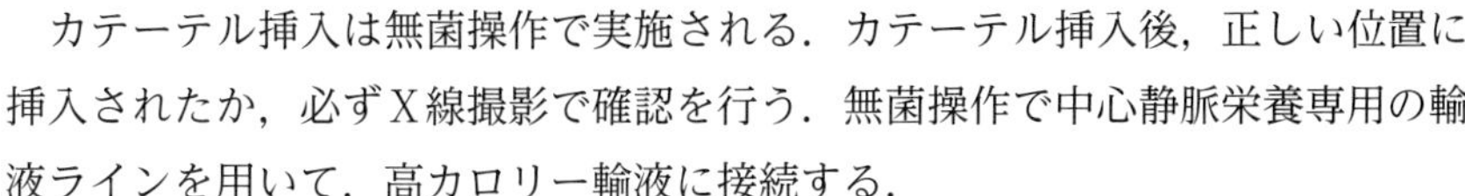
カテーテル挿入は無菌操作で実施される．カテーテル挿入後，正しい位置に挿入されたか，必ずX線撮影で確認を行う．無菌操作で中心静脈栄養専用の輸液ラインを用いて，高カロリー輸液に接続する．

3 中心静脈栄養の管理

中心静脈栄養は，正しく管理されれば長期にわたってこれだけで栄養補給が可能である．しかし，非生理的な方法であり合併症（高血糖，電解質異常，ビタミン欠乏症，肝機能異常など）を起こしやすいので注意が必要である．なかでも高血糖は最も多く起こる合併症で，特に糖尿病の患者には注意が必要である．インスリンを用いている場合には低血糖にも注意しなければならない．いずれにしても中心静脈栄養の導入時には，頻繁に尿糖と血糖をチェックする．

また，カテーテルを留置していることから，穿刺部や輸液ラインなどからの

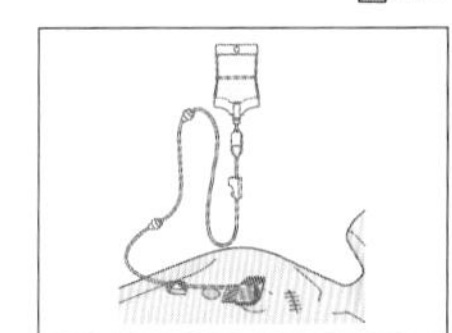
●注入の手順〈動画〉

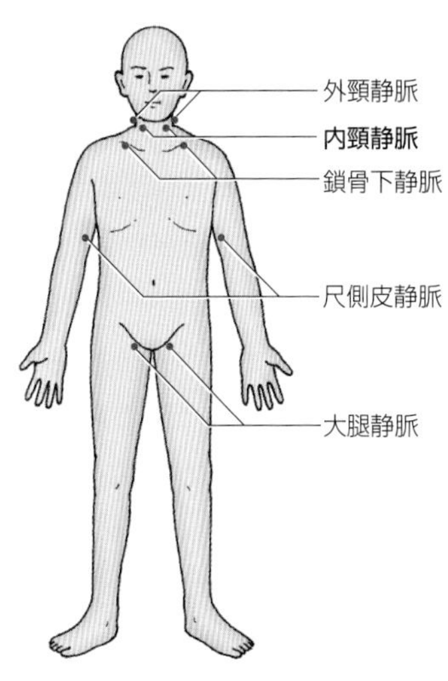

図4.4-2　中心静脈栄養法のカテーテル挿入部位

用語解説*
中心静脈栄養
次のような名称でも呼ばれるが，同じ意味である．
①**高カロリー輸液**（intravenous hyperalimentation：IVH）：糖質，アミノ酸，電解質，ビタミン，微量元素などを含む高カロリー輸液を静脈を介して与える．
②**完全静脈栄養**（total parenteral nutrition：TPN）：必要な栄養を全部静脈を介して与えるという意味．

感染防止も重要である．高カロリー輸液の調製もクリーンベンチ*で行うなど感染予防に十分な配慮をする．

a 患者ケアの留意事項

中心静脈栄養を実施中の患者に対しても，経管栄養の場合と同様に，病棟の配膳時には配慮が必要である．さらに，高カロリー輸液は，医療従事者以外の人には普通の点滴と区別できないため，面会者などから食べ物を勧められる場合もあるので，患者の食べられない苦痛に配慮した援助が必要である．

考えてみよう　なぜ高カロリー輸液は，普通の輸液のように末梢静脈から点滴してはいけないのか．

中心静脈栄養に用いる高カロリー輸液は，それだけで十分，ヒトが生きていけるだけの栄養素が含まれているので，高濃度な輸液になる．高濃度液を末梢静脈から点滴すると，ほとんど薄まらず血管痛や静脈炎を引き起こしてしまう．血管に障害を来さない程度の濃度は，5～10%ブドウ糖液までであり，これによって1日に必要なエネルギーを補うためには大量の輸液量になってしまい，腎臓に負担がかかる．さらに排泄しきれないと血液量が増し，心臓にも負担がかかることになる．その点，中心静脈を介しての点滴は，高濃度の液が点滴されても血管が太くて血流量が多いので混合希釈される．したがって，中心静脈を用いれば高濃度の輸液での点滴が可能なのである．

考えてみよう　中心静脈栄養法で用いる高カロリー輸液には，ビタミンB_1を必ず補給する必要がある．これはなぜか．

糖質代謝の解糖系からTCA回路を思い出してみると，ピルビン酸がアセチルCoAに変化するためにはピルビン酸脱水素酵素が必要であった．このピルビン酸脱水素酵素の補酵素として働くのがビタミンB_1である．そのため**ビタミンB_1**が欠乏するとピルビン酸からアセチルCoAへの反応が進まず，たまったピルビン酸は乳酸へと変化する．乳酸がたまると，**アシドーシス**を呈することになる．

したがって高カロリー輸液を用いる場合には，ビタミンB_1を補給する必要が生じるのである．しかし通常は，高カロリー輸液には総合ビタミン剤を配合して用いることが多いので，ビタミンB_1が不足することはなく，特にビタミンB_1だけの補給は行われない．

用語解説＊　末梢静脈栄養

peripheral parenteral nutrition：PPN．末梢静脈内にカテーテルを挿入し，比較的浸透圧の低い栄養輸液を点滴する方法．投与できるエネルギー量は1,000 kcal程度が上限であるため，短期間の場合や，経口摂取が不十分なときの補充として用いる．

用語解説＊　クリーンベンチ

細菌などの微生物が存在しない環境にした作業台．

plus α　無菌操作

適応する部位，手，または使用する器材などを，無菌状態のまま取り扱うこと．

重要用語

低残渣食	成分別栄養管理	経腸栄養（EN）
甲状腺機能検査食	食事箋	経静脈栄養（PN）
中心静脈栄養（TPN）	口腔期	経管栄養
末梢静脈栄養（PPN）	咽頭期	胃瘻
Immunonutrition	食道期	腸瘻
ダンピング症候群	嚥下障害	半消化態栄養剤
放射線宿酔	嚥下反射	消化態栄養剤
亜鉛キレート	嚥下調整食	成分栄養剤（ED）
疾患別栄養管理	嚥下訓練食品	PEG

◆ 学習参考文献

❶ **伊藤孝仁監．改訂6版 臨床栄養ディクショナリー．メディカ出版，2020.**

臨床の現場で必要な食事・栄養療法の重要項目が病態生理に配慮した内容で述べられている．「日本人の食事摂取基準（2020年版）」にも対応している．

❷ **日本糖尿病学会編著．糖尿病治療ガイド2020-2021．文光堂，2020.**

❸ **日本糖尿病学会編著．糖尿病食事療法のための食品交換表．第7版，文光堂，2013.**

❹ **日本糖尿病学会編著．糖尿病療養指導の手びき．改訂5版．南江堂，2015.**

❺ **手島登志子編．介護食ハンドブック．第2版，医歯薬出版，2010.**

❻ **吉田剛監．理学療法実践レクチャー栄養・嚥下理学療法．医歯薬出版，2018.**

❼ **才藤栄一監修．松尾浩一郎，柴田斉子編．プロセスモデルで考える摂食・嚥下リハビリテーションの臨床　咀嚼嚥下と食機能．医歯薬出版，2013.**

「食べる」という日常の行動をとらえ，噛むこと，飲み込むことを一連の流れとして，咀嚼・嚥下時における評価や対応をまとめている．看護場面に適用しやすい内容．

❽ **聖隷嚥下チームほか．嚥下障害ポケットマニュアル．第4版，医歯薬出版，2018.**

いろいろな症例を具体的に記載し，分かりやすく解説してあり，実務に役立つ．

❾ **日本静脈経腸栄養学会編．静脈経腸栄養ガイドライン．第3版，照林社，2013.**

経腸栄養に関して必要なことはすべて網羅されており，経腸栄養を実践する場合に役に立つ内容である．

❿ **日本病態栄養学会編．認定NSTガイドブック2023．南江堂，2023.**

NSTの一員として理解しておくべき基本的な知識，手技，管理の実際がまとめられている．

⓫ **中村美知子ほか編．わかりやすい栄養学：臨床・地域で役立つ食生活指導の実際．第5版，ヌーヴェルヒロカワ，2020.**

栄養学全般について述べられているが，経管栄養と高カロリー輸液の管理と実際についても詳しく説明されている．図・表に要点がまとめられており，理解しやすく示されている．

⓬ **佐藤和人ほか編．エッセンシャル臨床栄養学．第9版，医歯薬出版，2022.**

管理栄養士を対象に，病態の正確な理解と栄養状態の的確な評価を基にした栄養管理について説明している．実務を重視した説明となっており，医療チームの一員となったときにも役立つ内容である．

学習達成チェック

- □ 低残渣食や甲状腺機能検査食の目的と制限理由について述べることができる.
- □ 手術前の栄養アセスメントと栄養サポートについて述べることができる.
- □ 手術後の栄養サポートと必要栄養量について述べることができる.
- □ 化学療法時・放射線療法時に発生する，食事摂取上で問題となる副作用と食事の工夫を説明することができる.
- □ 栄養成分別コントロール食に用いられる栄養素を述べることができる.
- □ 栄養成分別コントロール食には該当しない病院食について述べることができる.
- □ 栄養成分別コントロール食の利点を述べることができる.
- □ 嚥下機能を的確にチェックすることができる.
- □ 嚥下機能に応じた食事形態を選び，栄養を取り入れる方法について説明できる.
- □ 嚥下訓練により経口摂取の機能を高める過程を説明できる.
- □ 経管栄養法の目的と，適応および禁忌，栄養管理上の注意点について述べることができる.
- □ 経管栄養法を実施している患者に対する留意事項を述べることができる.
- □ 中心静脈栄養法の目的と適応，管理方法を述べることができる.
- □ 中心静脈栄養法を実施している患者に対する留意事項を述べることができる.

5 疾患別の栄養食事療法

学習目標

- 疾患を治療するための栄養食事療法の方針と栄養基準の考え方について説明できる.

1 消化器系疾患

●消化器系〈3D人体映像〉

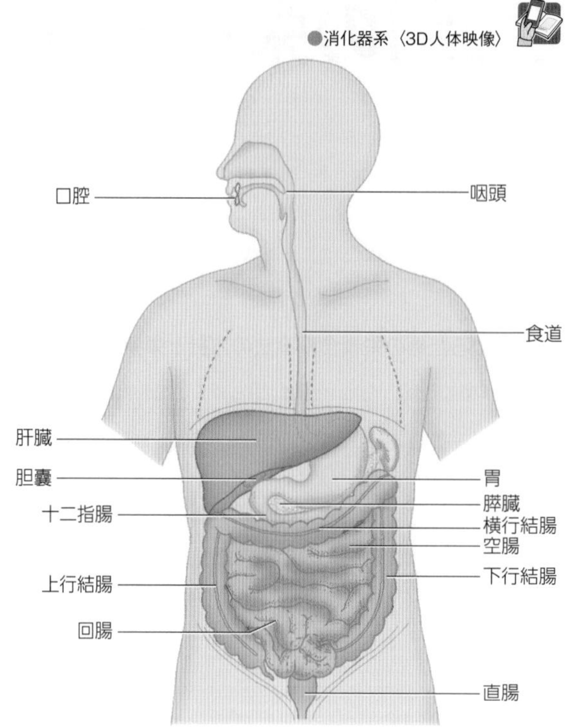

図5.1-1　消化器系

消化器系の臓器は，口腔，咽頭，食道を経て胃・十二指腸・空腸・回腸・大腸・肛門までの消化管と，付属器官である肝臓・胆嚢・膵臓の二つに分類できる．消化管では消化と吸収が行われ，付属器官では消化腺として消化を補助するためのホルモン・消化液などの分泌が行われている（図5.1-1）．食物が直接通過する器官でもあり，その部位に起因する疾患に対して，食事内容の管理はとても重要である．

1 胃・十二指腸潰瘍

本来，胃粘膜は**自己消化**を防ぐメカニズム（防御因子）をもつ．しかし，胃潰瘍と十二指腸潰瘍は塩酸やペプシンの分泌（攻撃因子）が優位になり，バランスが崩れて粘膜組織の自己消化が起こっている状態であり，ともに**消化性潰瘍**と呼ばれる．胃角部および十二指腸球部が好発部位であるが，高齢者では胃体上部に多い．また，患者は**ヘリコバクター・ピロリ**＊の感染率が高く，除菌を必要とする場合が多い．一般的には胸やけ，げっぷ，吐き気など上腹部の不定愁訴を伴い，胃潰瘍では食後，十二指腸潰瘍は空腹時や夜間に心窩部痛を訴えることが多い．高ストレス時や季節の変わり目などに発症しやすい．

用語解説＊

ヘリコバクター・ピロリ

胃・十二指腸潰瘍の成因として，以前は酸やペプシンが重視されていた．しかし1983年マーシャル（Marshall, B.）らによって本菌が初めて報告され，胃・十二指腸潰瘍との関連性が急速に明らかになった．日本でも重要な因子として取り上げられている．ヘリコバクター・ピロリ除菌は消化性潰瘍の発症・再発防止，さらには胃癌予防の点から有用である．

近年は，胃X線検査や内視鏡検査により，潰瘍と診断される場合が多い．ピロリ菌の除菌治療の普及などにより，患者数は減少傾向にあり，ここ30年で，胃潰瘍はピーク時の約5分の1，十二指腸潰瘍は約10分の1に減った．栄養強化は防御因子になり得るため，再発・再燃予防のためにも栄養食事療法への依存度は高い．

1 吐血，下血時の栄養基準（急性期）

悪心や嘔吐が強かったり，潰瘍部の大きさや深さにより大量出血のリスクが高いため，1～2日の絶食とする．この間は輸液などの栄養療法を行う．内視鏡検査などで止血が確認でき，気分が回復すれば流動食を開始する．三分粥，五分粥，七分粥，全粥，軟飯と2日間ごとに段階的に上げ，できるだけ早期に維持食まで移行し，エネルギーとたんぱく質の補給により，潰瘍部の修復を目指す（表5.1-1）．

2 栄養食事療法の方針（表5.1-2）

❶**たんぱく質**　1.2～1.3g/kg/日は必要である．**良質のたんぱく質**は潰瘍部位の治癒を促進する．脂肪の少ない魚，脂身を除いた鶏肉・牛肉・豚肉，軟らかい卵料理，牛乳，チーズ，豆腐などの消化のよい食品を選ぶ．

❷**脂質**　40～50g/日で移行する．脂質の多い食品は胃内停滞時間が長く，潰瘍の治癒と再発防止に影響を及ぼすので控えめにし，様子をみながら摂取する．

❸**炭水化物**　250～300g/日にする．消化のよいエネルギー源として，主食の米飯，粥，パン，麺類などを取り入れる．砂糖類は胃内の浸透圧を高めるため，多く使われている食品は控える．

❹胃を刺激し，胃酸を分泌しやすくするアルコール，カフェイン飲料，香辛料や炭酸などの刺激物は避ける．禁煙が基本である．

表5.1-1　吐血後食の栄養基準の例

食種名	形態別	エネルギー（kcal）	たんぱく質（g）	脂質（g）	炭水化物（g）
吐血後食　1日目	流動食	100	2	0	25
2日目	流動食	300	10	13	35
3日目	三分粥食	450	18	20	50
4日目	三分粥食	590	26	25	60
5日目	五分粥食	800	35	32	85
6日目	五分粥食	920	40	35	100
7日目	七分粥食	1,300	57	45	160
8日目	全粥食	1,500	65	50	210
9日目	全粥食	1,700	73	52	230
10日目	軟飯食	1,800	80	55	240

吐血日数にかかわらず進め方は早める場合がある．

表5.1-2　消化しやすい食品・調理

	食べてよいもの	気をつけたいもの
穀　類	粥，軟飯，麩，パン，スパゲッティ，もち，うどん，マカロニ	冷飯，ラーメン，まつたけご飯，赤飯，焼飯，たけのこご飯，コーンフレーク
いも類	長いも，里いも，じゃがいも，はるさめ	こんにゃく，さつまいも
果実類	果物缶詰（みかん，もも，ぶどう），おろしりんご，バナナ，キウイフルーツ，メロン，ぶどう，もも，みかん（酸味の少ないもの），コンポート，すいか	かき，なし，いちじく，パインアップル，いちご
魚介類	たい，かれい，ひらめ，えび，あじ，とびうお，すずき（主に白身魚），はんぺん，すり身団子	干物，味噌漬，くんせい品，塩蔵品，佃煮，いか，たこ，さんま，いわし，さば，うなぎ
肉　類	鶏ささみ，鶏ひな肉，牛肉赤身，豚肉赤身	脂肪の多い肉，ベーコン，ハム，サラミソーセージ，炒め肉
卵　類	卵豆腐，茶碗蒸し，卵とじ，オムレツ，だし巻，半熟卵	固ゆで卵，生卵
豆　類	豆腐，高野豆腐，ゆば，豆乳，生揚げ（油ぬき）	大豆，金時豆，うずら豆，小豆，ピーナッツ
乳　類	牛乳，ヨーグルト，チーズ，クリーム煮	冷牛乳，冷ヨーグルト
油脂類	植物油，マーガリン，マヨネーズ，ドレッシング	ラード（豚脂），ヘット（牛脂），フライ，てんぷら
野菜類	うらごし野菜，おろし煮，やわらか煮，トマト，ほうれんそう，にんじん，かぶら，ブロッコリー，キャベツ，はくさい，だいこん，かぼちゃ，ゆり根，とうがん	ごぼう，たけのこ，れんこん，そらまめ，いんげんまめ，ふき，セロリ，みょうが，ぜんまい
きのこ類・藻類		きのこ類，海藻類
その他	プリン，カステラ，ビスケット，ボーロ，シュークリーム，ホットケーキ	香辛料，酸味の強いもの，炭酸飲料，コーヒー，アルコール飲料

❺硬い食品，野菜などの食物繊維が多い食品は粘膜を刺激するため，繊維の少ないものを選び，じっくり煮る，うらごしする，すりおろすなど調理を工夫して消化のよい状態にする．
❻70℃以上の熱すぎる食品，10℃以下の冷たすぎる食品は避ける．
❼出血などにより，鉄欠乏性貧血の状態の患者には，鉄分の豊富な食材を選ぶ．
❽回復のためには精神的な安定が重要である．厳しすぎる食事制限は新たなストレスを招くこともあるので注意を要する．生活リズムを整え十分な睡眠を確保し，欠食や過食を慎み，食事時間はリラックスできる環境を整える．

ケアのポイント

胃・十二指腸潰瘍の病状は各個人で異なり，潰瘍の部位，狭窄（きょうさく）の程度が違うので，主治医に患者の状況をよく聞き，栄養士と共にカンファレンスを行う．最近はヘリコバクター・ピロリの除菌療法が行われているので，厳格な食事療法の必要性も減少しているが，抗菌薬を服用すると軟便や下痢も起こりやすいので，そのための食事内容などに工夫が必要で，画一的な指導内容にならないようにする．

2 潰瘍性大腸炎

潰瘍性大腸炎は，主として粘膜と粘膜下層を侵し，しばしばびらんや潰瘍を形成する，原因不明の大腸のびまん性非特異性炎症である．1973（昭和48）年，旧厚生省により特定疾患（公費対象）に指定され，1990（平成2）年に「**難治性潰瘍性大腸炎**」が定義された．近年，日本でも患者の増加が著しい．30歳以下の成人に多いが小児から高齢者まで発症する．

主な自覚症状として，粘血便，下痢，腹痛，全身倦怠，貧血，発熱，体重減少，栄養状態不良がみられ，悪化すると入院が必要である．慢性の経過をたどり，寛解と再燃*を繰り返す．遺伝的要因，心因的要因，免疫機構の変化などが複雑に絡み合っていると考えられ，原因は解明されていない．臨床的重症度による分類を示す（表5.1-3）．

1 栄養食事療法の方針

炎症により体力の消耗が著しいため，原則は高エネルギー，高たんぱく質，低残渣で，栄養を補給していくことが優先される．また，乳糖分解酵素の活性が低下していることで腸管内に残る乳糖が発酵して下痢を来すため，活動期は乳製品を禁止する．

2 栄養基準の考え方

a 活動期の場合

下痢，粘血便，発熱，頻脈が存在する重症時には**絶食**して腸管の安静を図り，**経静脈高カロリー輸液**などを行う．排便回数が少なくなれば，経口食へ進める．刺激の少ない流動食，すなわちおもゆ，くず湯，野菜スープ，果汁などで，病状の改善がみられれば三分粥，五分粥（表5.1-4），全粥へと移行する．副食はうらごしから半固形食，固形食とし，消化のよいたんぱく質食品と

plus α

指定難病

2015（平成27）年，「難病の患者に対する医療等に関する法律（難病法）」が施行され，特定疾患は指定難病に移行された．対象疾患は，難病医療費助成制度による公費負担を受けられる．

用語解説 *

寛解と再燃

病気の症状が一時的あるいは継続的に好転または沈静化し，完治とは言えなくても，臨床的にコントロールされた状態．寛解の状態から再び症状が悪化することを再燃という．

表5.1-3 潰瘍性大腸炎の臨床的重症度による分類

	重　症*2	中等症*2	軽　症
①排便回数	6回以上	重症と軽症の中間	4回以下
②顕血便*1	(+++)		(+) ～ (−)
③発熱	37.5℃以上		37.5℃以上の発熱がない
④頻脈	90/分以上		90/分以上の頻脈なし
⑤貧血	Hb10g/dL以下		Hb10g/dL以下の貧血なし
⑥赤沈	30mm/h以上		正常

＊1　(−) 血便なし，(+) 排便の半数以下でわずかに血液が付着，(++) ほとんどの排便時に明らかな血液の混入，(+++) 大部分が血液

＊2　中等症以上を対象とする．軽症：上記の6項目を全て満たすもの，中等症：上記の軽症，重症の中間にあたるもの，重症：①および②の他に，全身症状である③または④のいずれかを満たし，かつ6項目のうち4項目を満たすもの，劇症：重症の中でも特に症状が激しく重篤なもの．発症の経過により急性型と再燃型に分かれる．

厚生労働科学研究費補助金難治性疾患等政策研究事業難治性炎症性腸管障害に関する調査研究鈴木班．潰瘍性大腸炎・クローン病診断基準・治療指針 平成30年度改訂版．より，一部改変．

表5.1-4　潰瘍性大腸炎食（五分粥）食品構成の例

食品名	分量（g）	エネルギー（kcal）	たんぱく質（g）	脂質（g）	炭水化物（g）	食物繊維（g）
五分粥	900	450	8.1	2.7	95.4	0.9
小麦類	5	14	0.4	0.1	2.7	0
いも類	60	49	1.3	0.1	10.7	0.9
砂糖類	15	57	0	0	14.9	0
油脂類	5	46	0	5.0	0	0
豆　腐	100	56	5.0	3.3	1.8	0
魚介類	80	84	14.7	2.3	0.1	0
肉　類	45	56	10.0	1.4	0.1	0
卵　類	80	130	9.8	9.0	0.7	0
豆　乳	200	130	6.4	7.2	9.6	0
緑黄色野菜	70	17	1.4	0	3.0	1.7
その他野菜	80	17	1.0	0	3.2	1.1
果実類	100	48	0.8	0.6	1.9	0.6
味　噌	10	19	1.3	0.6	1.9	0.6
合　計		1,173	60.2	32.3	146.0	5.8

して，脂質の少ない白身魚，鶏ささみ，絹ごし豆腐，卵などを選ぶ．ビタミン，ミネラルの補給には，食物繊維が少なく軟らかい野菜を煮物に，果物はうらごしする．牛乳・乳製品は避け，味付けは薄味にする．

b 寛解期の場合

❶**エネルギー**　35～40kcal/kg/日，2,100～2,500kcal/日を基準とし，年齢・性別・身体活動レベルから決定する．炎症性の消耗性疾患であることから，低栄養による体力・免疫力低下を防ぐために，エネルギー補給は重要である．

❷**たんぱく質**　体たんぱく質の漏出があるため，良質のたんぱく質を標準体重当たり1.2～1.5g/日は必要で，80～90g/日の高たんぱく食で易消化性の食事が望ましい．

❸**塩分**　男性7.5g未満/日，女性6.5g未満/日を目標にし，炎症への刺激に気をつける．

❹過度に熱いもの，冷たいものは避ける．

❺病変部位により症状や経過の個人差は大きく，個々に合わせた栄養食事療法が必要である．再燃を繰り返し慢性化する場合が多いため，神経質になり過ぎず，気長に療養する．

ケアのポイント

潰瘍性大腸炎は再燃，寛解を繰り返す場合が多く，日常の食生活やストレスに大きく左右される．患者は若年者が多く，寛解期になると外食の機会も増えるので，暴飲暴食を慎み，アルコール飲料の過飲を避け，刺激物（炭酸飲料，カレー，酢，唐辛子，わさび，からし，コーヒー，紅茶など）も控えるように指導する．下痢・腹痛を誘発する食品は人によって異なるので，食べて具合が悪くなる食品群をメモしてもらい，食品の選択の参考にする．食事は４～５回に分け，よく噛んで食べるとよい．

3 クローン病

クローン病は，大腸および小腸の粘膜に慢性の炎症または潰瘍を引き起こす原因不明の炎症性腸疾患の一つで，1973（昭和48）年に特定疾患に認定されて以来，患者数は増え続け，近年は若年層の発症が増える傾向にある（指定難病96）．

回腸末端部に好発するが，消化管のどの部位にでも発症する疾患である（**表5.1-5**）．長期にわたり腹痛・下痢・発熱などの症状を繰り返し，体重減少もみられ，社会生活にも大きな影響を与える．原因不明とされているが，遺伝子や食環境など複数の要因が関与していると考えられ，研究が進んでいる．

1 栄養食事療法の方針（表5.1-6）

活動期は原則**絶食**とする．栄養療法の基本は**経腸栄養**である．**成分栄養剤**（ED）は抗原性がなく，栄養状態を改善・維持し，腸管を休めるためにも有効である．1日2,000kcal以上のエネルギー量を確保する必要があり，初期600～1,500kcal/日に濃度・容量を調整し，7～10日を目安に維持量（標準体重1kg当たり35～45kcal）まで移行する．寛解が確認されるまでは経鼻チューブを使用することが望ましい．栄養状態が著しく悪化している場合や，病変部位が広範囲にわたる，炎症が強いといった患者には**中心静脈栄養**（TPN）を用いる．

➡ 成分栄養剤については，p.162 参照．

その後，経口摂取に移行していく．基本は低脂肪食とし，たんぱく質源はア

表5.1-5　炎症性腸疾患の分類

	潰瘍性大腸炎	クローン病
主な発症年齢	15～35歳	10代後半～20代
病　変	直腸から上行性，連続性病変	回腸末端に好発，または小腸・大腸ともに罹患，非連続性
内視鏡病理所見	びらん，潰瘍，出血，炎症性ポリープ	縦走潰瘍，敷石状粘膜など
治　療	副腎皮質ステロイドなど	薬物療法（副腎皮質ステロイドなど）と，栄養療法の併用が有効

クローン病の栄養療法

クローン病は口から普通の食事をとっていると，炎症が起こり症状が悪化する．動物性たんぱく質と脂肪（肉類）を多く食べるとたんぱく抗原がアレルギー反応を起こしやすいため成分栄養剤を用いた経腸栄養法を行う．

表5.1-6　クローン病の食事療法基準の例

	指示エネルギー成分栄養剤＋食事（kcal）	成分栄養剤		食　事		食事摂取栄養量			
		(kcal)	(パック)	(kcal)	(%)	たんぱく質（g）	脂質（g）	炭水化物（g）	食物繊維（g）
A	2,700	2,400	8	300	11	15	7	45	3
B	2,700	2,100	7	600	22	33	10	90	5
C	2,400	1,800	6	600	25	33	10	90	5
D	2,400	1,500	5	900	38	45	15	140	6
E	2,400	1,200	4	1,200	50	48	20	190	6
F	2,400	900	3	1,500	63	60	20	250	7

例：成分栄養剤 1,800kcal ＋ 食事摂取 600kcal
　　成分栄養剤 1,500kcal ＋ 食事摂取 900kcal

ミノ酸の種類にまで配慮する．

　再燃予防，寛解維持のために，5-アミノサリチル酸製剤と在宅経腸栄養剤を併用し，良好な状態が保てる割合を見つける．栄養療法に対する反応は個人により異なることを考慮する．

2 栄養基準の考え方

❶エネルギー　消耗性疾患のため高エネルギーを確保することが必要であり，標準体重1kg当たり35～45kcal/日以上を目指す．

❷たんぱく質　抗原性をもつ動物性たんぱく質の制限は効果があるが，漏出したたんぱく質を補うためにも，豆腐や豆乳などの大豆製品，白身魚や鶏卵などの良質のたんぱく質をうまく取り入れる必要がある．肉類，脂肪の多い食品は禁止する．

❸脂質　10～20g/日の低脂肪食とする．食品中のn-3系脂肪酸は魚油（DHA，EPA）に多く，炎症を抑制する．植物油，調合油に含まれるn-6系脂肪酸は控える．

❹食物繊維　腸管を刺激しないよう低残渣にするため，野菜・海藻・果物の不溶性繊維は避け，水溶性繊維を中心に7g/日程度を摂取できるように食品を選ぶ．

❺ビタミン・ミネラル　ビタミンK，ビタミンB_{12}，ビタミンC，鉄，亜鉛，セレンなどが欠乏しやすい栄養素なので，食材に配慮する．クローン病患者における食品の選び方を表5.1-7に示す．

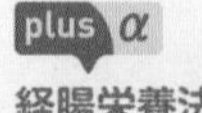

経腸栄養法

クローン病では通常，細い管を小腸上部まで挿入し，容易に吸収される栄養剤を注入する．
成分栄養剤：エレンタール
消化態栄養剤：ツインラインNF
半消化態栄養剤：エンシュア・リキッドなど
主な初期治療として，エレンタール濃度，投与量を漸増させて1～2週間かけて維持量まで投与していく．エレンタールは，たんぱく質の分解の程度と脂質含有量の少なさから，一般的に用いられる（大阪クローン病トータルケア推進協議会）．

表5.1-7 クローン病における食品の選び方

			食べてもよい食品	制限したほうがよい食品	避けたほうがよい食品
主食			粥，ご飯，うどん，もち	食パン	玄米，中華そば，クロワッサン，揚げパン，ライ麦パン
副食主菜	たんぱく源となるもの	大豆製品	豆腐，高野豆腐，ゆば，味噌，豆乳	納豆すりつぶし	おから，油揚げ，生揚げ
		魚介類	かれい，たい，たら，すずき，あじ，まぐろ赤身，いわし，さけ，さば，さわら，さんま，しらす干し，かき，はんぺん，かまぼこ	うなぎ，ぶり脂身	いか，たこ，かき以外の貝類，佃煮，塩干物，油漬け缶詰
		肉類		鶏ささみ	牛肉，豚肉，ハム，ソーセージ，ベーコン
		卵類	鶏卵，うずら卵		
		乳類		低脂肪ヨーグルト，チーズ，スキムミルク，乳酸菌飲料	牛乳，生クリーム，バター，アイスクリーム
副菜	食物繊維を含むもの	豆類			大豆，小豆，うずら豆，ピーナッツ，アーモンド
		いも類	じゃがいも，さといも，ながいも，はるさめ		さつまいも，こんにゃく
		野菜類	だいこん，にんじん，かぶ，ほうれんそう葉先，はくさい葉先，キャベツ，ブロッコリー，カリフラワー，たまねぎ，かぼちゃ，トマト（皮・種とる），なす（皮むき）		ごぼう，れんこん，たけのこ，ふき，山菜，セロリー，みょうが，もやし，うど，切り干し大根，とうもろこし
		果実類	りんご，もも，メロン，ぶどう，すいか	バナナ	柿，なし，パインアップル，いちご，キウイフルーツ，酸味の強い柑橘類
		きのこ類・藻類		焼きのり，しいたけ（みじん切り）	ひじき，昆布，きのこ全般
	油脂類			しそ油，えごま油，すりごま	ヘット，ラード，揚げ物，バター
	砂糖類		砂糖，ペーストジャム	はちみつ	
その他	菓子類		白玉団子，みたらし団子，ゼリー，軽いせんべい，くずきり，あめ	こしあんまんじゅう	洋菓子全般，スナック菓子，クッキー，チョコレート，つぶあん，豆菓子，おかき
	嗜好飲料類		日本茶，ウーロン茶	濃い緑茶，紅茶	アルコール飲料，炭酸飲料，コーヒー，ココア
	調味料類		塩，しょうゆ，ソース，トマトピューレ，みりん	酢，ケチャップ，ノンオイルドレッシング	香辛料，マヨネーズ，ドレッシング

ケアのポイント

クローン病での入院中は，絶食や経腸栄養法で，経口食を摂取する期間が少ない．若年者に多い本疾患では，患者のQOLを高め，社会復帰を可能にするため，在宅での経腸栄養療法時の栄養食事指導を行う．医療スタッフは連携を保ち，再燃防止に努めなければならない．病態は個人差が大きいため，ケースバイケースで病状を見極めて，経口食の試みも考える．寛解期を延ばし，再燃防止に努める．

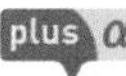

クローン病のケア

寛解期のケアは，潰瘍性大腸炎の寛解期のケアと共通する（➡p.173 ケアのポイント参照）．

4 急性肝炎

肝臓の障害は，疾患によって症状も，栄養食事療法の基本方針も異なる．肝炎とは，肝臓全体にみられる壊死炎症反応で，肝炎の種類・程度を把握するためAST，ALT，LDH，γ-GTP，ALP，ビリルビンなどの生化学検査を行う．

急性肝炎は，肝炎ウイルス感染による急性炎症の場合が多い．そのほか，薬剤や自己免疫反応，アルコールの多飲などにより発症する．発症初期には全身倦怠感，悪心や嘔吐，発熱などにより食事摂取量は減少し，比較的短期間に栄養状態は悪化する．多くは一過性で半年以内に治癒するが，一部は慢性化する．また，劇症化すると予後は不良となる．

1 栄養食事療法の方針

食欲不振で食事摂取量が低下しているときには無理強いはせず，輸液と併用し，食欲の回復を待つ．少量でも，消化のよい炭水化物食品を主とし，主食は米飯，粥，麺類のほか，いも類や小麦製品も使用し，必要なエネルギーを確保する．果物やデザートなど口当たりのよいメニューにし温度にも配慮する．

肝組織再生のために良質のたんぱく質が必要であるため，食欲が戻ったら，消化のよい大豆製品，白身魚，鶏ささみ，卵，牛乳やヨーグルトを食べやすく調理する．消化に時間を要する脂質は控えめにし，乳化されたバターやマヨネーズを少量使用する．ビタミン・ミネラルの補給は，野菜と果物を中心に不足しないよう注意する．

劇症肝炎*で意識障害があるような場合は，栄養補給は輸液に頼らざるを得ない．

2 栄養基準の考え方

❶エネルギー 安静時エネルギーを基本とし，急性期で20～25kcal/kg/日，1日に1,500～1,600kcalまでは摂取できるようにする．

❷たんぱく質 1.0～1.2g/kg/日は確保するが，過剰摂取により肝臓に負担をかけないようにする．

❸脂質 黄疸が出現している場合は胆汁酸の腸管循環障害があるため，25～30g/日（エネルギー比15%）程度に制限するが，急性期を脱すれば制限は必要ない．

❹炭水化物 たんぱく質，脂質の制限下では，必要エネルギー充足のため240～270g/日程度は摂取する．

❺ビタミン・ミネラル 不足しないように補給する．特に脂溶性ビタミンA，E，D，Kに配慮する．ウイルス性肝炎では，鉄分の摂りすぎに注意する．

---

plus α

AST（GOT）とALT（GPT）

ALPやγ-GTPが誘導酵素といわれるのに対し，ASTやALTは逸脱酵素と呼ばれ，肝細胞が破壊されると細胞内から血中に遊出する．血中半減期はASTが約15時間，ALTが約45時間であるため，肝障害の急性期にはAST > ALT，回復期や慢性肝疾患ではAST < ALTと逆転する．また，AST > ALTは肝硬変への移行を示唆する．

用語解説*

劇症肝炎

急性肝炎のうち特に肝細胞の破壊が進み，肝機能が維持できずに黄疸，肝性脳症，腹水など肝不全状態が出現した場合をいう．重篤な状態になり，致死率（致命率）が高い．急性肝炎の1～2%でみられる．

ケアのポイント

急性肝炎の急性期は嘔吐・発熱が顕著なので，アミノ酸・ビタミン・ミネラルを添加した輸液の注入が必要であるが，できるだけ食事で栄養補給をする．食事のみで栄養量が満たされるように，食欲を起こさせる献立や調理内容を工夫し，ベッドサイドでは食事を進めるためのケアが望まれる．劇症肝炎への移行もあるので注意する．

5 慢性肝炎

慢性肝炎は，肝機能異常が6カ月以上持続した病態をいう．AST，ALTの値が軽～中等度上昇し，増悪を繰り返す．成因は，肝炎ウイルス，長期のアルコール多飲や薬剤の長期服用などである．自覚症状として顕著なものは少ないが，易疲労感，食欲不振などを訴える．悪性増悪期には，悪心，全身倦怠感，食欲不振，黄疸などを認める．

慢性肝炎患者の栄養状態は，低たんぱく血症を伴う場合が多いので，良質のたんぱく質で必要量を十分に摂取する．**肝硬変**，**肝癌**に進展する前駆病変と認識して，進行を遅延させることが治療の目的である．

plus α

慢性肝炎の近年の傾向

慢性期および肝硬変代償期で，過剰エネルギー摂取により脂肪肝を発症している症例が増加している．摂取エネルギーの適正化，各栄養素の必要量の確保，栄養バランスの是正を行う．

1 栄養食事療法の方針

食事に関する制限は必要なく，規則正しくバランスのよい食生活を心掛けることが大切である．肝臓の炎症は続いているため，ビタミン・ミネラル類や良質のたんぱく質摂取が継続的にできるよう，食事に気を配る．

また，インターフェロン療法によって食事量が低下している場合には，嗜好(しこう)に合わせた献立に配慮する．

2 栄養基準の考え方（表5.1-8，表5.1-9）

❶エネルギー量　健康な人と同じ量を目安にする．BMIを定期的に測定し，摂取量が適切かどうか確認する．

❷たんぱく質　良質のたんぱく質を摂取する．炎症があるため1.0～1.2g/kg/日を目安に，不足しないよう主菜に取り入れる．

❸脂質　日々の活動量が低下している場合が多いので，フライ・天ぷら・肉類など油脂類に偏るメニューが続いて肥満を招かないよう注意する．

表5.1-8　肝臓病食の栄養基準の例

	急性肝炎初期	慢性肝炎	肝硬変代償期
エネルギー（kcal/kg/日）	20～25	30～35	30～35
たんぱく質（g/kg/日）	1.0～1.1	1.2～1.3	1.2～1.4
脂　質（g/日）	30～35	45～50	45～55
塩　分（g/日）	6.5～7.5	6.5～7.5	6.5～7.5

表5.1-9　肝臓病食種と食種別栄養基準の例

食　種	エネルギー（kcal）	たんぱく質（g）	脂質（g）	炭水化物（g）	塩分（g）	適　応
肝食1	400	7	5	85	3	肝硬変非代償期，流動食
肝食2	950	30	15	180	5	肝硬変非代償期，五分粥食
肝食3	1,700	50	25	300	6.5	肝硬変非代償期，米飯食
肝食4	1,500	60	30	240	6.5～7.5	急性肝炎
肝食5	2,000	75～80	45	260	6.5～7.5	慢性肝炎
肝食6	2,300	85	45～55	280～300	6.5～7.5	肝硬変症

❹ビタミン，ミネラル，食物繊維　野菜や果物から，十分摂取できるように留意する．

6 肝硬変

肝硬変とは，慢性肝炎が進行し，肝細胞の壊死・変性・炎症と線維化により肝実質細胞の減少が生じている状態である．代償期と非代償期では，食事療法の厳格さが大きく異なる．代償期は慢性肝炎の食事療法に準じることで対応できるが，非代償期では黄疸・浮腫・腹水・意識障害などいずれかの症状がみられ，解毒・排泄・消化・吸収がうまく働かなくなり，栄養不良に陥り，全身への影響が出始める．**窒素バランス**を正にし，アミノ酸レベルでの配慮が必要となってくる．

各々の病態に対応し，低アルブミン血症時はアルブミン製剤の投与，腹水には利尿薬投与が必要となる．また，筋力低下を伴うときには運動療法も積極的に取り入れる．

plus α
代償期と非代償期
代償期とは臓器機能が維持できる時期のこと．非代償期とは臓器機能不全となり，重篤な症状が出る時期のこと．

plus α
窒素バランス
たんぱく質に含まれる窒素の摂取量と排泄量の差をみる．すなわち摂取量が少なく排泄量が多ければ負になるので，正にするためには良質なたんぱく質を十分に補給する．

1 栄養食事療法の方針

肝硬変では，血漿アミノ酸濃度の不均衡，低アルブミン血症，たんぱく質異化亢進，負の窒素出納，耐糖能異常，種々の栄養代謝異常が生じるため，それぞれの代謝異常に対応する．

a 代償期

食事内容はほぼ通常食とするが，症状の進行による低たんぱく血症を防ぐことを考慮し，たんぱく質は十分摂取できるようにする．大豆製品，鶏肉（脂身なし），牛肉赤身，卵，魚介類，牛乳，乳製品など，種々の食品から摂取できるよう献立を考える．

b 非代償期

肝細胞障害が広がり，代償期よりもさらに良質たんぱく質を増量するよう配慮を要する．油脂は10g/日程度とし，植物油，バター，マヨネーズ，ドレッシングなどを適宜使い，長期にわたる食事療法に変化のある献立を配慮する．

炭水化物は消化のよいエネルギー源で，肥満や脂肪肝の合併があるとき以外は制限する必要はない．食道静脈瘤がある場合は，魚の骨，硬さのある野菜などは食道に炎症を起こし出血する恐れもあるので注意する．また，肝機能低下により糖新生能が低下し，空腹時に低血糖を起こすことがあるため，適宜，間食摂取を勧める．

2 栄養基準の考え方

代償期については慢性肝炎に準じる（表5.1-8，表5.1-9）．

非代償期は個人の栄養代謝状態に合わせた改善を試みることが重要である．末期で肝不全用経腸栄養剤を使用する際には，経口摂取との総栄養量が指示量となるよう，食事内容を調整する．

❶たんぱく質　肝機能を維持するために，良質たんぱく質を80～85g（1.2～1.4g/kg/日）程度摂取することが望ましい．

アミノ酸処理能の低下がみられ始めると，メチオニン，フェニルアラニン，チロシン，トリプトファンなどの肝代謝される**芳香族アミノ酸**（AAA）の血中濃度が上昇し，バリン，ロイシン，イソロイシンなどの**分岐鎖アミノ酸**（分岐アミノ酸：**BCAA**）はエネルギー源として筋肉や脂肪組織で消費される．その結果，BCAA/AAA比（**フィッシャー比***）が低下し，肝性脳症の原因になると考えられている．窒素バランスを正にし，アミノ酸組成に配慮し，フィッシャー比を上げるよう配慮しなければならない．しかし，非代償期の高アンモニア血症や肝性脳症がある状態（たんぱく質不耐症）では，たんぱく質は低く（40g/日）抑え，高アンモニア血症が改善されれば**アミノ酸インバランス***を防ぐため，**分岐鎖アミノ酸**（BCAA）**製剤***などを利用し，不足を補うことになる．

❷脂質　厳しい制限はなく，45～55g/日（エネルギー比 20～25%）を目安に，動物性脂肪：植物性脂肪＝1：1とする．進行するに従い多価不飽和脂肪酸（n-6系，n-3系）の血中濃度は低値になるため，魚油や植物油を積極的に取り入れる．また，n-3/n-6比に配慮する．

❸エネルギー　30～35kcal/kg/日とし，2,000～2,300kcal/日は必要となる．体力維持のためにエネルギーは確保したいが，過剰摂取は脂肪肝や肥満を招くため，個人の状況に配慮し，BMIを確認しながら進める．

❹ビタミン・ミネラル　ビタミンA・D・Kやミネラルは十分補給できるよう配慮する．

❺食塩　腹水貯留を予防するために，代償期から塩分は控えめに5～7g/日程度とし，浮腫・腹水が出現すれば3～5g/日に制限する．

❻食物繊維　便秘は腸内の腐敗菌によるアンモニア発生を助長し，血中アンモニアの増加（高アンモニア血症）につながるため，便秘予防のために，水溶性・不溶性の食物繊維を十分に摂取する．

❼食欲がない場合や浮腫などで減塩を必要とするときには，酸味や香辛料で味付けを工夫し，提供する温度や口当たりなど本人の希望に沿っておいしく食べられるようにする．

plus α

肝硬変にLESを

夜食療法（late evening snack：LES）により，適正栄養量を保持できる．すなわち，間食および夜食を取り入れ，一日の食事回数を増やし，分食を行うことにより，食事摂取量の評価が可能となる．

用語解説*

フィッシャー比

BCAA（分岐鎖アミノ酸）とはバリン，ロイシン，イソロイシンのことであり，AAA（芳香族アミノ酸）とはメチオニンチロシン，フェニルアラニン，トリプトファン等である．フィッシャー比はBCAA/AAAで計算される．フィッシャー比を上げるためにはBCAAを多く摂取する．

用語解説*

アミノ酸インバランス

肝硬変では血漿中のアミノ酸の濃度が上昇する．非代償期では肝機能が著しく低下した場合は，AAA（芳香族アミノ酸）濃度の上昇とBCAA（分岐鎖アミノ酸）濃度が特徴的に低下し，アミノ酸インバランスを呈することが知られている．このアミノ酸インバランスを是正するためにBCAAの補給を行う．

用語解説*

分岐鎖アミノ酸製剤

肝不全になるとフィッシャー比が低下するので，肝不全の増悪を防ぐため，分岐鎖アミノ酸を増加した経口剤を**肝不全用栄養剤**として経口的に補給する．食事との併用も可能である．アミノレバン®やヘパンED®などの製剤が使用されている．

❽**肝性脳症**＊で覚醒後の食事は，流動食で動物性食品を含まないようにする．続いて五分粥，低たんぱく食に移行し，分岐鎖アミノ酸をしっかり摂取できるよう，豆腐，豆乳，白身魚を使用し，野菜はすりつぶして軟らかくする．香辛料，刺激物はこの時期，避けたほうがよい．

用語解説＊
肝性脳症
肝疾患に伴う精神神経症状．肝硬変が高度に進んだときに起こることが多く，さまざまな程度の意識障害が主症状である．昏睡になると肝性昏睡といわれる．

7 脂肪肝

脂肪肝とは，肝臓内部に脂質（大部分は**中性脂肪**）が多量に（重量の5％以上，肝細胞の30％以上）沈着した状態のことで，慢性肝炎や肝硬変に移行する場合もある．脂肪肝の三大成因は，肥満，アルコールの多飲，糖尿病などの疾患である．

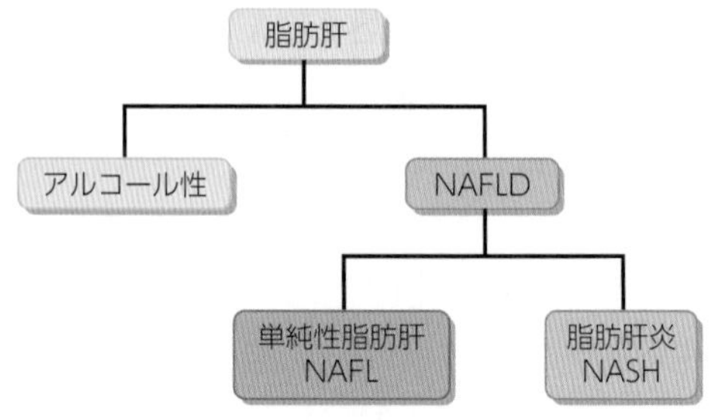

図5.1-2　脂肪肝の分類

栄養性脂肪肝（過栄養と低栄養による）は，過食により脂肪合成が促進される．高カロリー輸液による場合もある．たんぱく質が不足している状態では，リポたんぱくの合成不足で肝臓から脂質を末梢に運べない状態となり脂肪肝となる．飢餓，クワシオルコル（➡p.19参照），**吸収不良症候群**＊などに起因する．

用語解説＊
吸収不良症候群
なんらかの理由で栄養素の消化吸収が障害された病態をいう．消化ができない原因には，消化液の分泌不全が考えられる．大きくは，原発性吸収不良症候群と，続発性吸収不良症候群の二つに分類される．

また，日本人にはアルコール性脂肪肝も多い．飲酒によるエネルギー過剰が，中性脂肪を増やし，リポたんぱくを減らす悪循環に陥らせる．

近年，注目される**非アルコール性脂肪性肝疾患**（NAFLD（ナッフルディー））は，飲酒の習慣はないが内因性の肥満や持続的な高血糖などが原因とされる．中でも**非アルコール性脂肪肝炎**（NASH（ナッシュ）＊）は，肝硬変への進行も考えられるため，食事療法が必要である（図5.1-2）．まず，基礎疾患のデータをみながら，体重・BMIの変化を確認し，食事摂取状況，生活パターンや運動状況をアセスメントする．

用語解説＊
NASH
非飲酒者に認められる非アルコール性脂肪肝炎（nonalcoholic steatohepatitis）．アルコール性肝炎様の肝組織所見を認め，約20％が肝硬変に進展する．近年，NASH関連の肝硬変は増加傾向にある．治療には，メタボリックシンドロームの改善が重要となる．

1 栄養食事療法の方針

過栄養の場合は，エネルギー制限，炭水化物を減らすことによる糖質制限など，肥満や糖尿病の食事療法に準ずる．低栄養の場合は，高エネルギー，高たんぱく質の食事に改善することで，肝機能の正常化を目指す．肝機能の維持のためには，ビタミン・ミネラル類の補給も重要である．

生活・食事指導を通じての行動変容が重要で，アルコールの摂取や食事量，間食への指導，また運動の必要性などを認識できるよう促す．メタボリックシンドロームへの対応と同時に，脂肪肝の予後についての理解を促す．

8 胆石症・胆囊炎

胆石は，胆囊や胆道，胆管に生じた結石である．基礎疾患と胆石の種類には関連がある．胆道疾患ではコレステロール結石が70％を占める．暴飲暴食，高脂質食，食物繊維の摂取不足など食生活全般のほか，過労やストレスなど現代人の生活傾向が増加を招いている．一方，胆嚢炎，溶血性貧血，低たんぱく食下ではビリルビン結石，カルシウム結石が多くなる．

疼痛発作時の急性期と安定期では食事療法は異なるが，いずれも低脂肪食を勧める．胆石発作の再発予防のために，長期的に食生活の改善を図っていかなければならない．ストレスを回避し，食事のリズムが規則正しくなるよう指導する．

1 栄養食事療法の方針

コレステロール結石では，食事中の**飽和脂肪酸**や**コレステロール**，エネルギーの過剰摂取を是正しなければならない．体重，BMIの変化，血中の肝機能数値（ALT，AST，γ-GTP，ALP，血清ビリルビン，CRP，白血球など）を確認し，減量の必要性や療法の方針を決める．

a 急性期（疼痛発作時）

疼痛が激しい場合は絶食とし，**経静脈栄養**を行う．発作が治まり経口摂取が可能になれば，流動食から進めていく．胆汁分泌への刺激を抑制するためにも消化のよい炭水化物を中心とした食事を重視し，おもゆ，くず湯，野菜スープ，果汁からスタートし，三分粥，五分粥へと移行する．

たんぱく質の摂取においては，脂質の少ないたんぱく源を使用する．中でもタウリンを含む白身魚，豆腐などを積極的に取り入れる．牛乳は低脂肪のものとする．脂質は疼痛の原因になりやすいので10g/日程度とし，油脂類や肉類，揚げ物は避ける．

b 回復期

発作後，一週間程度で疼痛が治まり，回復に向かう．脂質や刺激物を控えながら，食欲が回復すれば普通食に移行する．

c 無症状期

普通食で対応できる．しかし，脂質は過剰摂取にならないよう注意する．アルコールや刺激物の節制を含め，本人の自主的な管理を促す栄養指導が大切である．

2 栄養基準の考え方（表5.1-10）

❶**脂質**　急性期を除き，25～35g/日とする．胆嚢・胆管の収縮を引き起こす脂質摂取には特に注意を要する．

❷**たんぱく質**　1.0～1.2g/kg/日の通常量でよい．ただし，動物性たんぱく質が増加すると飽和脂肪酸の摂取が増えるため，合併症予防のために動物性たんぱく質比は45%程度に留める．

❸**エネルギー**　25～35kcal/kg/日とする．肥満を是正することは重要で，個人のBMIをみながら調整する．

表5.1-10　胆石症の栄養基準の例

	胆石症
エネルギー（kcal/kg/日）	25～30（肥満） 30～35
たんぱく質（g/kg/日）	1.0～1.2
脂　質（g/日）	25～30
塩　分（g/日）	6.5～7.5未満

5 疾患別の栄養食事療法

3 胆嚢炎

胆嚢炎は，胆石発作時に同時に発症することが多い．食事療法としては，胆石症の食事，膵炎食などに準じてよい．

ただし，急性胆嚢炎では経口摂取を中止し，**経静脈栄養**に頼る．多くの症例で，脱水を伴うことが多いので，水分出納に注意を払うことが必要である．

9 急性膵炎

膵臓疾患は，膵臓自体が自家消化されることによる急性炎症で，多くはアルコール多飲，胆石症などの胆道疾患，膵管の閉塞・狭窄，高脂肪食や薬剤性，感染などに起因する．原発性の原因不明の急性膵炎も多い．

急性膵炎では血中，尿中の**膵酵素**の著しい上昇がみられる．激しい腹痛にみまわれるため，まず安静が必要であり，絶飲絶食期間が数日間続くことになる．その間は輸液で水分と栄養を補給し，痛みが少なくなり膵酵素値が改善されれば，無刺激の水分補給から始める．急性と慢性を区別して食事療法を行う．

1 栄養食事療法の方針

急性期は膵酵素の活性が非常に高いため，活動が安定するまで**絶飲絶食**とし，膵臓を休ませ膵液の分泌を抑制する．栄養素の中では脂質が膵外分泌を促すため，食事は糖質を中心とした流動食から開始し，粥・軟菜食へと移行する．脂質は回復期まで制限が続く．初期の制限は特に厳格に行う．食事開始後もエネルギー不足が心配される場合には，**経静脈栄養**により補給する．

plus α

急性膵炎で禁止する食品

- アルコール飲料
- カフェイン飲料
- 炭酸飲料
- 油脂
- 香辛料，刺激物
- 肉エキス（肉スープ）

膵液分泌を刺激するため禁止．

2 栄養基準の考え方（表5.1-11，表5.1-12）

❶脂質　消化障害もあり，脂質を摂取すると腹痛発作が起こるので，1～15g/日とする．

❷たんぱく質　摂取量は10～50g/日．炎症疾患により体たんぱくの異化亢進がみられるため，血中の分岐鎖アミノ酸（分枝アミノ酸）は低下傾向になる．脂質に配慮して植物性たんぱくを選んだり，効率よく摂取できるよう消化が容易な食品を選ぶ．

❸炭水化物　膵臓に対しての直接の刺激は少ないため，エネルギー確保のためにも，初期から粥，麺類などのでんぷん類を使用する．回復期では1,000～

表5.1-11　急性膵炎の栄養基準の例

栄養素＼形態	流動食	三分粥	五分粥	全　粥
エネルギー（kcal）	400	800	1,000	1,500
たんぱく質（g）	10	15	25	50
脂　質（g）	2	5	10	20
炭水化物（g）	90	160	190	280
塩　分（g）	3	5	5	6.5

表5.1-12　急性膵炎における食品の選び方

膵流動食	膵三分粥菜	膵五分粥菜	膵全粥菜
• おもゆ • くず湯 • 野菜スープ • 果汁	• 絹ごし豆腐 • 麩 • 繊維の少ない野菜（うらごし） • じゃがいもマッシュ	• 鶏ささみ • 白身魚 • 豆腐，ゆば • きざみ野菜 • ほぐし果物 • つぶしいも • 卵料理少量 • 低脂肪乳 • スキムミルク	• 五分粥菜 ＋ • 卵料理 • 野菜やわらか煮 • いも類 • 生果実 • 乳製品

1,500kcal/日程度を目安とし，回復するに従い増加する．

ケアのポイント

急性膵炎の栄養管理は厳格であるため，食事の進め方が非常に緩徐である．食欲が出たからといって，急に牛乳や炭酸飲料，カフェイン飲料を飲んだりすると膵液の分泌が亢進し，再び炎症が悪化して絶飲食をしなければならないことがある．

看護師は，患者のベッドサイドで入院中の食事内容を観察することが大切である．

10 慢性膵炎

慢性膵炎は，膵臓に持続性の炎症が起こり，膵実質の脱落，**線維化**が進行する．継続的な過度の飲酒による**アルコール性**のものが6割近くを占め，**非アルコール性**には胆石や急性膵炎からの移行がある．

病態としては，膵液の外分泌機能障害による脂質吸収障害と，内分泌機能障害（インスリン分泌低下）による**二次性糖尿病**が深刻である．消化酵素の補充と疼痛管理が治療の中心となるが，長期的に継続した食事管理が必要となる．

1 栄養食事療法の方針

腹痛と膵機能不全を伴う慢性膵炎では，膵液の外分泌抑制が食事療法の優先目的となる．症状が寛解すれば，膵臓を庇護し全身の栄養補給のために経口的栄養摂取を行う．慢性に移行した後も脂質制限が必要で，多脂食品は避ける．**添加油脂**として乳化された食品（マーガリンなど）は1日5～10g程度料理に使用することはできるが，一度に摂取すると腹痛の原因になるので注意する．

また，**中鎖脂肪（MCT）製品**を使用するのもよい．たんぱく質源は，脂質の少ない食品（白身魚，鶏肉ささみ，皮なしの鶏もも肉，卵，大豆製品など）を選ぶ．炭水化物は影響が少ないため，エネルギー源となる米飯・麺類・パンなどのでんぷん類はしっかり摂取してよい．ビタミン・ミネラル源としては，繊維の少ない野菜を軟らかく煮込んだりお浸しなどにして，あっさりと食べやすくする．果物は，消化が悪く酸味が強いものでなければ，ほとんどは生で摂

➡ MCTについては，p.24参照．

取してよい．膵液分泌の刺激となるアルコール飲料は禁止し，カフェイン飲料，炭酸飲料，強い香辛料や刺激物は控える．薄味を心掛け，塩分は控えめにし，食事時間を規則正しくして食後は安静を保つ．

a 代償期

急性再燃時は絶飲絶食とし，急性膵炎の栄養療法に準じる．疼痛発作の間欠期は，前述の注意の下，食事療法を開始する．

b 非代償期

消化吸収障害が生じやすくなるため，より消化のよい食事を供する必要がある．長期に及ぶため，飽きのこないメニューの提案に配慮を要する．

2 栄養基準の考え方（表5.1-13，表5.1-14）

❶脂質　20～30g/日に制限する．症状が安定すれば35～40g/日程度に徐々に増やす．

❷たんぱく質　体力を落とさず膵臓を庇護するためにも，発作が治まれば急性膵炎時よりも速やかにたんぱく質を増加してよい．良質で消化のよい低脂質の食品を選び，60~70g/日（1.1 ~ 1.2g/kg/日）程度とする．

❸炭水化物　脂質制限下ではエネルギー源として炭水化物は重要である．慢性膵炎の場合，普段通りの社会生活を送るため，総エネルギー量1,800～2,000kcal/日（30～35kcal/kg/日）は必要である．しかし，糖尿病合併時には，総エネルギー量を把握し，GI値*を考慮した食品を選ぶなど，個人的に対応する必要がある．

❹ビタミン・ミネラル　脂質を控えることで，脂溶性ビタミン（ビタミンA・D・E・K）の摂取が少なくなりやすい．また，亜鉛や鉄の不足もみられることが多いため，食品で摂取できるように心掛ける．

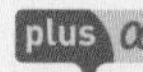

代償期と非代償期

膵炎の代償期では，上腹部や背部の鈍い疼痛が3カ月以上続き，下痢や食欲不振を認める．非代償期には，膵液やホルモンの分泌異常を認め，二次性糖尿病の症状が加わる．

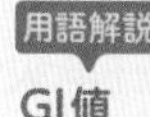

GI値

グリセミック指数（glycemic index）．炭水化物が消化されて糖に変化する速さを相対的に表す数値．1981年にJenkins, D.J. 博士らが，食品ごとに血糖値の上がり方が違うことを発見し，提唱した．

表5.1-13　慢性膵炎の栄養基準の例

栄養素＼食種	減脂 20g	減脂 30g
エネルギー（kcal）	1,700	1,800
たんぱく質（g）	65～70	70
脂　質（g）	20	30
炭水化物（g）	300	310
塩　分（g）	6.5	6.5

表5.1-14　急性膵炎回復期，安定期の食品の選び方

食　品	食べてよい料理および食品	好ましくない料理および食品	下痢を起こしやすい食品
穀　類	米飯，軟飯，全粥，うどん，食パン，麩，もち	冷飯，たけのこご飯，焼飯，赤飯，中華そば，寿司	
いも類	じゃがいも，ながいも，さといも	さつまいも，こんにゃく	さつまいも
肉　類	もも，ヒレ，鶏ささみなど脂肪の少ない肉	ばら，ロース，サーロイン，脂身，ソーセージ，ベーコン，ロースハム	脂肪の多い肉
魚介類	たら，とびうお，したびらめ，こち，きす，まぐろ，ひらめ，あんこう，まだい，わかさぎ，かれい，あかうお，メルルーサ，すずき，ぎんだら，まなかつお，かに，えび，かき	ぶり，さば，にしん，あなご，はも，さわら，さんま，いわし，まぐろ脂身，いか，たこ，干物，塩蔵品	脂肪の多い魚，いか，たこ，あわび，生の魚
卵　類	半熟卵，茶碗蒸し，卵とじ，卵豆腐	病状により加減する	
大豆製品	絹ごし豆腐，木綿豆腐，豆乳，ゆば	厚揚げ，うす揚げ，がんもどき，大豆	
乳　類	スキムミルク，低脂肪乳，普通牛乳，ヨーグルト	生クリーム，アイスクリーム類，高脂肪乳	冷たい牛乳，アイスクリーム類
野菜類	青菜類，はくさい，ブロッコリー，だいこん，にんじん，トマト，かぼちゃ，キャベツ，ゆり根	れんこん，ごぼう，たけのこ，そら豆，ふき，きのこ類，白ねぎ，セロリー，酢の物	繊維の多い野菜（セロリー，ごぼう，たけのこ，ふき，えだまめ，生野菜）
果実類	りんご，バナナ，いちご，メロン，みかん，もも，ぶどう，オレンジ，びわ	かき，なし，パインアップル，はっさく，グレープフルーツ，酸味の強いもの	なし，すいか，かき，いちご，パインアップル
その他	好ましい料理 煮物，お浸し，蒸し物，焼き物，ボイル	禁止食品 炭酸飲料，コーヒー，香辛料，アルコール飲料，油を多く使った料理（とんかつ，フライ，てんぷらなど），揚げ菓子，ナッツ類	油物（フライ，てんぷら，野菜炒め，中華料理），アルコール飲料，炭酸飲料，冷たい飲み物，香辛料，海藻，ピーナッツ

＊　にんにく，ねぎ，にら，たまねぎ，えんどう，いんげん豆，卵は，ガスや悪臭の原因となるので要注意．

5

疾患別の栄養食事療法

ケアのポイント

急性膵炎から回復期に移行した患者は，食事を控えめにする人が多い．ところが，慢性膵炎が再燃した患者は自己管理が甘くなりがちである．外食では揚げ物中心となったり，宴席ではアルコールを断われず，再燃を繰り返す患者もいる．再燃時には，特に栄養食事指導を行い，満足できる食事内容を示すことが大切である．

2 内分泌・代謝疾患

1 肥満症

肥満とは，脂肪組織の過度の蓄積と定義されている．一般的には，**BMI**（body mass index：体格指数）を指標に用い，BMIが25以上の場合を肥満と判定している（➡p.47参照）．肥満のうち，ウエスト周囲径が男性で85cm以上，女性で90cm以上の**内臓脂肪蓄積型肥満***（上半身肥満・リンゴ型肥満）は，高血圧，脂質異常症（高脂血症），耐糖能異常などの合併症が多いので減量が必要となる．

減量の目標は，3～6カ月で現在の体重から3%減量とする．摂取エネルギー量の設定は，1カ月に2～3kgの減量を目安とする（25≦BMI＜35〈肥満1～2度〉では現在の体重から3～6カ月で3%以上減，35≦BMI〈肥満3度以上〉では5～10%減のペース）．体重1kgは7,000kcal相当に換算され，摂取エネルギー量と消費エネルギー量の負の収支状態を作り，減量を進める．

減量には**行動療法***を取り入れることが勧められる．食事，体重，身体活動における歩数，生活スケジュールなどを記録し，問題点の認識・抽出・解決へとつなげ，セルフコントロールへの確立を図る．

1 栄養食事療法の方針

たんぱく質は1.0g/kg標準体重/日を下限値とする．必須アミノ酸を十分量摂取する．脂質は20g/日以上，糖質は100g/日以上は摂取する．ビタミン・ミネラルは必要量を確保し，食品では，野菜・海藻・きのこ類などの低エネルギーでかさのはる食品の摂取を勧める．

2 糖尿病

糖尿病は，**インスリン***作用の不足に基づく慢性の高血糖状態を主徴とする代謝疾患群で，1型糖尿病，2型糖尿病，その他の特定の機序・疾患によるもの，妊娠糖尿病に分類される．1型糖尿病は，主に自己免疫を基礎にした膵β細胞の破壊性病変によりインスリンの欠乏が生じて発症し，インスリンの絶対的欠乏に至る．2型糖尿病はインスリン分泌低下とインスリン抵抗性が主体で，それにインスリンの相対的不足を伴うものなどがある．複数の遺伝因子に，過食・運動不足などの生活習慣，およびその結果である肥満などの環境因子や加齢などが加わり，インスリン作用不足を生じて発症する．

a 診断基準

①空腹時血糖値が126mg/dL以上，②ブドウ糖負荷試験（75gOGTT）2時間値が200mg/dL以上，③随時血糖値が200mg/dL以上，④HbA1c*値が6.5%以上，の①～④いずれかが確認された場合に糖尿病型と判定され，①～③（血糖値）のいずれかと④（HbA1c値）が確認された場合には糖尿病と診

---

plus α
治療目標体重
現体重より3%減量．

用語解説*
内臓脂肪蓄積型肥満
肥満における体脂肪分布は，腹腔内内臓脂肪蓄積（内臓脂肪蓄積型肥満）と皮下脂肪蓄積（下半身肥満・洋なし型）に分類される．前者は，耐糖能異常，高血圧症，高トリグリセライド血症，高尿酸血症を高率に発症し病的肥満として扱われている．腹腔内内臓脂肪蓄積は，CTの撮像より100cm²以上をいい，臍周囲径で男性85cm以上・女性90cm以上で腹腔内内臓脂肪蓄積を疑う．
（日本肥満学会編集委員会）

用語解説*
行動療法
肥満につながる問題行動を詳細に分析し，環境因子がどのように関わっているかを解析評価する．行動を助長する先行因子を明らかにし，患者の行動様式と，周囲がどのように反応しているかという状況を明らかにするアプローチである．National Institutes of Healthの肥満症治療ガイドラインでの行動療法のプログラムでは，セルフモニタリング，ストレス管理，先行刺激の抑制，問題点の抽出と解決，随伴事項による管理，認知の再構築，社会的サポートなどを挙げている（➡p.209参照）．

断される．

b 血糖コントロール目標とその他のコントロール指標

血糖コントロールの目標値は65歳以上と未満により異なる（図5.2-1，図5.2-2）．その他の目標指標は，標準体重が［(身長m)^2×22］kg，血圧が（収縮期血圧130mmHg未満，拡張期血圧80mmHg未満），血清脂質が［LDL-C（LDLコレステロール）120mg/dL未満，HDL-C40mg/dL以上，トリグリセリドが早朝空腹時150mg/dL未満，non-HDL-C 150mg/dL未満］となる．

1 栄養食事療法の方針

栄養食事療法は糖尿病の治療の基本となり，運動療法や薬物療法の治療効果を高める．糖尿病の栄養食事療法の目的は，日常生活を営むのに必要な栄養補給と，糖尿病の代謝異常を是正し，血糖・血清脂質・血圧の適正化を図ることである．そのためには，適正な摂取エネルギー量・エネルギー比率とビタミン・ミネラル・食物繊維の適正補充による栄養バランスの確保，ゆっくりとよく噛んでの食事摂取，規則的な食習慣が原則となる．

2 栄養基準の考え方

❶エネルギー 性，年齢，現体重，身体活動レベル，血糖コントロール状態，合併症の有無により設定する．

❷栄養バランス エネルギー構成比率で，炭水化物50～60%エネルギー，たんぱく質15～20%エネルギー以下を目安とし，残りを脂質とするが，脂質が25%エネルギーを超える場合は，多価不飽和脂肪酸を増やす．

❸食塩 食塩の過剰摂取は血圧上昇に作用し，食欲を亢進させるので，男性では7.5g/日未満，女性では6.5g/日未満にする．さらに，高血圧や尿たんぱく

目標	コントロール目標値[注4)] 血糖正常化を目指す際の目標[注1)]	合併症予防のための目標[注2)]	治療強化が困難な際の目標[注3)]
HbA1c(%)	6.0未満	7.0未満	8.0未満

治療目標は年齢，罹病期間，臓器障害，低血糖の危険性，サポート体制などを考慮して個別に設定する．

注1）適切な食事療法や運動療法だけで達成可能な場合，または薬物療法中でも低血糖などの副作用なく達成可能な場合の目標とする．
注2）合併症予防の観点からHbA1cの目標値を7%未満とする．対応する血糖値としては，空腹時血糖値130mg/dL未満，食後2時間血糖値180mg/dL未満をおおよその目安とする．
注3）低血糖などの副作用，その他の理由で治療の強化が難しい場合の目標とする．
注4）いずれも成人に対しての目標値であり，また妊娠例は除くものとする．

日本糖尿病学会編・著．糖尿病治療ガイド2020-2021．文光堂，2020，p.33より転載．

図5.2-1 血糖コントロール目標
（➡65歳以上の高齢者については，図5.2-2を参照）

用語解説＊
インスリン
膵臓のランゲルハンス島β細胞から分泌されるホルモン．血中のグルコースの細胞への取り込みを促進し，グリコーゲンの合成や脂肪，たんぱく質の合成を促進することにより血糖値を低下させる．

用語解説＊
HbA1c
ヘモグロビンA1c（エーワンシー）．ヘモグロビン（Hb）は赤血球内のたんぱく質の一種で，血中のブドウ糖と結合すると糖化Hbとなる．HbA1cは総Hb量に対する糖化Hbの割合（%）を表すもので，循環期間中（120日間）の平均血糖値を反映する（血糖値が高いほど糖化Hbの割合は高くなる）．

plus α
有酸素運動
運動は筋肉の収縮により始まるが，そのエネルギー源はATPである．このATP産生過程は，酸素を必要としない無酸素的過程と，酸素を必要とする有酸素的過程に大別される．後者は前者に比べ，効率のよいエネルギー産生過程で，低い運動強度でも脂肪が主たるエネルギー源となる．さらに有酸素運動の継続は末梢インスリン感受性の亢進をもたらすので，治療上，運動療法として歩行やジョギング，水泳などがとり入れられる（➡p.102参照）．

患者の特徴・健康状態 注1)		カテゴリーⅠ ①認知機能正常 かつ ②ADL自立		カテゴリーⅡ ①軽度認知障害～軽度認知症 または ②手段的ADL低下，基本的ADL自立	カテゴリーⅢ ①中等度以上の認知症 または ②基本的ADL低下 または ③多くの併存疾患や機能障害
重症低血糖が危惧される薬剤（インスリン製剤，SU薬，グリニド薬など）の使用	なし 注2)	7.0%未満		7.0%未満	8.0%未満
	あり 注3)	65歳以上75歳未満 7.5%未満 （下限6.5%）	75歳以上 8.0%未満 （下限7.0%）	8.0%未満 （下限7.0%）	8.5%未満 （下限7.5%）

治療目標は，年齢，罹病期間，低血糖の危険性，サポート体制などに加え，高齢者では認知機能や基本的ADL，手段的ADL，併存疾患なども考慮して個別に設定する．ただし，加齢に伴って重症低血糖の危険性が高くなることに十分注意する．

注1）認知機能や基本的ADL（着衣，移動，入浴，トイレの使用など），手段的ADL（IADL：買い物，食事の準備，服薬管理，金銭管理など）の評価に関しては，日本老年医学会のホームページ（https://jpn-geriat-soc.or.jp/）を参照する．エンドオブライフの状態では，著しい高血糖を防止し，それに伴う脱水や急性合併症を予防する治療を優先する．
注2）高齢者糖尿病においても，合併症予防のための目標は7.0%未満である．ただし，適切な食事療法や運動療法だけで達成可能な場合，または薬物療法の副作用なく達成可能な場合の目標を6.0%未満，治療の強化が難しい場合の目標を8.0%未満とする．下限を設けない．カテゴリーⅢに該当する状態で，多剤併用による有害作用が懸念される場合や，重篤な併存疾患を有し，社会的サポートが乏しい場合などには，8.5%未満を目標とすることも許容される．
注3）糖尿病罹病期間も考慮し，合併症発症・進展阻止が優先される場合には，重症低血糖を予防する対策を講じつつ，個々の高齢者ごとに個別の目標や下限を設定してもよい．65歳未満からこれらの薬剤を用いて治療中であり，かつ血糖コントロール状態が図の目標や下限を下回る場合には，基本的に現状を維持するが，重症低血糖に十分注意する．グリニド薬は，種類・使用量・血糖値などを勘案し，重症低血糖が危惧されない薬剤に分類される場合もある．

【重要な注意事項】糖尿病治療薬の使用にあたっては，日本老年医学会編「高齢者の安全な薬物療法ガイドライン」を参照すること．薬剤使用時には多剤併用を避け，副作用の出現に十分に注意する．

日本老年医学会・日本糖尿病学会編・著．高齢者糖尿病診療ガイドライン2017．南江堂，2017，p.46より転載．

図5.2-2　高齢者糖尿病の血糖コントロール目標（HbA1c値）

1g/日以上の腎症の合併では6.0g/日未満に制限する．

❹**食物繊維**　血糖コントロールの改善に有効であり，血清脂質レベルも改善するので，炭水化物摂取量とは無関係に20g/日以上の摂取を促す．

❺**規則的な食習慣**　インスリン抵抗性や食後の過血糖の改善には，朝・昼・夕の１日３回の食事摂取と食事間隔を一定時間にし，必要に応じ１日５～６回の食事または軽食に分割する．また，一度にたくさん食べる「どか食い」や「早食い」を改め，「ゆっくり，よく噛んで」血糖の上昇を抑制する習慣をつける．

❻菓子・嗜好飲料はショ糖や果糖を多く含有するため吸収速度が早く，急激に血糖値を上昇させるので極力制限する．血糖コントロールが長期にわたり良好，肥満がない，肝・膵疾患や心臓病などの慢性疾患がない，合併症がない，自制心がある等の条件が満たされれば，アルコール類は，160kcal相当量を上限として許可できる．しかし，インスリン療法者や，経口血糖降下薬を服用している者は原則，禁止とする．

plus α

食後血糖

食事摂取後３～４時間の血糖値を指す．食後の急激な血糖上昇は，インスリン分泌の不足や末梢組織でのインスリン作用の減弱が原因で，血管内皮機能障害を惹起し，急性冠症候群や脳梗塞が発症しやすくなる．食物繊維のうち粘度の高い水溶性食物繊維を摂取することで，食物の排出を遅延させ，食後高血糖の予防につながる．

3 栄養指導

❶糖尿病食事療法のための「食品交換表」 食品交換表（日本糖尿病学会／日本糖尿病協会編，文光堂）の活用への指導は，1）食品交換表の食品分類のグループ分け，2）80kcalを1単位とした食品の重量の記憶，3）日常の食生活での1日の単位配分による栄養バランスのとれた食事を計画して進める．具体的には，1日の総エネルギー量を1単位の80 kcalで除して単位数に換算し，「表1」～「表6」に適宜配分し，各「表」の1単位当たりの栄養素の平均含有量を乗じ，炭水化物，たんぱく質，脂質の総量を求め，治療に合致した栄養バランスの調整を図る．実際の食事計画（献立立案）では，同一表内の食品を同一単位で交換してバラエティに富んだ食事療法を行う（図5.2-3）．

❷カーボカウント*　血糖値を上昇させる炭水化物に着目した食事療法で，主に，2型糖尿病患者に用いる基礎カーボカウントと，1型糖尿病患者に用いる応用カーボカウントがある．前者は，指示エネルギーごとに摂取すべき炭水化

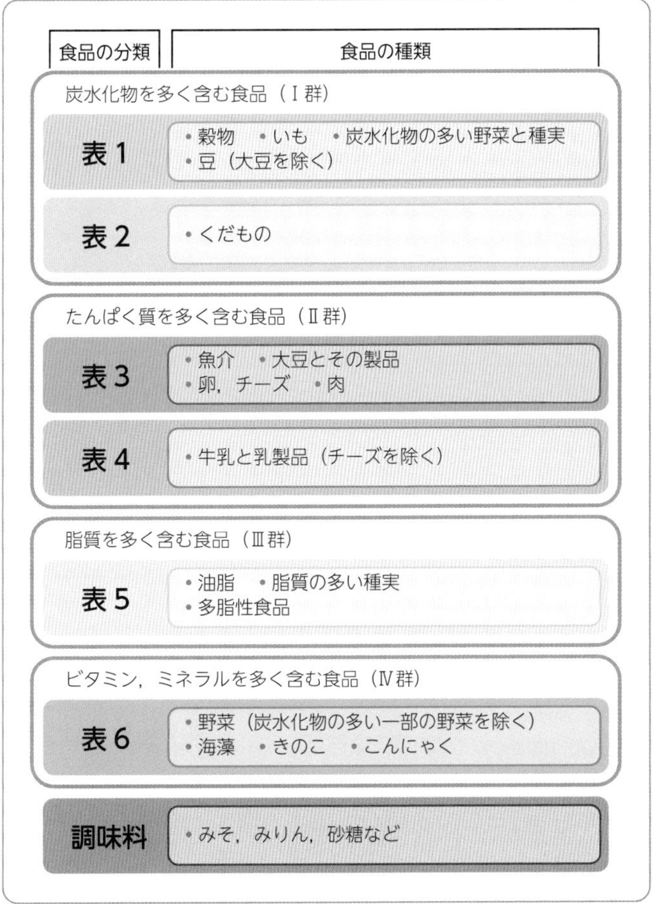

日本糖尿病学会編・著．糖尿病食事療法のための食品交換表．第7版．日本糖尿病協会・文光堂，2013，p.13より抜粋して作成．

図5.2-3　食品分類表

用語解説＊
カーボカウント
カーボ（carbohydrate：炭水化物）をカウント（計算）することを意味する．炭水化物を多く含む食品中の食物繊維の量は糖質に比べ微量なため，カーボカウントにおいては炭水化物≒糖質と考える．基礎カーボカウントは，炭水化物の摂取量をエネルギー産生栄養素バランスの適正範囲に調整し，血糖のコントロールを図る．

物量を示し，食品に含まれる炭水化物量をカウントし，3食の炭水化物量を均等に摂取することで食後血糖値を安定させる．後者は，炭水化物摂取量の調整に合わせてインスリンの投与量を調整し，食事とインスリンを自己管理する．

3 脂質異常症（高脂血症）

脂質異常症とは，LDL-C 140mg/dL以上，空腹時トリグリセライド値150mg/dL以上，HDL-C 40mg/dL未満の場合をいう（表5.2-1）．治療は，動脈硬化性疾患，特に冠状動脈硬化の予防を目的に行い，ライフスタイルの改善が治療の根幹となる（表5.2-2）．

1 栄養食事療法の方針

栄養食事療法の，治療に占める位置は重要で，薬物療法中も継続する．栄養食事療法の原則は，総摂取量・栄養素配分の適正化，**水溶性食物繊維**の積極的

表5.2-1　脂質異常症診断基準（空腹時採血）＊1

LDLコレステロール	140mg/dL以上	高LDLコレステロール血症
	120～139mg/dL	境界域高LDLコレステロール血症＊2
HDLコレステロール	40 mg/dL未満	低HDLコレステロール血症
トリグリセライド	150 mg/dL以上	高トリグリセライド血症
non- HDL コレステロール	170 mg/dL以上	高non- HDLコレステロール血症
	150～169 mg/dL	境界域高non- HDLコレステロール血症＊2

＊1　10時間以上の絶食を「空腹時」とする．ただし水やお茶などカロリーのない水分の摂取は可とする．
＊2　スクリーニングで境界域高LDL-C血症，境界域non-HDL-C血症を示した場合は，高リスク病態がないか検討し，治療の必要性を考慮する．

- LDL-CはFriedewald式（TC－HDL-C－TG/5）または直接法で求める．
- TGが400mg/dLや食後採血の場合はnon-HDL-C（TC－HDL-C）かLDL-C直接法を使用する．ただしスクリーニング時に高TG血症を伴わない場合はLDL-Cとの差が＋30 mg/dLより小さくなる可能性を念頭においてリスクを評価する．

日本動脈硬化学会編．動脈硬化性疾患予防ガイドライン 2017 年版．一部改変．

表5.2-2　生活習慣の改善

■動脈硬化性疾患予防のための生活習慣の改善
- 禁煙し，受動喫煙を回避する
- 過食と身体活動不足に注意し，適正な体重を維持する
- 肉の脂身，動物脂，鶏卵，果糖を含む加工食品の大量摂取を控える
- 魚，緑黄色野菜を含めた野菜，海藻，大豆製品，未精製穀類の摂取量を増やす
- 糖質含有量の少ない果物を適度に摂取する
- アルコールの過剰摂取を控える
- 中等度以上の有酸素運動を，毎日合計30分以上を目標に実施する

■動脈硬化性疾患予防のための食事指導
- 総エネルギー摂取量（kcal/日）は一般に「標準体重（(身長m)^2 × 22）kg×身体活動量」とする
  身体活動量は，軽い労作で25～30，普通の労作で30～35，重い労作で35～，とする
- 脂質エネルギー比率を20～25%，飽和脂肪酸エネルギー比率を4.5%以上7%未満，コレステロール摂取量を200mg/日未満に抑える
- n-3系多価不飽和脂肪酸の摂取を増やす．工業由来のトランス脂肪酸の摂取を控える
- 炭水化物エネルギー比を50～60%とし，食物繊維の摂取を増やす
- 食塩の摂取は6g/日未満を目標にする
- アルコールの摂取を25g/日以下に抑える

日本動脈硬化学会編．動脈硬化性疾患予防ガイドライン 2017 年版．日本動脈硬化学会，2017，一部改変．

摂取を図り，**コレステロール**，**飽和脂肪酸**の摂取を控える．

2 栄養基準の考え方

❶エネルギー 標準体重［(身長m)^2×22］kg×身体活動量とする．身体活動量は軽い労作で25～30，普通の労作で30～35，重い労作で35～とする．摂取エネルギー量が過剰になるとコレステロールの合成が亢進するので，適正化が重要となる．

❷脂質と飽和脂肪酸 脂肪摂取量は総エネルギーの20～25%，飽和脂肪酸4.5%以上7%未満に制限する．また，**n-3系多価不飽和脂肪酸**の摂取を増やし，工業由来の**トランス脂肪酸***を控える．具体的には，肉類の脂身を取り除き赤身の摂取にとどめ，魚類および豆腐などの大豆製品にウエイトを置いた食品選択を勧める．

❸コレステロール 1日の食事コレステロール量は200mg未満にする．具体的にはコレステロールを多く含有する食品（卵類，内臓類，頭ごと摂取する小魚類など）の摂取量・頻度を控える．

❹水溶性食物繊維 胆汁酸を糞便中に排泄させ，腸管での脂肪吸収を抑制し，LDL-Cを低下させる作用がある水溶性の食物繊維（グアガム，マンナン，ペクチンなど）の摂取（具体的には野菜，海藻，果物，未精製穀類など）を増やす．

❺イソフラボン 大豆・大豆製品の主な成分であるイソフラボンの摂取が冠状動脈疾患や脳梗塞の発症を抑制する．肉類に換えて大豆・大豆製品を積極的に摂取する．

❻カリウム，ビタミンC，ビタミンB_6 冠状動脈疾患の発症予防効果が示されている．これらを多く含有する野菜，果物，海藻，きのこ類などを積極的に補う．

❼アルコール アルコールを多量摂取すると肝臓でのVLDL合成が高まり，血中のトリグリセライドが上昇するため，摂取は25g/日以下にする．

3 危険因子の改善

❶高LDL-C血症 飽和脂肪酸の摂取をエネルギー比率で7%未満に制限し，不飽和脂肪酸を相対的に増量摂取する．また，コレステロール摂取量を1日200mg未満に制限し，LDL-C低下作用を有する水溶性食物繊維，植物ステロールの摂取を増やす．

❷高トリグリセライド血症 炭水化物エネルギー比率をやや低めとし，アルコールの過剰摂取を制限する．また，n-3系多価不飽和脂肪酸の摂取を増加させる．高カイロミクロン血症では脂質エネルギー比率を15%以下にする．

❸低HDL-C血症 トリグリセライドに異常がなければ適量の飲酒は可とする．トランス不飽和脂肪酸，n-6系多価不飽和脂肪酸の過剰摂取を制限する．

❹メタボリックシンドローム 総摂取エネルギー量の制限と，炭水化物エネルギー比率を抑えた食事を基本とする．

用語解説*
トランス脂肪酸
構造式にトランス型の二重結合をもつ不飽和脂肪酸をいう．天然の植物油に，水素を付加して部分硬化油を製造する過程で発生する．このような製造過程で製品化された，マーガリン，ファットスプレッド，ショートニングなどに多く含まれる．一定量以上摂取するとLDLコレステロールを増加させ，心臓疾患のリスクを高めることが報告されている．

❺**高血圧症**　減塩し，野菜・果物を多く摂取する．過度のアルコール摂取は制限する．

❻**糖尿病**　2型糖尿病では，肥満を改善するため摂取エネルギー量を朝・昼・夕の三食に均等に配分し，高血糖を是正する．1型糖尿病では適正体重を維持する摂取エネルギー量とし，栄養素のバランスがよい食事とする（➡p.186参照）．

4 高尿酸血症（痛風）*

高尿酸血症とは，**血清尿酸値**が7mg/dLを超えた状態をいい，その成因から産生過剰型と排泄低下型に病型分類される．治療は，血清尿酸値7mg/dL台では食事療法が主体であり，8mg/dL以上では薬物療法が導入される．

1 栄養食事療法の方針

適正なエネルギー摂取と栄養素バランス，さらに**プリン体***の多い食品を控え，アルコール類の飲酒制限，水分を十分にとることを勧める．

2 栄養基準の考え方

❶**エネルギー**　肥満および過体重の者には，糖尿病（➡p.186参照）に準じた摂取エネルギー制限により肥満の是正を第一にする．

❷**果糖**　果糖の摂取量に比例して血清尿酸値が上昇することや，果糖の過剰摂取が尿路結石形成を促進することから，過剰な摂取を制限する．

❸**たんぱく質，プリン体**　体内における尿酸産生の亢進が推測されるため，たんぱく質は，1.0～1.5g/kg/日とし，上限を超える過剰摂取を避ける．尿酸産生過剰となるプリン体は，400mg/日を超えない摂取量とする．具体的には，鶏・豚・牛や魚類の内臓などプリン体を多く含有する食品の摂取を控える．また，プリン体は水に溶けやすく，食品中のプリン体はだし汁に移行するので，煮干しや鶏がらなどのだし汁やスープにも留意する．

❹**アルコール**　酒類の種類を問わず過剰摂取を禁止する．アルコールの代謝は尿酸を産生するだけではなく，腎尿細管からの尿酸分泌を抑制する．また連日飲酒は隔日に比べ，同じアルコール量でも尿酸上昇作用が高いことから，週に2日以上の禁酒日を設けるよう勧める．飲酒量は尿中尿酸濃度に影響を及ぼす．日本酒1合，ビール500mL，ウイスキー60mL程度にとどめる．

❺**飲水**　水分を十分にとることは，尿量の増加を図り，腎臓から排泄される尿酸量を増やす．尿酸溶解量を増加させるため，1日2,000mL以上の尿量を保つよう水分の摂取を勧める．また，就寝前や夜間の水分補給を勧める．

用語解説*
痛風
高尿酸血症が進行し，過剰に蓄積された尿酸が尿酸塩結晶として関節に沈着し，急性関節炎を来した状態．

用語解説*
プリン体
細胞の中の核酸を構成する成分の一つ．ほとんどすべての食品に含まれるが，内臓類，肉エキスなどに多く含まれる．

5 メタボリックシンドローム

メタボリックシンドロームは，内臓脂肪蓄積（腹部肥満），脂質代謝異常，耐糖能異常，高血圧の四つの要素から成立し，これらが重複することで動脈硬化性変化が促進され，心血管疾患や脳血管疾患を生じる．内臓脂肪の蓄積は，過栄養（過食）と活動低下（運動不足）など悪い生活習慣，遺伝的素因などにより起こる．診断は，内臓脂肪蓄積を必須条件に，血圧・血糖・血清脂質のうち二つ以上が基準値を超えることが条件となる（表5.2-3）．栄養食事療法は肥満症に準じる（➡p.186参照）．

表5.2-3　メタボリックシンドロームの診断基準

必須項目
ウエスト周囲径*1　男性≧85cm，女性≧90cm （内臓脂肪面積*2　男女ともに≧100cm² に相当）
上記に加え、以下のうち2項目以上*3
• 高トリグリセリド血症≧150mg/dL　かつ／または　低HDL-C血症＜40mg/dL • 収縮期（最大）血圧≧130mmHg　かつ／または　拡張期（最小）血圧≧85mmHg • 空腹時高血糖≧110mg/dL

＊1　ウエスト径は立位・軽呼気時・臍レベルで測定する．脂肪蓄積が著明で臍が下方に偏位している場合は肋骨下縁と前上腸骨棘の中点の高さで測定する．
＊2　CTスキャンなどで内臓脂肪量測定を行うことが望ましい．
＊3　メタボリックシンドロームと診断された場合，糖負荷試験が薦められるが診断には必須ではない．高TG血症・低HDL-C血症・高血圧・糖尿病に対する薬剤治療を受けている場合は，それぞれの項目に含める．糖尿病，高コレステロール血症の存在はメタボリックシンドロームの診断から除外されない．

厚生労働省．e-ヘルスネット．一部改変．
https://www.e-healthnet.mhlw.go.jp/information/metabolic/m-01-003.html，（参照 2023-11-13）．

3 循環器系疾患

1 高血圧症

血圧は，心拍出量と末梢血管抵抗の積で規定される．「高血圧治療ガイドライン2019」では，正常血圧は120/80mmHg未満とし，リスクが上昇する130～139/80～89mmHgを高値血圧，140/90mmHg以上を**高血圧**としている（表5.3-1）．

高血圧症治療の目的は，血圧をコントロールすることにより高血圧に伴う，脳・心・腎などの標的臓器の合併症を予防し，進展を阻止することである．治療は単に血圧を下げるのみにとどまらず，血管壁の代謝に影響を及ぼす因子に配慮し，生活習慣を正す（表5.3-2）．

表5.3-1　成人における血圧値の分類

分　類	診察室血圧(mmHg)		
	収縮期血圧		拡張期血圧
正常血圧	<120	かつ	<80
正常高値血圧	120～129	かつ	<80
高値血圧	130~139	かつ/または	80~89
Ⅰ度高血圧	140～159	かつ/または	90～99
Ⅱ度高血圧	160～179	かつ/または	100～109
Ⅲ度高血圧	≧180	かつ/または	≧110
(孤立性) 収縮期高血圧	≧140	かつ	<90

日本高血圧学会高血圧治療ガイドライン作成委員会編．高血圧治療ガイドライン2019，p.18．一部改変．

表5.3-2　高血圧症における生活習慣の修正項目＊1

①食塩制限：6g/日未満
②野菜・果物の積極的摂取＊2
　飽和脂肪酸，コレステロールの摂取を控える
　多価不飽和脂肪酸，低脂肪乳製品の積極的摂取
③適正体重の維持：
　BMI［体重（kg）÷身長（m）^{2}］が25未満
④運動療法：軽強度の有酸素運動（動的および静的筋肉負荷運動）を毎日30分，または180分/週以上行う
⑤節酒：男性20～30mL/日以下，
　女性10～20mL/日以下（エタノール換算）に制限する
⑥禁煙：受動喫煙の防止も含む

＊1　複合的な生活習慣の修正はより効果的である
＊2　カリウム制限が必要な腎障害患者では推奨しない．肥満や糖尿病患者などエネルギー制限が必要な患者における果物の摂取は80kcal/日程度にとどめる

日本高血圧学会高血圧治療ガイドライン作成委員会編．高血圧治療ガイドライン2019，p.64．一部改変．

1 栄養食事療法の方針

食塩制限と肥満の是正を基本とし，アルコール，飽和脂肪酸・コレステロールを制限し，カリウム，マグネシウムなどのミネラルの摂取不足に配慮する．

2 栄養基準の考え方

❶食塩　本態性高血圧症＊の，食塩制限による降圧効果が期待できる食塩感受性群では，食塩は1日6g未満に制限する．食塩を多く含有する調味料・塩蔵品・加工食品の摂取量ならびに頻度を制限する．しょうゆ・塩・ソースの量を減らし，汁物（スープなど）を残す，漬物を半分量にとどめるなど減塩を心掛ける．また，香辛料，酸味を用い，昆布やかつおぶしなどの旨味（うまみ）を活用する．

❷適正体重　摂取エネルギーの適正化により，BMI 25未満の維持を図る．減量は，標準体重1kg当たり25～30kcalのエネルギー制限により，1カ月に2～3kgを目安に進める．揚げ物料理の頻度ならびに量を控える，主食の量を減らす，間食の菓子やジュース類を避けるなどによってエネルギーを抑える．

❸カリウム＊　カリウムには，ナトリウムの体外排泄の効果があり，3,500mg/日の摂取を勧める．カリウムは，野菜類（特に緑黄色野菜）・海藻・きのこ類・いも類・豆類・果物などに多く含有されている．しかし，ゆでる，水にさ

用語解説＊

本態性高血圧症

明らかな原因疾患がなく，遺伝因子，環境因子，加齢などが複雑に関与して生じる病態で，一次性高血圧症ともいわれ，高血圧の約90％を占める．環境因子としては，食塩の過剰摂取，肥満，アルコールの過剰摂取，運動不足，寒冷や精神的ストレスなどが挙げられる．これに対し，明らかな原因疾患があり発症するものを二次性（続発性）高血圧症という．

らすなどの料理法により含有量が減少するので，できるだけ新鮮な食品を生食するとよい．

❹マグネシウム　マグネシウムの欠乏は高血圧を引き起こすので，300mg/日を目標に摂取する．特にサイアザイド系利尿薬*投与の場合はマグネシウム欠乏に注意する．マグネシウムを多く含有する小麦，玄米，魚介類，海藻，緑黄色野菜，豆類，種実類の摂取を勧める．

❺アルコール　アルコールはエタノール換算量で，男性では20～30mL/日以下，女性は10～20mL/日以下に節酒する．エタノール換算量で20～30mL/日は，日本酒1合，ビール大瓶1本，ウイスキー60mLに相当する．

> 用語解説*
> **カリウム**
> カリウムは細胞内でナトリウムと細胞内外の濃度勾配をつくり，腎臓での交感神経を抑制しナトリウムの尿中排泄を促し，水の再吸収を減少させて，ナトリウムの尿中への排泄量を増加させる(➡p.81参照)．

> 用語解説*
> **サイアザイド系利尿薬**
> 利尿薬は，サイアザイド系利尿薬，ループ利尿薬，K保持性利尿薬，炭酸脱水素酵素阻害薬，浸透圧利尿薬，心房性Na利尿ホルモン，バソプレシン拮抗薬などがある．ネフロンにおける利尿薬の作用部位とNa^+の再吸収の割合は異なる．サイアザイド系利尿薬は，Na^+の排泄作用と関連して血圧降下作用をもつため，主として降圧薬として使用される．

2 動脈硬化症

動脈壁の脂肪の沈着や石灰化などにより，血管の肥厚や弾力の低下した状態を動脈硬化といい，なんらかの症状を呈している場合を動脈硬化症という．動脈硬化症は，血管の部位により異なり，代表的なものとして虚血性心疾患，脳梗塞，閉塞性動脈硬化症などが挙げられる．動脈硬化性血管病変の進展の抑制を図るためには，血圧や血管壁の代謝に影響を及ぼす脂質代謝，糖代謝などの危険因子の改善が重要である（表5.3-3）．

1 栄養食事療法の方針

摂取エネルギーの適正化，脂肪エネルギー比率の適正化と飽和脂肪酸の制限，単純糖質の制限，食物繊維の積極的な摂取を勧める．

表5.3-3　動脈硬化の危険因子

①高血圧
②肥　満
③脂質異常症（高脂血症）
④糖尿病
⑤喫　煙
⑥加　齢

2 栄養基準の考え方

❶摂取エネルギー　標準体重1kg当たり25～30kcal/日により，肥満の是正を行う．

❷脂質　脂質エネルギー比率は20～25%にし，飽和脂肪酸：一価不飽和脂肪酸：多価不飽和脂肪酸を3：4：3にする．

飽和脂肪酸は血清コレステロール濃度を上昇させるため制限し，オレイン酸，リノール酸などの**不飽和脂肪酸**を摂取し，LDLコレステロールを低下させる．また，多価不飽和脂肪酸は血清コレステロール値を低下させ，特に魚油の中に多く含まれているエイコサペンタエン酸（EPA）やドコサヘキサエン酸（DHA）は冠状動脈硬化症の発症を抑えることが知られている．

ただし，不飽和脂肪酸のすべてが有効なわけではなく，**トランス型の脂肪酸**ではコレステロール値を上昇させ，動脈硬化を進展させるので注意を要する．さらに，不飽和脂肪酸は活性酸素を生成し，血管壁を傷害する恐れがあるため，ポリフェノール，ビタミンC，ビタミンEなどの**抗酸化物質***を含んだ食品を十分に摂取する．

❸単純糖質　単糖・二糖類の過剰摂取は，高インスリン血症を招き，腎尿細管でのナトリウムの再吸収を促進し，血圧を上げるだけではなく，インスリンそ

> 用語解説*
> **抗酸化物質**
> LDL-Cの酸化変性を防ぐことが明らかになっている．食事からの摂取が勧められている抗酸化物質は，LDL-Cの被酸化性を低下させるビタミンEやポリフェノール，水溶性のラジカルを不活性化するビタミンC，β-カロテンなどが挙げられる．

のものの細胞増殖作用により動脈硬化を進展させるので制限する．

❹**食物繊維**　十分な摂取により胆汁酸を吸着し，排泄を促して血清コレステロール値を下げ，また，小腸壁での炭水化物の吸収を遅らせる作用も認められているので，10g/1,000kcal以上の積極的な摂取を勧める．

3 うっ血性心不全

うっ血性心不全は，心臓の機能が障害され，血液の循環が不十分となり，体循環や肺循環にうっ血を来した状態で，心臓疾患の末期症状として出現する．うっ血性心不全で最も重要なことは，心臓の負担を軽減することである．

1 栄養食事療法の方針

急性期には，静脈栄養による栄養補給が第一選択とされる．経口摂取での食事療法の原則は，エネルギー量のコントロールと食塩制限である．食塩の過剰な摂取は，水分保有をもたらして循環血流量の増加を招き，心臓の負担を大きくするので制限する．また，消化管粘膜の浮腫により，たんぱく質の吸収が悪くなるため，肝機能が低下している場合は良質のたんぱく質とビタミンを補給する．アルコールは末梢血管を拡張させ循環血流量を増加させるので，飲酒は禁止する．

2 栄養基準の考え方

a 経静脈栄養

➡ 経静脈栄養法，経腸栄養法については，4章4節p.160参照．

ブドウ糖（グルコース）を基本とし20～30kcal/kg/日から開始し，水分バランス，血圧の状態をみながら投与量を調節する．また，電解質のバランスに十分に注意して進める．

b 経腸栄養

投与量は20mL/時程度の少量から開始し，腹部症状や便の性状を観察しながら徐々に増量する．腸の吸収能力の低下がみられるので，経腸栄養剤の浸透圧，投与速度などに十分に注意して進める．また，水分，電解質のバランスにも注意する．

c 経口栄養

❶**食塩と水分**　食塩は，軽症例で6～7g，中等症例で6g，重症例で4g前後に制限する．食塩制限は長期間続ける必要があるので，無理なく継続できるよう適切なアドバイスを行う．食塩の制限により水分の貯留は抑制される．一方，体重の増加は水分貯留の指標となり，水分の貯留が中程度では1,200～1,300mL/日程度の飲水を許可し，重症例では700～800mL/日以下に制限する．

➡ 水の出納については，p.46参照．

plus α
基礎代謝と疾患
基礎代謝の亢進を来す疾患としては，甲状腺機能亢進症，急性肺炎，肝硬変，熱傷などが挙げられ，基礎代謝の低下を来す疾患としては，甲状腺機能低下症，神経性食欲不振症，統合失調症などが挙げられる．

❷**エネルギー**　基礎代謝が1.3倍程度に亢進するので，エネルギーは十分に確保する．投与エネルギー量が不足すると，たんぱく質の崩壊や低たんぱく血症の原因になるので，エネルギーは30kcal/kg/日を目標とする．

❸**たんぱく質**　血液検査の結果アルブミン濃度が低値の場合は，摂取たんぱく

質1.0g/kg/日以上を勧め，浮腫の助長を抑制する．

4 腎疾患

1 急性腎炎症候群

急性腎炎症候群は，腎臓の**糸球体が障害**されることによって，**たんぱく尿**，血尿，浮腫（むくみ），高血圧などの症状が急激に現れる症候群で，通常，かぜなどの感染症の後に生じる（溶血性レンサ球菌感染後の）急性糸球体腎炎（AGN）である．

1 栄養食事療法の方針

乏尿期，利尿期，回復期および治癒期の病期に分けて行う（表5.4-1）．急性腎炎における原則は，いかにして急性期を脱して回復の方向へ導くか，また，慢性腎炎に移行しないように補助していくかということである．したがって，病期により食事指針も異なるが，エネルギーが不足しないように，主として炭水化物と脂質から十分に摂取する（30～35kcal/kg/日）．

2 栄養基準の考え方

a 急性期：乏尿期と利尿期（発症後7～10日間くらい）

乏尿期では，腎臓からのナトリウムの排泄が悪く，浮腫や高血圧の原因となるので**無塩食**と**水分制限**を行う．水分摂取量は，前日の尿量と同量の水分＋不感蒸泄量（500mL前後）とする．尿素窒素などのたんぱく質の分解産物が血中にたまるため，たんぱく質は0.5g/kg/日に制限し，腎臓への負担を避ける．一方で，体たんぱくの異化を避けるためエネルギーを十分とることが必要となる．また血清カリウム値が5.5mEq/L以上の場合は摂取カリウム量を1.5g/日以下に制限する．

利尿期では食塩を3g/日以内に制限し，徐々に水分摂取量を増加させる．また，カリウムの制限は必要ない．

b 回復期（発症後2～4週）および治癒期

尿量の増加，浮腫の消失や血圧の正常化がみられたら厳しい食塩の制限を緩

plus α

乏尿，無尿，多尿

一日の尿量が400mL以下を乏尿，100mL以下を無尿，2,500mL以上を多尿という．急性腎炎，慢性腎不全，糖尿病などの診断や，心不全の程度や治療のよい指標となる．

表5.4-1 急性腎炎症候群の栄養食事療法

病期		エネルギー(kcal/kg*1/日)	たんぱく質(g/kg*1/日)	食塩(g/日)	カリウム(g/日)	水分
急性期	乏尿期 利尿期	35*2	0.5	0～3	5.5mEq/L以上では制限する	前日の尿量＋不感蒸泄量
回復期および治癒期		35*2	1.0	3～5	制限せず	制限せず

＊1 標準体重.
＊2 高齢者，肥満者に対してはエネルギーの減量を考慮する.
日本腎臓学会．腎疾患患者の生活指導・食事療法に関するガイドライン．東京医学社，1998，74.

め，1日3～5gの食塩制限とする．味噌汁，漬物，魚の干物，佃煮（つくだに），市販の加工品など食塩を多く含む食品を避け，味噌，しょうゆなどの調味料を計量して分量内の食塩量にとどめる．たんぱく質の摂取量は徐々に増加させ，1.0～1.3g/kg/日とする．尿所見が改善し浮腫が消失すれば，水分の制限は必要なく，カリウムも制限しない．さらに，ナトリウムの利尿や血圧の状況により食塩の摂取を5～6g/日程度にする．

2 ネフローゼ症候群

ネフローゼ症候群は，原因疾患にかかわらず，**たんぱく尿**，**低たんぱく血症**，脂質異常症（**高脂血症**），**浮腫**を主症状とする症候群である．乏尿，全身倦怠感，食欲不振などの症状がみられ，最も著明な症状は顔面や下肢にみられる浮腫である．表5.4-2を基準に診断される．

1 栄養食事療法の方針

治療によく反応する組織学的分類での微小変化型ネフローゼ症候群と，それ以外の非微小変化型ネフローゼとに区別して考える（表5.4-3）．

a 微小変化型ネフローゼ症候群（minimal change nephrotic syndrome：MCNS）

ステロイド薬によく反応して尿たんぱくが減少し，腎機能低下の危険性はほとんどないので，たんぱく質制限は行わず1.0～1.1g/kg/日とする．尿たんぱくが多く，たんぱく質排泄が多くてもたんぱく質の摂取量を増やす必要はない．エネルギーは35kcal/kg/日とするが，糖尿病や肥満を合併している状態

表5.4-2　ネフローゼ症候群の診断基準（成人）

1. たんぱく尿：3.5g/日以上が持続する．
   （随時尿において尿たんぱく/尿クレアチニン比が3.5g/gCr以上の場合もこれに準ずる）．
2. 低アルブミン血症：血清アルブミン値3.0g/dL以下．血清総たんぱく量6.0g/dL以下も参考になる．
3. 浮腫
4. 脂質異常症（高LDLコレステロール血症）

1）上記の尿たんぱく量，低アルブミン血症（低たんぱく血症）の両所見を認めることが本症候群の診断の必須条件である．
2）浮腫は本症候群の必須条件ではないが，重要な所見である．
3）脂質異常症は本症候群の必須条件ではない．
4）卵円形脂肪体は本症候群の診断の参考となる．

厚生労働科学研究費補助金難治性疾患等政策研究事業難治性腎疾患に関する調査研究班編．エビデンスに基づくネフローゼ症候群診療ガイドライン 2017.

表5.4-3　ネフローゼ症候群の栄養基準

	エネルギー（kcal/kg＊1/日）	たんぱく質（g/kg＊1/日）	食塩（g/日）	カリウム（g/日）	水分
微小変化型ネフローゼ症候群	35	1.0～1.1	0～7	血清カリウム値により増減	制限せず＊2
微小変化型以外のネフローゼ症候群	35	0.8	5	血清カリウム値により増減	制限せず＊2

＊1　標準体重．　＊2　高度の難治性浮腫の場合には水分制限を要する場合もある．

日本腎臓学会．腎疾患患者の生活指導・食事療法に関するガイドライン．東京医学社，1998.

では，血糖値や体重を考慮してエネルギー量を調整する．食塩は，高度な浮腫では3g以下，浮腫が軽度または軽減すれば5～7gとする．食塩制限を行う場合，無塩食は原則として1～2日にとどめ，食事全体の摂取状況を確認しながら進める．水分制限は必要としない．

b 微小変化型以外のネフローゼ症候群

腎機能が若干低下しているか，低下する恐れがあるため，たんぱく質を制限して腎機能低下を阻止しなければならない．たんぱく質は0.8g/kg/日とし，エネルギーは35kcal/kg/日とする．食塩は5g/日から行い，浮腫，血圧の状態によって増減する．カリウム制限は血清カリウム値によって決定し，水分制限は行わない．

3 慢性腎臓病（CKD）

CKDは腎障害の存在と糸球体濾過量に基づいて，末期腎不全や心血管疾患のリスクとして包括的に捉える疾患概念である．CKD（chronic kidney disease）の定義は，

①尿異常，画像診断，血液，病理で腎障害の存在が明らか，

②**糸球体濾過量（glomerular filtration rate：GFR）**が60mL/分/1.73m^{2}未満に低下，①②のいずれか，または両方が3カ月以上持続する場合である．慢性糸球体腎炎，膜性腎症，巣状糸球体硬化症など多数あり，単一疾患ではなく慢性的に経過するさまざまな腎疾患の総称である．CKDの重症度は原因，腎機能（GFR），たんぱく尿（アルブミン尿）による分類で評価する（**表5.4-4**）．**表5.4-5**により食事療法を行う．

1 栄養食事療法の方針

GFR30mL/分/1.73m^{2}未満になると慢性腎不全と診断される．さらに，GFR15mL/分/1.73m^{2}未満が持続している場合，**末期腎不全**と診断され，腎機能が高度に低下した状態が長期間継続し，高尿酸血症，電解質異常，**代謝性アシドーシス***などが出現する．代謝産物の尿中への排泄が低下するので，窒素化合物となるたんぱく質の摂取制限を行う．したがって少ないたんぱく質を有効に利用するために，十分なエネルギー量の摂取を基本とする．

> 用語解説*
> **代謝性アシドーシス**
> 酸の産生の過剰もしくは排泄の障害により体内に酸が貯留する状態をいう．アシドーシスは，心血管への抑制作用や骨塩の溶解，高カリウム血症の要因となる．

2 栄養基準の考え方

❶エネルギー　35kcal/kg/日の十分なエネルギー量を目標にする．ただし高齢者や女性では理想体重が維持できていれば，28kcal/kg/日で対応しても問題はない．

❷たんぱく質　摂取量が増加すると糸球体内圧が上昇し，濾過量が増加して硬化を促進し，尿たんぱくの増加は腎障害の進展を促す．このため，たんぱく質の摂取は，0.6g/kg/日以上0.8g/kg/日未満に制限する．通常の食品で十分なエネルギー摂取ができない場合は，**たんぱく質調整食品**（でんぷん麺，でんぷん米など），ブドウ糖重合体（粉あめ，カロライナー®など），MCT製品（マ

表5.4-4　慢性腎臓病（CKD）の重症度分類

原疾患	蛋白尿区分			A1	A2	A3
糖尿病	尿アルブミン定量（mg/日） 尿アルブミン/Cr比（mg/gCr）			正常	微量アルブミン尿	顕性アルブミン尿
				30未満	30～299	300以上
高血圧 腎炎 多発性嚢胞腎 移植腎 不明 その他	尿蛋白定量（g/日） 尿蛋白/Cr比（g/gCr）			正常	軽度蛋白尿	高度蛋白尿
				0.15未満	0.15～0.49	0.50以上
GFR区分 （mL/分/1.73m^2）	G1	正常または高値	≧90			
	G2	正常または軽度低下	60～89			
	G3a	軽度～中等度低下	45～59			
	G3b	中等度～高度低下	30～44			
	G4	高度低下	15～29			
	G5	末期腎不全（ESKD）	＜15			

重症度は原疾患・GFR区分・蛋白尿区分を合わせたステージにより評価する．CKDの重症度は死亡，末期腎不全，心血管死発症のリスクを緑■のステージを基準に，黄■，オレンジ■，赤■の順にステージが上昇するほどリスクは上昇する．（KDIGO CKD guideline 2012を日本人用に改変）

日本腎臓学会編．エビデンスに基づくCKD診療ガイドライン2018．東京医学社，p.3.

表5.4-5　CKDのステージによる食事療法基準

ステージ	GFR	エネルギー (kcal/kgBW/日)*1	蛋白質 (g/kgBW/日)*1	食　塩 (g/日)	カリウム (mg/日)	水　分	リ　ン (mg/日)
1	GFR≧90	25～35	過剰摂取しない	3以上6未満	制限なし		
2	GFR 60～89		過剰摂取しない		制限なし		
3a	GFR 45～59		0.8～1.0		制限なし		
3b	GFR 30～44		0.6～0.8		2,000以下		
4	GFR 15～29		0.6～0.8		1,500以下		
5	GFR＜15		0.6～0.8		1,500以下		
5D （透析療養中）	血液透析 （週3回）	30～35*2	0.9～1.2	6未満*3	2,000以下	できるだけ少なく	≦蛋白質(g)×15
	腹膜透析	30～35*2,4	0.9～1.2	PD除水量(L)×7.5 ＋尿量(L)×5	制限なし*5	PD除水量 ＋尿量	≦蛋白質(g)×15

注）エネルギーや栄養素は，適正な量を設定するために，合併する疾患（糖尿病，肥満など）のガイドラインなどを参照して，病態に応じて調整する．性別，年齢，身体活動度などにより異なる．

＊1　体重は基本的に標準体重（BMI＝22）を用いる．
＊2　性別，年齢，合併症，身体活動度により異なる．
＊3　尿量，身体活動度，体格，栄養状態，透析間体重増加を考慮して適宜調整する．
＊4　腹膜吸収ブドウ糖からのエネルギー分を差し引く．
＊5　高カリウム血症を認める場合には血液透析同様に制限する．

日本腎臓学会編．慢性腎臓病に対する食事療法基準2014年版．東京医学社，2014.

クトン®クッキー，マクトン®パウダー，マクトン®ゼリーなど）等の，特別用途食品の使用も適宜行う．

たんぱく質の摂取制限の厳守状況を**マロニ（Maroni）の式**から24時間蓄

尿により推定できる．

マロニの式

たんぱく質摂取量(g/日)＝

尿中尿素窒素排泄量(g/日)＋0.031×体重(kg)×6.25

ただし，尿中たんぱく排泄量1g以上の場合はその量を加える．

❸食塩　3g以上6g未満に摂取制限する．

❹水分　GFR15mL/分/1.73m²以下，またはネフローゼ症候群の合併では，摂取水分量を，尿量＋**不感蒸泄量**までに制限する．

❺カリウム　血清カリウム値5.5mEq/L以上の場合の摂取カリウムを1.5g/日に制限する．摂取カリウムを減らすには，野菜，海藻，きのこ類，いも類，豆類などのカリウム含有量の多い食品の摂取を控え，生食を避ける．食品を熱湯でゆでる，細かく切ってから水にさらすなどの調理法によりカリウムの含有量は減少する．

❻リン　尿中リン排泄量500mg/日以上または血清リン値5mg/dL以上の場合に制限する．一般にたんぱく質の摂取制限に伴いリンの摂取量も減少するが，加工食品にリン含有量が多いので注意する．

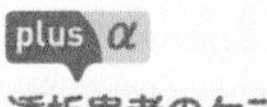

透析患者のケア

透析患者では，短期的には透析間の体重増加量，血清尿素窒素，カリウム，リンを評価し，それぞれに食塩，水分，たんぱく質，カリウム，リンの摂取量を適正にする．中長期的には，基本体重，体組織の変動により栄養状態を評価する．

引用・参考文献

1) 日本肥満症治療学会治療ガイドライン委員会．肥満治療ガイドライン2016．日本肥満症治療学会，2016．
2) 日本糖尿病学会．糖尿病診療ガイドライン2016．南江堂，2016，p.37-66．
3) 日本痛風・核酸代謝学会ガイドライン改訂委員会．高尿酸血症・痛風の治療ガイドライン第3版．診断と治療社，2019，p.141-144．
4) 日本高血圧学会治療ガイドライン作成委員会．高血圧治療ガイドライン2019．日本高血圧学会，2019．
5) 日本動脈硬化学会．動脈硬化性疾患予防ガイドライン2017年版．2017．
6) 日本腎臓学会編．エビデンスに基づくCKD診療ガイドライン2018．東京医学社，2018．
7) 日本腎臓学会編．慢性腎臓病に対する食事療法基準2014年版．東京医学社，2014．

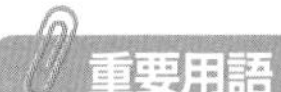

重要用語

自己消化	二次性糖尿病	n-3系多価不飽和脂肪酸
ヘリコバクター・ピロリ	MCT（中鎖脂肪）	トランス脂肪酸
指定難病	GI値	痛風
AST／ALT	内臓脂肪蓄積型肥満	プリン体
窒素バランス（窒素出納）	インスリン	メタボリックシンドローム
フィッシャー比	食品交換表	乏尿期，利尿期
分岐鎖アミノ酸（BCAA）	カーボカウント	糸球体濾過量（GFR）
アミノ酸インバランス	コレステロール	たんぱく尿（アルブミン尿）
血清膵酵素	飽和脂肪酸	代謝性アシドーシス

◆ 学習参考文献

❶ 本田佳子編．トレーニーガイド：栄養食事療法の実習．第12版．医歯薬出版，2020.

❷ 本田佳子編．新臨床栄養学 栄養ケアマネジメント．第4版．医歯薬出版，2020.

「栄養ケアマネジメント」にウエイトを置き，各学会のガイドラインや診断基準・診療報酬の改定に基づいた最新の内容.

学習達成チェック

- □ クローン病の栄養療法について説明できる.
- □ 多価不飽和脂肪酸のn-3系およびn-6系について説明できる.
- □ 分岐鎖アミノ酸と芳香族アミノ酸の名称を区別して述べることができる.
- □ 膵炎と脂質の関係について理解し説明することができる.
- □ 肥満患者の減量計画を立てることができる.
- □ 2型糖尿病患者の摂取エネルギー量，エネルギー産生栄養素バランス（比率）を算出できる.
- □ 糖尿病患者に対する食品交換表を活用した糖尿病栄養指導のポイントを説明できる.
- □ 脂質異常症（高脂血症）の食事療法の基本，危険因子の改善への対応について述べることができる.
- □ 高尿酸血症の生活指導の項目を述べることができる.
- □ 高血圧症の生活習慣の修正項目を述べることができる.
- □ 動脈硬化症の危険因子を列挙することができる.
- □ うっ血性心不全の急性期の栄養補給法のポイントを説明できる.
- □ 急性腎炎の食事方針の原則を述べることができる.
- □ 慢性腎臓病の食事療法を，ステージ区分により説明できる.
- □ 慢性腎不全のたんぱく質摂取制限下における十分なエネルギー摂取の必要性の根拠を述べることができる.

6 栄養食事指導の実際

学習目標

- 健康増進のための望ましい食生活について説明できる.
- 健康教育の方法と留意点について説明できる.
- 食習慣改善のための患者教育の方法について説明できる.
- 栄養食事指導における患者への望ましい支援方法について説明できる.
- 栄養食事指導に関わる各医療職の役割について説明できる.

1 健康増進のための栄養食事指導

1 食生活指針

現代は，健康によいという食生活の情報があふれている．それらの情報から，積極的に食生活に気をつけている人もいれば，全く無関心に飽食の時代を享受している人もいる．また，食生活に気をつけているつもりでも，情報の取り入れ方や自分の生活への適用方法が間違っている場合もあり，**健康増進**のための栄養食事指導は重要である．

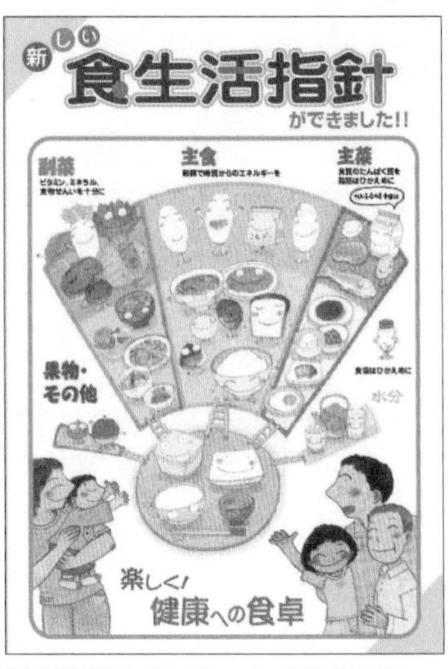

「食生活指針」パンフレット（厚生労働省）

食生活の悪習慣は健康障害を引き起こす要因ともなっており，食生活の改善は国にとっても重要な課題である．そこで，2000（平成12）年に当時の厚生省が農林水産省・文部省と連携を図り，「**食生活指針**」を発表した．長らくこの指針が使用されていたが，策定から16年が経過したこともあり食生活に関する近年の動きを踏まえ，2016（平成28）年に新しい「食生活指針」（**表6.1-1**）が発表された．

改正版では，「適度な運動とバランスのよい食事で，適正体重の維持を」の項目が上位に変更され，若年女性のやせ，高齢者の低栄養について追記された．脂肪については，摂取を控えめにという記述が「質と量を考えて」に変更された．また，食品ロスが問題になっている現状から「食料資源を大切に」と明記された．日本の気候・風土から生まれた食文化を伝承し，地域の産物や郷土の味を守る視点も示された．

しかし指針の主旨に大きな変更はなく，食事が一家だんらんの場でなくなりつつあることに鑑み，「食事を楽しむ」ことを第一に提言している．続いて，欠食が多く，外食が増えたことや食生活の欧米化などにより，偏った食生活になっている人が多いことから，生活と食事のリズムを整え，多様な食品（穀類，野菜，果物，牛乳，豆類，小魚など）を組み合わせ，食事のバランス（主食・主菜・副菜）を考えるように説明している．単なる栄養摂取にとどまらず，人が人らしく豊かに，健康に生活する方法に包含された形で，食生活の指針が示されている．

2 健康長寿社会の実現に向けて

日本は長寿国になったが，それだけではなく，介護を受けたり寝たきりになったりせず，身の回りのことは自分で行える状態で生活できる**健康寿命***の延伸に取り組んでいる．厚生労働省の発表によると，2016（平成28）年の平均寿命と健康寿命の差は，男性が8.84年，女性は12.34年で，約10年前後にわたって，医療や介護に依存する生活の期間が存在することになる

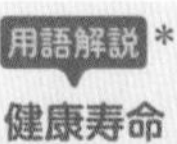

*

健康寿命

健康上の問題で日常生活が制限されることなく生活できる期間．

表6.1-1　食生活指針

食生活指針	食生活指針の実践
食事を楽しみましょう	•毎日の食事で，健康寿命をのばしましょう． •おいしい食事を，味わいながらゆっくりよく噛んで食べましょう． •家族の団らんや人との交流を大切に，また，食事づくりに参加しましょう．
1日の食事のリズムから，健やかな生活リズムを	•朝食で，いきいきした1日を始めましょう． •夜食や間食はとりすぎないようにしましょう． •飲酒はほどほどにしましょう．
適度な運動とバランスのよい食事で，適正体重の維持を	•普段から体重を量り，食事量に気をつけましょう． •普段から意識して身体を動かすようにしましょう． •無理な減量はやめましょう． •特に若年女性のやせ，高齢者の低栄養にも気をつけましょう．
主食，主菜，副菜を基本に，食事のバランスを	•多様な食品を組み合わせましょう． •調理方法が偏らないようにしましょう． •手作りと外食や加工食品・調理食品を上手に組み合わせましょう．
ごはんなどの穀類をしっかりと	•穀類を毎食とって，糖質からのエネルギー摂取を適正に保ちましょう． •日本の気候・風土に適している米などの穀類を利用しましょう．
野菜・果物，牛乳・乳製品，豆類，魚なども組み合わせて	•たっぷり野菜と毎日の果物で，ビタミン，ミネラル，食物繊維をとりましょう． •牛乳・乳製品，緑黄色野菜，豆類，小魚などで，カルシウムを十分にとりましょう．
食塩は控えめに，脂肪は質と量を考えて	•食塩の多い食品や料理を控えめにしましょう．食塩摂取量の目標値は，男性で1日8g未満，女性で7g未満とされています*． •動物，植物，魚由来の脂肪をバランスよくとりましょう． •栄養成分表示を見て，食品や外食を選ぶ習慣を身につけましょう．
日本の食文化や地域の産物を活かし，郷土の味の継承を	•「和食」をはじめとした日本の食文化を大切にして，日々の食生活に活かしましょう． •地域の産物や旬の素材を使うとともに，行事食を取り入れながら，自然の恵みや四季の変化を楽しみましょう． •食材に関する知識や調理技術を身につけましょう． •地域や家庭で受け継がれてきた料理や作法を伝えていきましょう．
食料資源を大切に，無駄や廃棄の少ない食生活を	•まだ食べられるのに廃棄されている食品ロスを減らしましょう． •調理や保存を上手にして，食べ残しのない適量を心がけましょう． •賞味期限や消費期限を考えて利用しましょう．
「食」に関する理解を深め，食生活を見直してみましょう	•子どものころから，食生活を大切にしましょう． •家庭や学校，地域で，食品の安全性を含めた「食」に関する知識や理解を深め，望ましい習慣を身につけましょう． •家族や仲間と，食生活を考えたり，話し合ったりしてみましょう． •自分たちの健康目標をつくり，よりよい食生活を目指しましょう．

＊「日本人の食事摂取基準2020年版」では，成人男性7.5g/日未満，女性6.5g/日未満に設定された．

文部科学省，厚生労働省，農林水産省．2016．

（表6.1-2）．この期間をなるべく短くして健康長寿社会を実現することは，社会保障費の抑制につながることからも注目を集めているが，本来，人が人らしく生きがいをもって生活する上で必要なことである．

高齢者の自立に支障を来す要因として，フレイル，サルコペニア，ロコモティブシンドロームがある．フレイルは虚弱という意味で，身体機能や認知機能の低下が見られる状態，サルコペニアは全身の筋肉量と筋力が低下し，身体能力が低下した状態，ロコモティブシンドロームは，筋肉や関節・骨など運動器の衰えにより，移動機能が低下した状態である．健康寿命の延伸には，これらを予防することが大切で，そのためには栄養食事指導と運動指導が重要になる．

厚生労働省では，「健康寿命をのばしましょう」をスローガンに，2011（平

表6.1-2　健康寿命の推移（推定値）

性　別	年　次	Ⓐ平均寿命	Ⓑ健康寿命	Ⓐ－Ⓑ（年）
男　性	2010	79.64	70.42	9.22
	2013	80.21	71.19	9.01
	2016	80.98	72.14	8.84
女　性	2010	86.39	73.62	12.77
	2013	86.61	74.21	12.40
	2016	87.14	74.79	12.34

第11回健康日本21（第二次）推進専門委員会資料．2018.

成23）年よりスマート・ライフ・プロジェクト*を開始した．これは企業・自治体と協力・連携しながら国民の健康づくりを応援・推進する運動で，運動・食生活・禁煙の三つの具体的なアクションに加え，健診・検診の受診を呼び掛けている．

用語解説*
スマート・ライフ・プロジェクト
①毎日10分の運動をプラス
②1日あと70gの野菜をプラス
③禁煙でタバコの煙をマイナス
④健診・検診で定期的な健康チェック

3 健康教育の方法

地域で健康に暮らしている人を対象とする，健康増進を目的とした栄養食事指導は，集団指導である場合がほとんどである．そこで，集団指導を前提として，栄養食事指導に関する健康教育の方法について述べる．

1 対象の把握

集団を対象に健康教育を行う場合，集団の特性を把握しておく必要がある．年齢構成や性別，職業，地域性，集団のもつ目的意識などによって，同じテーマの指導でも教育方法が違ってくる場合がある．例えば，高齢者が多ければ，説明に使用する字や絵は大きいものがよいだろうし，声も大きい方がよいだろう．

また，対象者を限定して健康教育を実施する場合もある．高血圧が多くみられる地域住民を対象とした高血圧の予防についての栄養食事指導や，幼児の保護者を対象とした幼児の歯の健康についての栄養食事指導を行うなどの場面である．

2 目的・目標

健康教育を行う場合，その目的・目標を明確にしておく必要がある．それには，計画している健康教育が1回で完結するものなのか，シリーズで行う中の1回という位置付けなのかによっても違いが生じる．1回で完結する場合には，1回で理解できる内容を吟味し，教育内容が拡散しないように健康教育の目的・目標を絞ることが大切である．シリーズの場合には，前回の学習が次につながるように，段階を踏んで学習が積み上がるように目的と目標を組み立てることが必要である．

健康教育の実施にあたっては，講演会などの講義形式，グループワークなど

表6.1-3　健康教育の方法と適応・効果と問題点

形　式	方　法	適応・効果	問題点
講　義	講義 講演会 シンポジウム フォーラム	•多くの人々を対象に教育を行うことができるので，専門家を招いての講演や，最近のトピックスについての話題提供には向く． •多くの人に基本的知識や，問題意識をもってもらう方法として優れている．健康に関心をもってもらう動機づけの効果が期待できる．	•多少の質疑はあっても，基本的には一方向的に知識を伝達する方法であり，受講者全員に高い効果をもたらすことは難しい． •受講者の興味が高いと予想されるテーマに絞り込まないと，受講者の記憶に残らないという結果になりかねない．受講者を引き付ける話し方や画像の利用など，進行に工夫が必要．
演　習	グループワーク 小グループ討議 ロールプレイング	•特定のテーマについて，グループで調べものをしたり，討論し，全体に集約する方法は，受講者参加型の双方向性の教育方法であり，受講者の主体性や積極性が引き出され，学習効果は高い． •指導者は，グループの発表について適切なアドバイスを行い，発表内容を糸口に望ましい方向を示し，次の学習へと進める． •ロールプレイングは，設定された役を演じ，意見や感想を述べ合うことによって，自分の行動を見つめ，健康増進にとって望ましい行動を身に付けることが期待できる．	•学習の目的によって，グループの人数を調整する必要がある．人数が少ないと意見はまとまりやすいが，さまざまな意見の人と討論する意味がなくなる．人数が多いと多様な意見を知ることができるが，メンバーの構成によって参加しない人が出てきたり，発言する人が固定されてしまったりすることもある．効果的にグループ分けを行う． •学習効果は高いが，対象人数が限定されてしまう，時間がかかる．
実　習	調理実習 ゲーム 現場の見学実習	•実際に調理したり，ゲーム形式で食品を取り分けたり，重量を当てるなどの体験． •実際の生活にそのまま生かせるので，学習が進んだ段階で用いると効果が高い．	•対象人数が限定される． •食品や調理器具などの準備や，受け入れ施設との交渉や事前の打ち合わせが必要である．

の演習形式，調理実習などの実習形式等，目的・目標に応じた方法を採る．一般的には受講者が参加できる形式のほうが効果は高いといわれている．各健康教育の形式・方法について，適応と効果，問題点を表6.1-3に示した．

3 評価

健康教育の評価は，次回に生かすためにぜひ行う必要がある．評価は，参加者から得る，実施者が行う，参加者の健康状態の変化をみるなどの方法で行う．

参加者から得る評価は，健康教育の終了後にアンケートを行う方法が一般的である．学習の目標が達成できたか，教育方法や会場準備は適当であったかなどは参考になるであろう．**実施者が行う評価**は，スタッフが互いに観察者となり，計画から準備・実施についてそれぞれ客観的に評価する．この場合，健康教育に要した経費と参加者の数，スタッフの労力や時間も評価の対象となる．

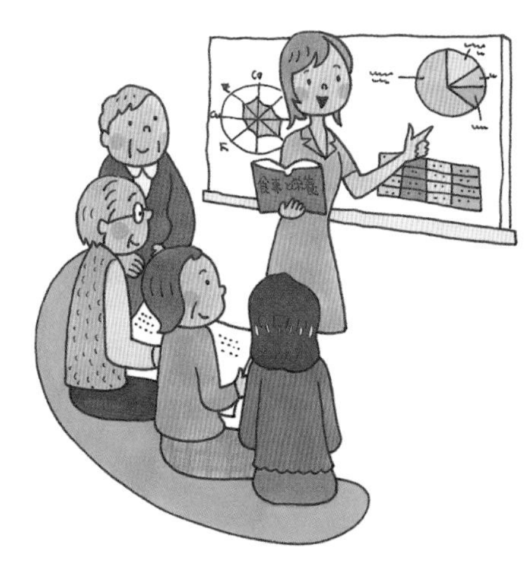

そして，最も大切な評価は，実際に健康教育を行った効果が得られたかどうかの評価である．健康教育を行った地域で高血圧の人が減ったとか，虫歯の幼児が少なくなったなどの効果をみるのである．期間をあけて評価しなければならないし，他の要因によって改善する場合もあるので，総合的な観察が必要となる．

2 食習慣改善のための栄養食事指導

1 栄養食事指導の基本

コンテンツが視聴できます（p.2参照）

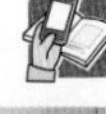

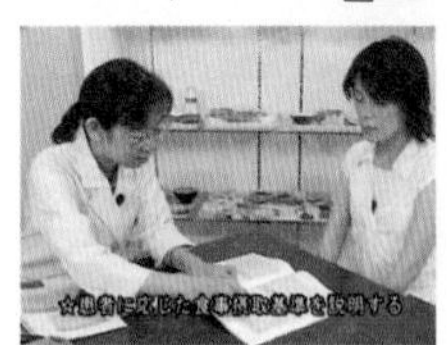

●栄養食事指導（個人指導の一例）〈動画〉

健康障害を改善するため，食習慣を見直さなければならない患者に対する栄養食事指導は，**集団指導**や**個人指導**によって，あるいは，これらを組み合わせて行う．各々に利点と欠点があるので，患者の状態や性格などに合わせて用いるとよい（**表6.2-1**）．

栄養食事指導は，まず患者の情報収集を行い，食習慣や食事に関する問題点を抽出し，それらを解決するため問題点ごとに目標を設定する．そして，目標達成のための指導計画を立て（plan），実行する（do）．その結果を評価し（check），目標が達成されていない場合には計画の修正を行う（action）．

目標は，患者の理解力や病識・健康状態および家族のサポート体制を見極めて決定する．具体的な治療上の数値（体重，血圧，血中コレステロール濃度，血糖値など）や，行動（18時以降は食事を摂取しない，朝15分間毎日歩くなど）で表すと，患者にとっては目標がはっきりして励みになり，また，指導者も評価を行いやすい．

1 患者への関わり方

患者が本当に食習慣改善の必要性を理解し，患者の生活習慣の中に取り入れるためには，知識を伝達するだけの教育方法では難しい．まず，患者に対して**理解的態度**＊で関わることが大切である．患者がこれまでに築いてきた食習慣を全面的に否定するのではなく，この食習慣が形成された過程や背景をわかった上で関わるのである．

この過程を通して，患者が自ら自分の食習慣の問題点に気付くことも多い．他人から指摘されるのではなく，自分で気付くことは大切で，食習慣改善への原動力となる．また，目標設定も，患者が自分で実行可能な目標を立てるよう促す．自分で立てた目標は達成への動機付けとなり，行動の変容につながる．ただし，患者が適切な目標を設定できるようにアドバイスを行ったり，相談に

用語解説＊

理解的態度

ポーター（Porter, E.H.）による態度分類の一つ．カウンセラーの態度には評価的態度，解釈的態度，調査的態度，支持的態度，理解的態度の五つがあると分析した．うち，理解的態度は，受容的・共感的に対象者をありのままに理解しようとする対応方法である．

表6.2-1　集団指導と個人指導の特徴

	集団指導	個人指導
指導者	・一度に複数の人を対象にするため，時間と労力が少なくてすむ． ・対象者全員が興味をもてるように，課題設定や内容に工夫が必要． ・参加者全員に共通の，一般的で簡単な内容の説明に向く．	・個人に対して指導するため，多くの時間と労力を費やす． ・個人の状態や背景，性格に合った指導を具体的に行える． ・個別性の高い，専門的な内容の指導に向いている．
患　者	・気軽に参加できる雰囲気がある． ・患者同士で話ができ，情報交換や励ましの場となる． ・指導がそのまま自分に当てはまる内容とは限らない． ・他の参加者との人間関係がうまくいかない場合には，受講しにくくなる．	・自分に合った指導を，具体的に受けることができる． ・指導者に個人的な相談がしやすい． ・プライバシーが守られる． ・指導者との人間関係がうまくいかない場合は，中断しやすい．

乗ることは必要である.

2 患者の行動変容ステージ

人が健康行動を自分の生活習慣として取り入れるよう，望ましい方向に改善していくことを**行動変容**という．行動変容のステージをプロチャスカ（Prochaska, J.O.）らは，5段階に分けて説明している（図6.2-1）．まず，行動変容自体に無関心で6カ月以内に行動を変えるつもりがない時期（**無関心期**，前熟考期ともいう）から，行動変容に関心があり6カ月以内に行動を変えようと思っている時期（**関心期**，熟考期ともいう）へ，そして，実行していないが1カ月以内には実行しようと思っている時期（**準備期**），実行してから6カ月未満の時期（**実行期**）を経て，実行して6カ月以上が経過して新しい健康行動が生活習慣として定着する時期（**維持期**）にたどり着く．患者教育を行うときには，患者がどの段階にいるのかをよく見極めて，その段階に合った指導を行う．

例えば，まだ無関心期にある患者は，健康行動の必要性は他人ごとであるから，自分のこととして気付きを促す関わりが有効となる．準備期にある患者には，これまでに成功した人の方法を紹介するなど選択肢を示すと助けになる．実行期にある患者には，継続できるように現在の方法を称賛するなど，自信が高まるよう支援する．

3 指導技術

患者教育の指導技術には，アセスメント，カウンセリング，コーチング，ティーチング，認知行動療法の活用などがあるが，実践に際してはこれらの技術を統合させて用いることも多い（表6.2-2）．

また，**行動療法**を取り入れたり，部分的に応用する場合がある．例えば，肥満の場合には，食事時間，食事回数，食事内容，間食，買い物の時間と内容，運動，体重など自分の健康障害に関連する行動を記録してもらう．行動の目標を決めておき，目標が達成されなかった日には，その理由もメモしてもらう．記録することで患者は自分が陥っている悪い食習慣は何なのかに気付き，改善できない要因もわかってくる．自分で自分の食習慣を見つめ直すことによって，自ら行動を変化させていく．そして，うまく改善できたときには**強化**を与

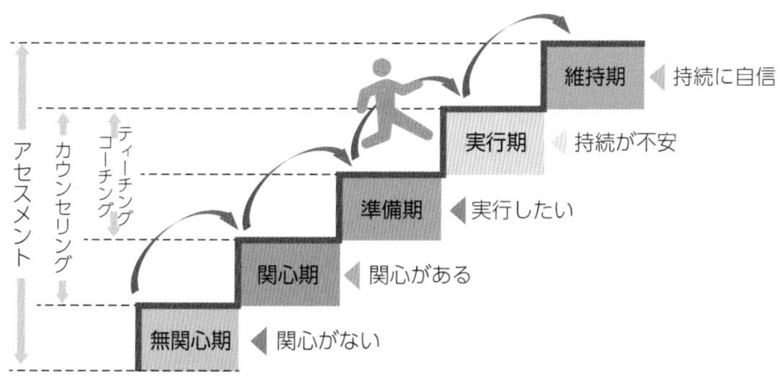

図6.2-1 行動変容ステージと支援技術

表6.2-2　**栄養食事指導技術**

アセスメント技術	対象者の身体状況，健康に関する意識，生活習慣，家庭や仕事等の社会的背景等について情報を収集し，生活習慣を改善する上での課題や改善に役立つ情報等を評価・査定すること．情報やデータの収集，分析，判断のプロセスが含まれる．
カウンセリング技術	相談者の抱える問題や相談事等に対し，対象者を主体とする基本姿勢に基づき，専門的な知識や技術を用いて行われる相談援助の技術．
コーチング技術	相手の本来持っている能力，強み，個性を引き出し，目標実現や問題解決するために自発的行動を促すコミュニケーション技術．
ティーチング技術	知識や技術の少ない者に対し，相談者に対して具体的な指示や助言を与え，知識や技術の獲得を促す技術方法を活用することが必要である．また，これらの手法の基礎となっている理論についても，一定の知識を得た上で継続的に研鑽を積む必要がある．
認知行動療法の手法	認知行動療法とは，人間の思考・行動・感情の関係性に焦点をあてて，思考・行動様式を修正し，症状や問題を解決していく治療法である．保健指導の場面でも，認知行動療法の諸技法を取り入れた支援を行うことにより，対象者が健康行動を身に付け，自律的に健康維持あるいは疾病管理を行っていくこと（セルフコントロール）ができるように動機付けると共に，生活改善につなげていくことが可能．

厚生労働省．標準的な健診・保健指導プログラム（令和６年度版）．より一部改変．

える，つまり，報酬を準備する．報酬は文字どおり，ここまで守れたら前から欲しかった服を自分への褒美として購入するというようなことである．患者が達成できていることを指導者がほめることも報酬となる．患者の行動記録を見て，よく守られているところは称賛して励まし，守れなかったところは一緒に理由を考察し，守れる方法を検討する．この繰り返しによって，患者は徐々に目標を達成できるようになり，強化が繰り返されることで，改善された行動が生活習慣として獲得される．

この行動療法に認知療法を融合させた**認知行動療法**の手法を用いることもある．患者が自分の食生活を自己コントロールできるようになるために，自分には実行できる能力があると自信をもってもらう，すなわち**自己効力感**を高める支援などが行われる．自分で目標を達成できた体験（**成功体験**）を積み重ねたり，他者の成功や経験から学ぶ（**モデリング**）機会を得ることなどが有効である（表6.2-2）．

2 チームアプローチと看護師の役割

栄養食事指導は，チームで行われることが多い．多職種が各専門性を生かして，患者に最も有効な関わり方をするために，まず医療チームで患者の情報を共有し，患者の問題点と目標設定を互いに理解することが大切である．その上で，各自が専門職として果たすべき役割を明確にし，常に連携をとりながら指導を進める．医師，看護師，薬剤師，管理栄養士のほか，患者の状態によってリハビリテーションの専門職や歯科医師・歯科衛生士などが関わることもある．

➡ 栄養サポートチーム（NST）については，1章3節1項p.47参照．

一般的に，医師は患者の現在の健康障害の状態と，治療の必要性や方法について説明する．管理栄養士は食事療法について説明し，実際に調理の実習を行うこともある．看護師は，医師や管理栄養士の説明を患者がどの程度理解し，自分の生活に取り入れていくことが可能か観察する．そして，患者の生活を把握し，どのような実践方法が適しているのかを一緒に考え，助言を行い，精神的な支えとなることが重要である．また，患者会の紹介などを通して，患者の自主的な活動への支援も行う．

臨床場面で考えてみよう　食習慣改善のための栄養食事指導

Aさん（50歳・専業主婦）は，10年前から糖尿病を指摘されていたにもかかわらず，全くコントロールせず，今回，合併症が疑われ，精密検査と食事指導を目的に入院してきた．Aさんは子どもを5人育てた後，今は孫の面倒をみている．「とにかく食べないと，孫をみる元気が出ないもの」と言っては間食したりする，小太りの女性である．

Aさんは，これまで糖尿病を指摘されるたびに管理栄養士の栄養指導を受け，一定の知識はもっているが，毎回，「わかりました」と返事はするものの積極的な様子はみられない．看護師が話を聞くと，「そこを何とか治療するのが病院の役目でしょう」「これまで10年，何もしなくても大丈夫だったんだから」という返事である．

食事指導の計画を立ててみよう．

a．Aさんの糖尿病の原因は何だと考えられるか．

b．Aさんの食事指導の目的・目標はどのようなものが適切だろうか．

c．どのような方法が効果的か．Aさんの性格，背景，食習慣から考えてみよう．

臨床場面で考えてみよう　健康教育の計画

あなたは，B高等学校の女子生徒を対象に健康教育を計画している．まず最初に健康障害についてアンケートをとったところ，最も多くの生徒が困っていると答えたのは便秘で，次は貧血であった．やせる方法を教えてほしいという回答も多くあった．そこで，今回は便秘について，120人の女子生徒を対象に90分の健康教育を大講堂で行うことにした．

健康教育の計画を立ててみよう．

a．便秘の原因の多くは何だと考えられるか．

b．健康教育の目的・目標はどのようなものが適切だろうか．

c．どのような教育方法を用いると効果的だろうか（対象者，回数，場所，人数など）．

重要用語

健康教育	理解的態度	自己効力感
栄養食事指導	行動変容	成功体験
集団指導・個人指導	認知行動療法	モデリング

plus α

NSTを構成する専門職

医師
(doctor of medicine：MD)
歯科医師
(doctor of dental surgery：DDS)
看護師
(registered nurse：RN)
薬剤師
(pharmacist：Ph)
管理栄養士
(registered dietitian：RD)
臨床検査技師
(medical technologist：MT)
診療放射線技師
(radiological technologist：RT)
理学療法士
(physical therapist：PT)
作業療法士
(occupational therapist：OT)
言語聴覚士
(speech language-hearing therapist：ST)
歯科衛生士
(dental hygienist：DH)

◆ 学習参考文献

❶ **日本健康教育学会編．健康行動理論による研究と実践．医学書院，2019.**

健康教育の理論・モデルについて事例を示してわかりやすく解説されている．

❷ **笠原賀子ほか編．栄養教育論．第４版，講談社，2018.（栄養科学シリーズNEXT）．**

対象者に合わせて，栄養教育を展開できるように計画の作成・実施・評価についてわかりやすく説明している．理解を助けるよう，図表が効果的に使われている．

❸ **辻とみ子ほか編．新版ヘルス 21 栄養教育・栄養指導論．医歯薬出版，2017.**

栄養教育や指導を実際に行っていく上で必要な知識が網羅されている．さまざまな対象や場面における栄養教育や指導の展開方法が，具体的に示されている．ライフステージ・ライフスタイル別に栄養教育の展開が示され，実践に生かせる．

❹ **全国栄養士養成施設協会，日本栄養士会監修．小林麻貴ほか．サクセス管理栄養士・栄養士養成講座　栄養教育論．第８版，第一出版，2022.**

図表が多く，重要箇所は色つきで明示するなど工夫され，栄養教育について必要な内容がコンパクトにまとめられている．

❺ **ジェイムス・プロチャスカほか．中村正和監訳．チェンジング・フォー・グッド―ステージ変容理論で上手に行動を変える．法研，2005.**

プロチャスカからのステージ変容理論について詳しく具体的に解説しており，理論を本格的に学ぶに最適の書である．

学習達成チェック

- □ 食生活指針の 10 項目を挙げることができる．
- □ 健康教育について，主要な方法の適用と効果について述べることができる．
- □ 健康教育の過程，評価方法について述べることができる．
- □ 患者教育における患者への望ましい関わり方について述べることができる．
- □ 患者教育における認知行動療法について述べることができる．
- □ 栄養食事指導に関わる各医療職の役割を挙げることができる．

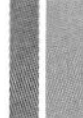

資料①　日本人の食事摂取基準（2020年版）

●エネルギー産生栄養素バランス

年齢等	エネルギー産生栄養素バランス　目標量（%エネルギー）[*1, 2]							
	男性				女性			
	たんぱく質[*3]	脂質[*4]		炭水化物[*5, 6]	たんぱく質[*3]	脂質[*4]		炭水化物[*5, 6]
		脂質	飽和脂肪酸			脂質	飽和脂肪酸	
0～11（月）	—	—	—	—	—	—	—	—
1～2（歳）	13～20	20～30	—	50～65	13～20	20～30	—	50～65
3～5（歳）	13～20	20～30	10以下	50～65	13～20	20～30	10以下	50～65
6～7（歳）	13～20	20～30	10以下	50～65	13～20	20～30	10以下	50～65
8～9（歳）	13～20	20～30	10以下	50～65	13～20	20～30	10以下	50～65
10～11（歳）	13～20	20～30	10以下	50～65	13～20	20～30	10以下	50～65
12～14（歳）	13～20	20～30	10以下	50～65	13～20	20～30	10以下	50～65
15～17（歳）	13～20	20～30	8以下	50～65	13～20	20～30	8以下	50～65
18～29（歳）	13～20	20～30	7以下	50～65	13～20	20～30	7以下	50～65
30～49（歳）	13～20	20～30	7以下	50～65	13～20	20～30	7以下	50～65
50～64（歳）	14～20	20～30	7以下	50～65	14～20	20～30	7以下	50～65
65～74（歳）	15～20	20～30	7以下	50～65	15～20	20～30	7以下	50～65
75以上（歳）	15～20	20～30	7以下	50～65	15～20	20～30	7以下	50～65
妊婦　初期 中期 後期					13～20 13～20 15～20	20～30	7以下	50～65
授乳婦					15～20			

＊1　必要なエネルギー量を確保した上でのバランスとすること．
＊2　範囲に関しては，おおむねの値を示したものであり，弾力的に運用すること．
＊3　65歳以上の高齢者について，フレイル予防を目的とした量を定めることは難しいが，身長・体重が参照体位に比べて小さい者や，特に75歳以上であって加齢に伴い身体活動量が大きく低下した者など，必要エネルギー摂取量が低い者では，下限が推奨量を下回る場合があり得る．この場合でも，下限は推奨量以上とすることが望ましい．
＊4　脂質については，その構成成分である飽和脂肪酸など，質への配慮を十分に行う必要がある．
＊5　アルコールを含む．ただし，アルコールの摂取を勧めるものではない．
＊6　食物繊維の目標量を十分に注意すること．

●たんぱく質

年齢等	たんぱく質							
	男性				女性			
	推定平均必要量(g/日)	推奨量(g/日)	目安量(g/日)	目標量*1(%エネルギー)	推定平均必要量(g/日)	推奨量(g/日)	目安量(g/日)	目標量*1(%エネルギー)
0～5(月)	—	—	10	—	—	—	10	—
6～8(月)	—	—	15	—	—	—	15	—
9～11(月)	—	—	25	—	—	—	25	—
1～2(歳)	15	20	—	13～20	15	20	—	13～20
3～5(歳)	20	25	—	13～20	20	25	—	13～20
6～7(歳)	25	30	—	13～20	25	30	—	13～20
8～9(歳)	30	40	—	13～20	30	40	—	13～20
10～11(歳)	40	45	—	13～20	40	50	—	13～20
12～14(歳)	50	60	—	13～20	45	55	—	13～20
15～17(歳)	50	65	—	13～20	45	55	—	13～20
18～29(歳)	50	65	—	13～20	40	50	—	13～20
30～49(歳)	50	65	—	13～20	40	50	—	13～20
50～64(歳)	50	65	—	14～20	40	50	—	14～20
65～74(歳)*2	50	60	—	15～20	40	50	—	15～20
75以上(歳)*2	50	60	—	15～20	40	50	—	15～20
妊婦(付加量) 初期					+0	+0	—	—*3
中期					+5	+5	—	—*3
後期					+20	+25	—	—*4
授乳婦(付加量)					+15	+20	—	—*4

＊1　範囲に関しては，おおむねの値を示したものであり，弾力的に運用すること．

＊2　65歳以上の高齢者について，フレイル予防を目的とした量を定めることは難しいが，身長・体重が参照体位に比べて小さい者や，特に75歳以上であって加齢に伴い身体活動量が大きく低下した者など，必要エネルギー摂取量が低い者では，下限が推奨量を下回る場合があり得る．この場合でも，下限は推奨量以上とすることが望ましい．

＊3　妊婦（初期・中期）の目標量は，15～20%エネルギーとした．

＊4　妊婦（後期）および授乳婦の目標量は，15～20%エネルギーとした．

●脂　質

年齢等	脂質（%エネルギー）			
	男　性		女　性	
	目安量	目標量*1	目安量	目標量*1
0～5（月）	50	—	50	—
6～11（月）	40	—	40	—
1～2（歳）	—	20～30	—	20～30
3～5（歳）	—	20～30	—	20～30
6～7（歳）	—	20～30	—	20～30
8～9（歳）	—	20～30	—	20～30
10～11（歳）	—	20～30	—	20～30
12～14（歳）	—	20～30	—	20～30
15～17（歳）	—	20～30	—	20～30
18～29（歳）	—	20～30	—	20～30
30～49（歳）	—	20～30	—	20～30
50～64（歳）	—	20～30	—	20～30
65～74（歳）	—	20～30	—	20～30
75以上（歳）	—	20～30	—	20～30
妊婦			—	20～30
授乳婦			—	20～30

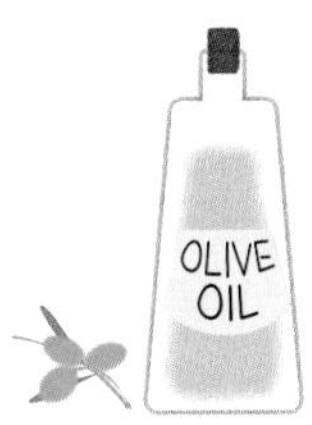

年齢等	飽和脂肪酸（%エネルギー）*2, 3		n-6系脂肪酸（g/日）		n-3系脂肪酸（g/日）	
	男　性	女　性	男　性	女　性	男　性	女　性
	目標量	目標量	目安量	目安量	目安量	目安量
0～5（月）	—	—	4	4	0.9	0.9
6～11（月）	—	—	4	4	0.8	0.8
1～2（歳）	—	—	4	4	0.7	0.8
3～5（歳）	10以下	10以下	6	6	1.1	1.0
6～7（歳）	10以下	10以下	8	7	1.5	1.3
8～9（歳）	10以下	10以下	8	7	1.5	1.3
10～11（歳）	10以下	10以下	10	8	1.6	1.6
12～14（歳）	10以下	10以下	11	9	1.9	1.6
15～17（歳）	8以下	8以下	13	9	2.1	1.6
18～29（歳）	7以下	7以下	11	8	2.0	1.6
30～49（歳）	7以下	7以下	10	8	2.0	1.6
50～64（歳）	7以下	7以下	10	8	2.2	1.9
65～74（歳）	7以下	7以下	9	8	2.2	2.0
75以上（歳）	7以下	7以下	8	7	2.1	1.8
妊婦		7以下		9		1.6
授乳婦		7以下		10		1.8

＊1　範囲に関してはおおむねの値を示したものである．

＊2　飽和脂肪酸と同じく，脂質異常症および循環器疾患に関与する栄養素としてコレステロールがある．コレステロールに目標量は設定しないが，これは許容される摂取量に上限が存在しないことを保証するものではない．また，脂質異常症の重症化予防の目的からは，200mg/日未満にとどめることが望ましい．

＊3　飽和脂肪酸と同じく，冠動脈疾患に関与する栄養素としてトランス脂肪酸がある．日本人の大多数は，トランス脂肪酸に関するWHOの目標（1%エネルギー未満）を下回っており，トランス脂肪酸の摂取による健康への影響は，飽和脂肪酸の摂取によるものと比べて小さいと考えられる．ただし，脂質に偏った食事をしている者では，留意する必要がある．トランス脂肪酸は人体にとって不可欠な栄養素ではなく，健康の保持・増進を図る上で積極的な摂取は勧められないことから，その摂取量は1%エネルギー未満にとどめることが望ましく，1%エネルギー未満でもできるだけ低くとどめることが望ましい．

●炭水化物

年齢等	炭水化物（%エネルギー）*1, 2		食物繊維（g/日）	
	男　性	女　性	男　性	女　性
	目標量	目標量	目標量	目標量
0～5（月）	—	—	—	—
6～11（月）	—	—	—	—
1～2（歳）	50～65	50～65	—	—
3～5（歳）	50～65	50～65	8以上	8以上
6～7（歳）	50～65	50～65	10以上	10以上
8～9（歳）	50～65	50～65	11以上	11以上
10～11（歳）	50～65	50～65	13以上	13以上
12～14（歳）	50～65	50～65	17以上	17以上
15～17（歳）	50～65	50～65	19以上	18以上
18～29（歳）	50～65	50～65	21以上	18以上
30～49（歳）	50～65	50～65	21以上	18以上
50～64（歳）	50～65	50～65	21以上	18以上
65～74（歳）	50～65	50～65	20以上	17以上
75以上（歳）	50～65	50～65	20以上	17以上
妊婦		50～65		18以上
授乳婦		50～65		18以上

＊1　範囲については，おおむねの値を示したものである．
＊2　アルコールを含む．ただし，アルコールの摂取を勧めるものではない．

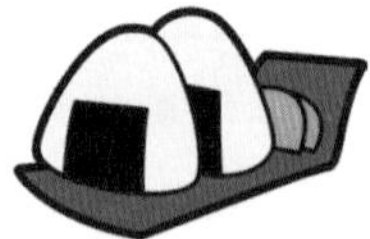

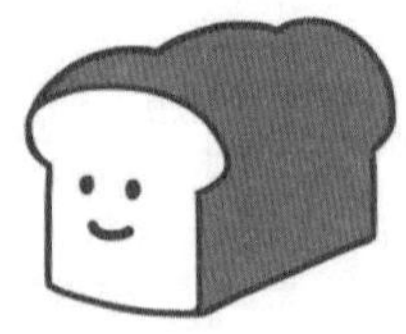

●ビタミン-1

年齢等	ビタミンA（μgRAE/日）*1							
	男性				女性			
	推定平均必要量*2	推奨量*2	目安量*3	耐容上限量*3	推定平均必要量*2	推奨量*2	目安量*3	耐容上限量*3
0～5（月）	—	—	300	600	—	—	300	600
6～11（月）	—	—	400	600	—	—	400	600
1～2（歳）	300	400	—	600	250	350	—	600
3～5（歳）	350	450	—	700	350	500	—	850
6～7（歳）	300	400	—	950	300	400	—	1,200
8～9（歳）	350	500	—	1,200	350	500	—	1,500
10～11（歳）	450	600	—	1,500	400	600	—	1,900
12～14（歳）	550	800	—	2,100	500	700	—	2,500
15～17（歳）	650	900	—	2,500	500	650	—	2,800
18～29（歳）	600	850	—	2,700	450	650	—	2,700
30～49（歳）	650	900	—	2,700	500	700	—	2,700
50～64（歳）	650	900	—	2,700	500	700	—	2,700
65～74（歳）	600	850	—	2,700	500	700	—	2,700
75以上（歳）	550	800	—	2,700	450	650	—	2,700
妊婦（付加量）前期					+0	+0	—	—
中期					+0	+0	—	—
後期					+60	+80	—	—
授乳婦（付加量）					+300	+450	—	—

年齢等	ビタミンD（μg/日）*4				ビタミンE（mg/日）*5			
	男性		女性		男性		女性	
	目安量	耐容上限量	目安量	耐容上限量	目安量	耐容上限量	目安量	耐容上限量
0～5（月）	5.0	25	5.0	25	3.0	—	3.0	—
6～11（月）	5.0	25	5.0	25	4.0	—	4.0	—
1～2（歳）	3.0	20	3.5	20	3.0	150	3.0	150
3～5（歳）	3.5	30	4.0	30	4.0	200	4.0	200
6～7（歳）	4.5	30	5.0	30	5.0	300	5.0	300
8～9（歳）	5.0	40	6.0	40	5.0	350	5.0	350
10～11（歳）	6.5	60	8.0	60	5.5	450	5.5	450
12～14（歳）	8.0	80	9.5	80	6.5	650	6.0	600
15～17（歳）	9.0	90	8.5	90	7.0	750	5.5	650
18～29（歳）	8.5	100	8.5	100	6.0	850	5.0	650
30～49（歳）	8.5	100	8.5	100	6.0	900	5.5	700
50～64（歳）	8.5	100	8.5	100	7.0	850	6.0	700
65～74（歳）	8.5	100	8.5	100	7.0	850	6.5	650
75以上（歳）	8.5	100	8.5	100	6.5	750	6.5	650
妊婦			8.5	—			6.5	—
授乳婦			8.5	—			7.0	—

＊1　レチノール活性当量（μgRAE）＝レチノール（μg）＋β-カロテン（μg）×1/12＋α-カロテン（μg）×1/24＋β-クリプトキサンチン（μg）×1/24＋その他のプロビタミンAカロテノイド（μg）×1/24

＊2　プロビタミンAカロテノイドを含む．

＊3　プロビタミンAカロテノイドを含まない．

＊4　日照により皮膚でビタミンDが産生されることを踏まえ，フレイル予防を図る者はもとより，全年齢区分を通じて，日常生活において可能な範囲内での適度な日光浴を心掛けるとともに，ビタミンDの摂取については，日照時間を考慮に入れることが重要である．

＊5　α-トコフェロールについて算定した．α-トコフェロール以外のビタミンEは含んでいない．

●ビタミン-2

年齢等	ビタミンK（μg/日）		ビタミンB_1（mg/日）*1, 2					
	男 性	女 性	男 性			女 性		
	目安量	目安量	推定平均必要量	推奨量	目安量	推定平均必要量	推奨量	目安量
0～5（月）	4	4	—	—	0.1	—	—	0.1
6～11（月）	7	7	—	—	0.2	—	—	0.2
1～2（歳）	50	60	0.4	0.5	—	0.4	0.5	—
3～5（歳）	60	70	0.6	0.7	—	0.6	0.7	—
6～7（歳）	80	90	0.7	0.8	—	0.7	0.8	—
8～9（歳）	90	110	0.8	1.0	—	0.8	0.9	—
10～11（歳）	110	140	1.0	1.2	—	0.9	1.1	—
12～14（歳）	140	170	1.2	1.4	—	1.1	1.3	—
15～17（歳）	160	150	1.3	1.5	—	1.0	1.2	—
18～29（歳）	150	150	1.2	1.4	—	0.9	1.1	—
30～49（歳）	150	150	1.2	1.4	—	0.9	1.1	—
50～64（歳）	150	150	1.1	1.3	—	0.9	1.1	—
65～74（歳）	150	150	1.1	1.3	—	0.9	1.1	—
75以上（歳）	150	150	1.0	1.2	—	0.8	0.9	—
妊婦（付加量）		0				+0.2	+0.2	—
授乳婦（付加量）		0				+0.2	+0.2	—

年齢等	ビタミンB_2（mg/日）*3					
	男 性			女 性		
	推定平均必要量	推奨量	目安量	推定平均必要量	推奨量	目安量
0～5（月）	—	—	0.3	—	—	0.3
6～11（月）	—	—	0.4	—	—	0.4
1～2（歳）	0.5	0.6	—	0.5	0.5	—
3～5（歳）	0.7	0.8	—	0.6	0.8	—
6～7（歳）	0.8	0.9	—	0.7	0.9	—
8～9（歳）	0.9	1.1	—	0.9	1.0	—
10～11（歳）	1.1	1.4	—	1.0	1.3	—
12～14（歳）	1.3	1.6	—	1.2	1.4	—
15～17（歳）	1.4	1.7	—	1.2	1.4	—
18～29（歳）	1.3	1.6	—	1.0	1.2	—
30～49（歳）	1.3	1.6	—	1.0	1.2	—
50～64（歳）	1.2	1.5	—	1.0	1.2	—
65～74（歳）	1.2	1.5	—	1.0	1.2	—
75以上（歳）	1.1	1.3	—	0.9	1.0	—
妊婦（付加量）				+0.2	+0.3	—
授乳婦（付加量）				+0.5	+0.6	—

＊1　チアミン塩化物塩酸塩（分子量＝337.3）の重量として示した.

＊2　身体活動レベルⅡの推定エネルギー必要量を用いて算定した．推定平均必要量は，ビタミンB_1の欠乏症である脚気を予防するに足る最小必要量からではなく，尿中にビタミンB_1の排泄量が増大し始める摂取量（体内飽和量）から算定.

＊3　身体活動レベルⅡの推定エネルギー必要量を用いて算定した．推定平均必要量は，ビタミンB_2の欠乏症である口唇炎，口角炎，舌炎などの皮膚炎を予防するに足る最小摂取量からではなく，尿中にビタミンB_2の排泄量が増大し始める摂取量（体内飽和量）から算定.

●ビタミン-3

年齢等	ナイアシン（mgNE/日）*1							
	男性				女性			
	推定平均必要量	推奨量	目安量	耐容上限量*2	推定平均必要量	推奨量	目安量	耐容上限量*2
0～5（月）*3	—	—	2	—	—	—	2	—
6～11（月）	—	—	3	—	—	—	3	—
1～2（歳）	5	6	—	60（15）	4	5	—	60（15）
3～5（歳）	6	8	—	80（20）	6	7	—	80（20）
6～7（歳）	7	9	—	100（30）	7	8	—	100（30）
8～9（歳）	9	11	—	150（35）	8	10	—	150（35）
10～11（歳）	11	13	—	200（45）	10	10	—	150（45）
12～14（歳）	12	15	—	250（60）	12	14	—	250（60）
15～17（歳）	14	17	—	300（70）	11	13	—	250（65）
18～29（歳）	13	15	—	300（80）	9	11	—	250（65）
30～49（歳）	13	15	—	350（85）	10	12	—	250（65）
50～64（歳）	12	14	—	350（85）	9	11	—	250（65）
65～74（歳）	12	14	—	300（80）	9	11	—	250（65）
75以上（歳）	11	13	—	300（75）	9	10	—	250（60）
妊婦（付加量）					+0	+0	—	—
授乳婦（付加量）					+3	+3	—	—

年齢等	ビタミンB_6（mg/日）*4							
	男性				女性			
	推定平均必要量	推奨量	目安量	耐容上限量*4	推定平均必要量	推奨量	目安量	耐容上限量*4
0～5（月）	—	—	0.2	—	—	—	0.2	—
6～11（月）	—	—	0.3	—	—	—	0.3	—
1～2（歳）	0.4	0.5	—	10	0.4	0.5	—	10
3～5（歳）	0.5	0.6	—	15	0.5	0.6	—	15
6～7（歳）	0.7	0.8	—	20	0.6	0.7	—	20
8～9（歳）	0.8	0.9	—	25	0.8	0.9	—	25
10～11（歳）	1.0	1.1	—	30	1.0	1.1	—	30
12～14（歳）	1.2	1.4	—	40	1.0	1.3	—	40
15～17（歳）	1.2	1.5	—	50	1.0	1.3	—	45
18～29（歳）	1.1	1.4	—	55	1.0	1.1	—	45
30～49（歳）	1.1	1.4	—	60	1.0	1.1	—	45
50～64（歳）	1.1	1.4	—	55	1.0	1.1	—	45
64～74（歳）	1.1	1.4	—	50	1.0	1.1	—	40
75以上（歳）	1.1	1.4	—	50	1.0	1.1	—	40
妊婦（付加量）					+0.2	+0.2	—	—
授乳婦（付加量）					+0.3	+0.3	—	—

＊1　NE＝ナイアシン当量＝ナイアシン＋1/60トリプトファンで示した．身体活動レベルⅡの推定エネルギー必要量を用いて算定した．
＊2　ニコチンアミドの重量（mg/日），（　）内はニコチン酸の重量（mg/日）．
＊3　単位はmg/日．
＊4　たんぱく質の推奨量を用いて算定した（妊婦・授乳婦の付加量は除く）．ピリドキシン（分子量＝169.2）の重量として示した．

●ビタミン-4

年齢等	ビタミンB_{12}（μg/日）*1					
	男性			女性		
	推定平均必要量	推奨量	目安量	推定平均必要量	推奨量	目安量
0～5（月）	—	—	0.4	—	—	0.4
6～11（月）	—	—	0.5	—	—	0.5
1～2（歳）	0.8	0.9	—	0.8	0.9	—
3～5（歳）	0.9	1.1	—	0.9	1.1	—
6～7（歳）	1.1	1.3	—	1.1	1.3	—
8～9（歳）	1.3	1.6	—	1.3	1.6	—
10～11（歳）	1.6	1.9	—	1.6	1.9	—
12～14（歳）	2.0	2.4	—	2.0	2.4	—
15～17（歳）	2.0	2.4	—	2.0	2.4	—
18～29（歳）	2.0	2.4	—	2.0	2.4	—
30～49（歳）	2.0	2.4	—	2.0	2.4	—
50～64（歳）	2.0	2.4	—	2.0	2.4	—
65～74（歳）	2.0	2.4	—	2.0	2.4	—
75以上（歳）	2.0	2.4	—	2.0	2.4	—
妊婦（付加量）				+0.3	+0.4	—
授乳婦（付加量）				+0.7	+0.8	—

年齢等	葉酸（μg/日）*2							
	男性				女性			
	推定平均必要量	推奨量	目安量	耐容上限量*3	推定平均必要量	推奨量	目安量	耐容上限量*3
0～5（月）	—	—	40	—	—	—	40	—
6～11（月）	—	—	60	—	—	—	60	—
1～2（歳）	80	90	—	200	90	90	—	200
3～5（歳）	90	110	—	300	90	110	—	300
6～7（歳）	110	140	—	400	110	140	—	400
8～9（歳）	130	160	—	500	130	160	—	500
10～11（歳）	160	190	—	700	160	190	—	700
12～14（歳）	200	240	—	900	200	240	—	900
15～17（歳）	220	240	—	900	200	240	—	900
18～29（歳）	200	240	—	900	200	240	—	900
30～49（歳）	200	240	—	1,000	200	240	—	1,000
50～64（歳）	200	240	—	1,000	200	240	—	1,000
65～74（歳）	200	240	—	900	200	240	—	900
75以上（歳）	200	240	—	900	200	240	—	900
妊婦（付加量）*4, 5					+200	+240	—	—
授乳婦（付加量）					+80	+100	—	—

＊1　シアノコバラミン（分子量＝1,355.37）の重量として示した.

＊2　プテロイルモノグルタミン酸（分子量＝441.40）の重量として示した.

＊3　通常の食品以外の食品に含まれる葉酸（狭義の葉酸）に適用する.

＊4　妊娠を計画している女性，妊娠の可能性がある女性および妊娠初期の妊婦は，胎児の神経管閉鎖障害のリスク低減のために，通常の食品以外の食品に含まれる葉酸（狭義の葉酸）を400 μg/日摂取することが望まれる.

＊5　付加量は中期および末期にのみ設定する.

●ビタミン-5

年齢等	パントテン酸（mg/日）		ビオチン（μg/日）	
	男 性	女 性	男 性	女 性
	目安量	目安量	目安量	目安量
0～5（月）	4	4	4	4
6～11（月）	5	5	5	5
1～2（歳）	3	4	20	20
3～5（歳）	4	4	20	20
6～7（歳）	5	5	30	30
8～9（歳）	6	5	30	30
10～11（歳）	6	6	40	40
12～14（歳）	7	6	50	50
15～17（歳）	7	6	50	50
18～29（歳）	5	5	50	50
30～49（歳）	5	5	50	50
50～64（歳）	6	5	50	50
65～74（歳）	6	5	50	50
75以上（歳）	6	5	50	50
妊婦		5		50
授乳婦		6		50

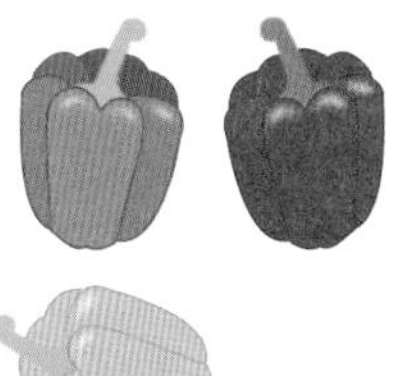

年齢等	ビタミンC（mg/日）*1					
	男 性			女 性		
	推定平均必要量*2	推奨量	目安量	推定平均必要量*2	推奨量	目安量
0～5（月）	—	—	40	—	—	40
6～11（月）	—	—	40	—	—	40
1～2（歳）	35	40	—	35	40	—
3～5（歳）	40	50	—	40	50	—
6～7（歳）	50	60	—	50	60	—
8～9（歳）	60	70	—	60	70	—
10～11（歳）	70	85	—	70	85	—
12～14（歳）	85	100	—	85	100	—
15～17（歳）	85	100	—	85	100	—
18～29（歳）	85	100	—	85	100	—
30～49（歳）	85	100	—	85	100	—
50～64（歳）	85	100	—	85	100	—
65～74（歳）	80	100	—	80	100	—
75以上（歳）	80	100	—	80	100	—
妊婦（付加量）				+10	+10	—
授乳婦（付加量）				+40	+45	—

＊1　L-アスコルビン酸（分子量＝176.12）の重量で示した.
＊2　推定平均必要量は，ビタミンCの欠乏症である壊血病を予防するに足る最小量からではなく，心臓血管系の疾病予防効果および抗酸化作用効果の観点から算定.

●ミネラル-1

年齢等	ナトリウム［mg/日，（　）は食塩相当量（g/日）］＊1					
	男　性			女　性		
	推定平均必要量	目安量	目標量	推定平均必要量	目安量	目標量
0～5（月）	—	100（0.3）	—	—	100（0.3）	—
6～11（月）	—	600（1.5）	—	—	600（1.5）	—
1～2（歳）	—	—	(3.0 未満)	—	—	(3.0 未満)
3～5（歳）	—	—	(3.5 未満)	—	—	(3.5 未満)
6～7（歳）	—	—	(4.5 未満)	—	—	(4.5 未満)
8～9（歳）	—	—	(5.0 未満)	—	—	(5.0 未満)
10～11（歳）	—	—	(6.0 未満)	—	—	(6.0 未満)
12～14（歳）	—	—	(7.0 未満)	—	—	(6.5 未満)
15～17（歳）	—	—	(7.5 未満)	—	—	(6.5 未満)
18～29（歳）	600（1.5）	—	(7.5 未満)	600（1.5）	—	(6.5 未満)
30～49（歳）	600（1.5）	—	(7.5 未満)	600（1.5）	—	(6.5 未満)
50～64（歳）	600（1.5）	—	(7.5 未満)	600（1.5）	—	(6.5 未満)
65～74（歳）	600（1.5）	—	(7.5 未満)	600（1.5）	—	(6.5 未満)
75 以上（歳）	600（1.5）	—	(7.5 未満)	600（1.5）	—	(6.5 未満)
妊婦				600（1.5）	—	(6.5 未満)
授乳婦				600（1.5）	—	(6.5 未満)

年齢等	カリウム（mg/日）			
	男　性		女　性	
	目安量	目標量	目安量	目標量
0～5（月）	400	—	400	—
6～11（月）	700	—	700	—
1～2（歳）	900	—	900	—
3～5（歳）	1,000	1,400 以上	1,000	1,400 以上
6～7（歳）	1,300	1,800 以上	1,200	1,800 以上
8～9（歳）	1,500	2,000 以上	1,500	2,000 以上
10～11（歳）	1,800	2,200 以上	1,800	2,000 以上
12～14（歳）	2,300	2,400 以上	1,900	2,400 以上
15～17（歳）	2,700	3,000 以上	2,000	2,600 以上
18～29（歳）	2,500	3,000 以上	2,000	2,600 以上
30～49（歳）	2,500	3,000 以上	2,000	2,600 以上
50～64（歳）	2,500	3,000 以上	2,000	2,600 以上
65～74（歳）	2,500	3,000 以上	2,000	2,600 以上
75 以上（歳）	2,500	3,000 以上	2,000	2,600 以上
妊婦			2,000	2,600 以上
授乳婦			2,200	2,600 以上

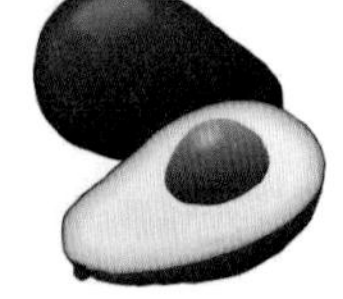

＊1　高血圧および慢性腎臓病（CKD）の重症化予防のための食塩相当量の量は，男女とも 6.0g/日未満とした．

●ミネラル-2

年齢等	カルシウム（mg/日）							
	男性				女性			
	推定平均必要量	推奨量	目安量	耐容上限量	推定平均必要量	推奨量	目安量	耐容上限量
0～5（月）	—	—	200	—	—	—	200	—
6～11（月）	—	—	250	—	—	—	250	—
1～2（歳）	350	450	—	—	350	400	—	—
3～5（歳）	500	600	—	—	450	550	—	—
6～7（歳）	500	600	—	—	450	550	—	—
8～9（歳）	550	650	—	—	600	750	—	—
10～11（歳）	600	700	—	—	600	750	—	—
12～14（歳）	850	1,000	—	—	700	800	—	—
15～17（歳）	650	800	—	—	550	650	—	—
18～29（歳）	650	800	—	2,500	550	650	—	2,500
30～49（歳）	600	750	—	2,500	550	650	—	2,500
50～64（歳）	600	750	—	2,500	550	650	—	2,500
65～74（歳）	600	750	—	2,500	550	650	—	2,500
75以上（歳）	600	700	—	2,500	500	600	—	2,500
妊婦（付加量）					+0	+0	—	—
授乳婦（付加量）					+0	+0	—	—

年齢等	マグネシウム（mg/日）							
	男性				女性			
	推定平均必要量	推奨量	目安量	耐容上限量*1	推定平均必要量	推奨量	目安量	耐容上限量*1
0～5（月）	—	—	20	—	—	—	20	—
6～11（月）	—	—	60	—	—	—	60	—
1～2（歳）	60	70	—	—	60	70	—	—
3～5（歳）	80	100	—	—	80	100	—	—
6～7（歳）	110	130	—	—	110	130	—	—
8～9（歳）	140	170	—	—	140	160	—	—
10～11（歳）	180	210	—	—	180	220	—	—
12～14（歳）	250	290	—	—	240	290	—	—
15～17（歳）	300	360	—	—	260	310	—	—
18～29（歳）	280	340	—	—	230	270	—	—
30～49（歳）	310	370	—	—	240	290	—	—
50～64（歳）	310	370	—	—	240	290	—	—
65～74（歳）	290	350	—	—	230	280	—	—
75以上（歳）	270	320	—	—	220	260	—	—
妊婦（付加量）					+30	+40	—	—
授乳婦（付加量）					+0	+0	—	—

＊1　通常の食品以外からの摂取量の耐容上限量は，成人の場合350mg/日，小児では5mg/kg体重/日とした．それ以外の通常の食品からの摂取の場合，耐容上限量は設定しない．

ミネラル-3

年齢等	リン（mg/日）			
	男　性		女　性	
	目安量	耐容上限量	目安量	耐容上限量
0～5（月）	120	—	120	—
6～11（月）	260	—	260	—
1～2（歳）	500	—	500	—
3～5（歳）	700	—	700	—
6～7（歳）	900	—	800	—
8～9（歳）	1,000	—	1,000	—
10～11（歳）	1,100	—	1,000	—
12～14（歳）	1,200	—	1,000	—
15～17（歳）	1,200	—	900	—
18～29（歳）	1,000	3,000	800	3,000
30～49（歳）	1,000	3,000	800	3,000
50～64（歳）	1,000	3,000	800	3,000
65～74（歳）	1,000	3,000	800	3,000
75以上（歳）	1,000	3,000	800	3,000
妊婦			800	—
授乳婦			800	—

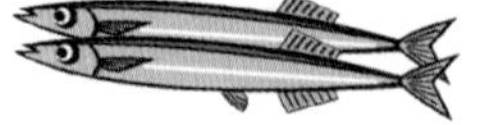

年齢等	鉄（mg/日）									
	男　性				女　性					
					月経なし		月経あり			
	推定平均必要量	推奨量	目安量	耐容上限量	推定平均必要量	推奨量	推定平均必要量	推奨量	目安量	耐容上限量
0～5（月）	—	—	0.5	—	—	—	—	—	0.5	—
6～11（月）	3.5	5.0	—	—	3.5	4.5	—	—	—	—
1～2（歳）	3.0	4.5	—	25	3.0	4.5	—	—	—	20
3～5（歳）	4.0	5.5	—	25	4.0	5.5	—	—	—	25
6～7（歳）	5.0	5.5	—	30	4.5	5.5	—	—	—	30
8～9（歳）	6.0	7.0	—	35	6.0	7.5	—	—	—	35
10～11（歳）	7.0	8.5	—	35	7.0	8.5	10.0	12.0	—	35
12～14（歳）	8.0	10.0	—	40	7.0	8.5	10.0	12.0	—	40
15～17（歳）	8.0	10.0	—	50	5.5	7.0	8.5	10.5	—	40
18～29（歳）	6.5	7.5	—	50	5.5	6.5	8.5	10.5	—	40
30～49（歳）	6.5	7.5	—	50	5.5	6.5	9.0	10.5	—	40
50～64（歳）	6.5	7.5	—	50	5.5	6.5	9.0	11.0	—	40
65～74（歳）	6.0	7.5	—	50	5.0	6.0	—	—	—	40
75以上（歳）	6.0	7.0	—	50	5.0	6.0	—	—	—	40
妊婦（付加量） 初期 中期・後期					 +2.0 +8.0	 +2.5 +9.5	—	—	—	—
授乳婦（付加量）					+2.0	+2.5	—	—	—	—

●ミネラル-4

年齢等	亜鉛（mg/日）							
	男性				女性			
	推定平均必要量	推奨量	目安量	耐容上限量	推定平均必要量	推奨量	目安量	耐容上限量
0～5（月）	—	—	2	—	—	—	2	—
6～11（月）	—	—	3	—	—	—	3	—
1～2（歳）	3	3	—	—	2	3	—	—
3～5（歳）	3	4	—	—	3	3	—	—
6～7（歳）	4	5	—	—	3	4	—	—
8～9（歳）	5	6	—	—	4	5	—	—
10～11（歳）	6	7	—	—	5	6	—	—
12～14（歳）	9	10	—	—	7	8	—	—
15～17（歳）	10	12	—	—	7	8	—	—
18～29（歳）	9	11	—	40	7	8	—	35
30～49（歳）	9	11	—	45	7	8	—	35
50～64（歳）	9	11	—	45	7	8	—	35
65～74（歳）	9	11	—	40	7	8	—	35
75以上（歳）	9	10	—	40	6	8	—	30
妊婦（付加量）					＋1	＋2	—	—
授乳婦（付加量）					＋3	＋4	—	—

年齢等	銅（mg/日）							
	男性				女性			
	推定平均必要量	推奨量	目安量	耐容上限量	推定平均必要量	推奨量	目安量	耐容上限量
0～5（月）	—	—	0.3	—	—	—	0.3	—
6～11（月）	—	—	0.3	—	—	—	0.3	—
1～2（歳）	0.3	0.3	—	—	0.2	0.3	—	—
3～5（歳）	0.3	0.4	—	—	0.3	0.3	—	—
6～7（歳）	0.4	0.4	—	—	0.4	0.4	—	—
8～9（歳）	0.4	0.5	—	—	0.4	0.5	—	—
10～11（歳）	0.5	0.6	—	—	0.5	0.6	—	—
12～14（歳）	0.7	0.8	—	—	0.6	0.8	—	—
15～17（歳）	0.8	0.9	—	—	0.6	0.7	—	—
18～29（歳）	0.7	0.9	—	7	0.6	0.7	—	7
30～49（歳）	0.7	0.9	—	7	0.6	0.7	—	7
50～64（歳）	0.7	0.9	—	7	0.6	0.7	—	7
65～74（歳）	0.7	0.9	—	7	0.6	0.7	—	7
75以上（歳）	0.7	0.8	—	7	0.6	0.7	—	7
妊婦（付加量）					＋0.1	＋0.1	—	—
授乳婦（付加量）					＋0.5	＋0.6	—	—

●ミネラル-5

年齢等	マンガン（mg/日）				クロム（μg/日）			
	男性		女性		男性		女性	
	目安量	耐容上限量	目安量	耐容上限量	目安量	耐容上限量	目安量	耐容上限量
0～5（月）	0.01	—	0.01	—	0.8	—	0.8	—
6～11（月）	0.5	—	0.5	—	1.0	—	1.0	—
1～2（歳）	1.5	—	1.5	—	—	—	—	—
3～5（歳）	1.5	—	1.5	—	—	—	—	—
6～7（歳）	2.0	—	2.0	—	—	—	—	—
8～9（歳）	2.5	—	2.5	—	—	—	—	—
10～11（歳）	3.0	—	3.0	—	—	—	—	—
12～14（歳）	4.0	—	4.0	—	—	—	—	—
15～17（歳）	4.5	—	3.5	—	—	—	—	—
18～29（歳）	4.0	11	3.5	11	10	500	10	500
30～49（歳）	4.0	11	3.5	11	10	500	10	500
50～64（歳）	4.0	11	3.5	11	10	500	10	500
65～74（歳）	4.0	11	3.5	11	10	500	10	500
75以上（歳）	4.0	11	3.5	11	10	500	10	500
妊婦			3.5	—			10	—
授乳婦			3.5	—			10	—

年齢等	ヨウ素（μg/日）							
	男性				女性			
	推定平均必要量	推奨量	目安量	耐容上限量	推定平均必要量	推奨量	目安量	耐容上限量
0～5（月）	—	—	100	250	—	—	100	250
6～11（月）	—	—	130	250	—	—	130	250
1～2（歳）	35	50	—	300	35	50	—	300
3～5（歳）	45	60	—	400	45	60	—	400
6～7（歳）	55	75	—	550	55	75	—	550
8～9（歳）	65	90	—	700	65	90	—	700
10～11（歳）	80	110	—	900	80	110	—	900
12～14（歳）	95	140	—	2,000	95	140	—	2,000
15～17（歳）	100	140	—	3,000	100	140	—	3,000
18～29（歳）	95	130	—	3,000	95	130	—	3,000
30～49（歳）	95	130	—	3,000	95	130	—	3,000
50～64（歳）	95	130	—	3,000	95	130	—	3,000
65～74（歳）	95	130	—	3,000	95	130	—	3,000
75以上（歳）	95	130	—	3,000	95	130	—	3,000
妊婦（付加量）					+75	+110	—	—*1
授乳婦（付加量）					+100	+140	—	—*1

＊1　妊婦および授乳婦の耐容上限量は，2,000 μg/日とした．

●ミネラル-6

年齢等	セレン（μg/日）							
	男　性				女　性			
	推定平均必要量	推奨量	目安量	耐容上限量	推定平均必要量	推奨量	目安量	耐容上限量
0～5（月）	—	—	15	—	—	—	15	—
6～11（月）	—	—	15	—	—	—	15	—
1～2（歳）	10	10	—	100	10	10	—	100
3～5（歳）	10	15	—	100	10	10	—	100
6～7（歳）	15	15	—	150	15	15	—	150
8～9（歳）	15	20	—	200	15	20	—	200
10～11（歳）	20	25	—	250	20	25	—	250
12～14（歳）	25	30	—	350	25	30	—	300
15～17（歳）	30	35	—	400	20	25	—	350
18～29（歳）	25	30	—	450	20	25	—	350
30～49（歳）	25	30	—	450	20	25	—	350
50～64（歳）	25	30	—	450	20	25	—	350
65～74（歳）	25	30	—	450	20	25	—	350
75以上（歳）	25	30	—	400	20	25	—	350
妊婦（付加量）					+5	+5	—	—
授乳婦（付加量）					+15	+20	—	—

年齢等	モリブデン（μg/日）							
	男　性				女　性			
	推定平均必要量	推奨量	目安量	耐容上限量	推定平均必要量	推奨量	目安量	耐容上限量
0～5（月）	—	—	2	—	—	—	2	—
6～11（月）	—	—	5	—	—	—	5	—
1～2（歳）	10	10	—	—	10	10	—	—
3～5（歳）	10	10	—	—	10	10	—	—
6～7（歳）	10	15	—	—	10	15	—	—
8～9（歳）	15	20	—	—	15	15	—	—
10～11（歳）	15	20	—	—	15	20	—	—
12～14（歳）	20	25	—	—	20	25	—	—
15～17（歳）	25	30	—	—	20	25	—	—
18～29（歳）	20	30	—	600	20	25	—	500
30～49（歳）	25	30	—	600	20	25	—	500
50～64（歳）	25	30	—	600	20	25	—	500
65～74（歳）	20	30	—	600	20	25	—	500
75以上（歳）	20	25	—	600	20	25	—	500
妊婦（付加量）					+0	+0	—	—
授乳婦（付加量）					+3	+3	—	—

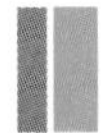

資料② 栄養素を多く含む食品一覧

●食物繊維

食品名	100g含有量(g)	1回使用量		食品名	100g含有量(g)	1回使用量	
		目安量	含有量(g)			目安量	含有量(g)
オートミール	9.4	50g	4.7	芽キャベツ	5.5	3個（30g）	1.7
ライ麦パン	5.6	2枚（60g）	3.4	えだまめ	5.0	50g	2.5
粒コーン（缶）	3.3	1/2カップ（70g）	2.3	オクラ	5.0	5本（50g）	2.5
フランスパン	2.7	5cm（60g）	1.6	ブロッコリー	4.4	1/2株（100g）	4.4
コーンフレーク	2.4	40g	1.0	西洋かぼちゃ	3.5	1/4個（200g）	7.0
ぶどうパン	2.2	2枚切（60g）	1.3	ほうれんそう	2.8	1束（200g）	5.6
そば（ゆで）	2.0	200g	4.0	さつまいも	2.3	1/2個（100g）	2.3
玄米（ごはん）	1.4	茶碗1杯（150g）	2.1	柿	1.6	1個（200g）	3.2
干しひじき	51.8	5g	2.6	干し柿	14.0	1個（40g）	5.6
切干しだいこん	21.3	10g	2.1	ポップコーン	9.3	1/3袋（30g）	2.8
ごま（いり）	12.6	大さじ1（10g）	1.3	甘ぐり	8.5	60g	5.1
糸引き納豆	6.7	1パック（50g）	3.4	ポテトチップス	4.2	1/3袋（30g）	1.3
ごぼう	5.7	1/4本（50g）	2.9	キウイフルーツ	2.5	1個（100g）	2.5

●コレステロール

食品名	100g含有量(mg)	1回使用量		食品名	100g含有量(mg)	1回使用量	
		目安量	含有量(mg)			目安量	含有量(mg)
鶏レバー	370	50g	185	たらこ	350	1/2腹（40g）	140
豚レバー	250	50g	125	いくら	480	大さじ1（17g）	82
牛レバー	240	50g	120	うなぎ蒲焼	230	100g	230
有塩バター	210	大さじ1（13g）	27	ししゃも	230	2尾（50g）	115
豚脂（ラード）	100	大さじ1（13g）	13	わかさぎ	210	2尾（50g）	105
牛脂（ヘット）	100	大さじ1（13g）	13	しらす干し（微乾燥品）	240	大さじ1（5g）	12
鶏もも（皮つき）	89	80g	71	するめいか	250	1杯（200g）	500
鶏もも（皮なし）	87	80g	70	まだこ	150	1/4匹（120g）	180
鶏手羽	110	1本（35g）	39	甘えび	130	5尾（50g）	65
鶏卵（生）	420	1個（50g）	210	カキ（生）	38	むき身4個（50g）	19
うずら卵（生）	470	3個（22g）	103	大正えび	160	1尾（15g）	24
プロセスチーズ	78	1切（20g）	16	ほたて貝（生）	33	1個（70g）	23
あんこう（肝）	560	1切（50g）	280	生うに	290	1片（7g）	20
すじこ	510	30g	153	カステラ	160	1切（50g）	80

伊藤孝仁監．改訂6版 臨床栄養ディクショナリー．メディカ出版，2020.（p.207～213 すべての表）

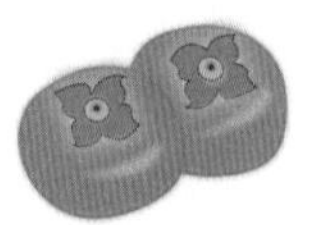

●リノール酸（n-6系多価不飽和脂肪酸）

食品名	100g含有量(g)	1回使用量		食品名	100g含有量(g)	1回使用量	
		目安量	含有量(g)			目安量	含有量(g)
サフラワー油	70	大さじ1（13g）	9.1	くるみ	41	殻なし5粒（20g）	8.2
ひまわり油	58	大さじ1（13g）	7.5	調合サラダ油	34	大さじ1（13g）	4.4
綿実油	54	大さじ1（13g）	7.0	米油	32	大さじ1（13g）	4.2
コーン油	51	大さじ1（13g）	6.3	ソフトマーガリン	12	大さじ1（13g）	1.6
大豆油	50	大さじ1（13g）	6.5	なたね油	19	大さじ1（13g）	2.5
ごま油	41	大さじ1（13g）	5.3	バターピーナッツ	15	20g	2.0

●αリノレン酸（n-3系多価不飽和脂肪酸）

食品名	100g含有量(g)	1回使用量		食品名	100g含有量(g)	1回使用量	
		目安量	含有量(g)			目安量	含有量(g)
くるみ	9.0	殻なし5粒（20g）	1.8	国産大豆	1.8	1/5カップ（30g）	0.5
なたね油	7.5	大さじ1（13g）	1.0	米油	1.2	大さじ1（13g）	0.2
調合サラダ油	6.8	大さじ1（13g）	7.0	ソフトマーガリン	1.2	大さじ1（13g）	0.2
大豆油	6.1	大さじ1（13g）	0.8	納豆	0.7	1パック（50g）	0.4

●オレイン酸（n-9系一価不飽和脂肪酸）

食品名	100g含有量(g)	1回使用量		食品名	100g含有量(g)	1回使用量	
		目安量	含有量(g)			目安量	含有量(g)
オリーブ油	74.0	大さじ1（13g）	9.5	調合サラダ油	41.1	大さじ1（13g）	5.4
ヘーゼルナッツ	54.7	20g	10.9	ごま油	37.6	大さじ1（13g）	4.9
なたね油	60.1	大さじ1（13g）	7.8	ピスタチオ	30.9	20g	6.2
ラード	43.6	大さじ1（13g）	5.7	バターピーナッツ	22.7	20g	4.5
ヘット	45.0	大さじ1（13g）	5.9	ピーナッツバター	20.0	大さじ1（12g）	2.4

●EPA（n-3系多価不飽和脂肪酸）

食品名	100g含有量(g)	1回使用量		食品名	100g含有量(g)	1回使用量	
		目安量	含有量(g)			目安量	含有量(g)
大西洋さば	1.8	1切（100g）	1.8	はまち（養殖）	0.5	1切（100g）	0.5
本まぐろ（脂身）	1.4	1切（100g）	1.4	ぶり	0.9	1切（100g）	0.9
いわし（缶詰・味付け）	1.4	1缶（100g）	1.4	さんま	1.5	1切（100g）	1.5
まいわし（生）	0.8	1切（100g）	0.8	うなぎ蒲焼	0.8	1切（100g）	0.8
さば（缶詰・みそ煮）	1.1	1缶（100g）	1.1	まだい（養殖）	0.5	1切（100g）	0.5

■水溶性ビタミン

●ビタミンB_1

食品名	100g含有量(mg)	1回使用量 目安量	1回使用量 含有量(mg)	食品名	100g含有量(mg)	1回使用量 目安量	1回使用量 含有量(mg)
玄米（ごはん）	0.16	茶碗1杯（150g）	0.24	うなぎ（かば焼）	0.75	100g	0.75
胚芽米（ごはん）	0.08	茶碗1杯（150g）	0.12	たらこ	0.71	1/2腹（40g）	0.28
豚ヒレ肉	1.32	80g	1.06	かつお（春獲り）	0.13	1切（100g）	0.13
豚もも肉	0.96	80g	0.77	国産大豆（乾）	0.71	1/5カップ（30g）	0.21
鶏レバー	0.38	50g	0.19	そら豆	0.30	10粒（50g）	0.15
豚レバー	0.34	50g	0.17	絹ごし豆腐	0.10	1/3丁（100g）	0.10
ロースハム	0.60	1枚（30g）	0.18	ピスタチオ	0.43	10粒（10g）	0.04
ショルダーベーコン	0.58	1枚（30g）	0.17	甘栗	0.20	60g	0.12

●ビタミンB_2

食品名	100g含有量(mg)	1回使用量 目安量	1回使用量 含有量(mg)	食品名	100g含有量(mg)	1回使用量 目安量	1回使用量 含有量(mg)
豚レバー	3.60	50g	1.80	プロセスチーズ	0.38	1切（20g）	0.08
牛レバー	3.00	50g	1.50	うなぎ蒲焼	0.74	100g	0.74
鶏レバー	1.80	50g	0.90	まいわし	0.39	1尾（60g）	0.23
豚ヒレ肉	0.25	80g	0.20	まがれい	0.35	1切（150g）	0.53
ショルダーハム	0.35	2枚（40g）	0.14	まさば	0.31	1切（100g）	0.31
ボンレスハム	0.28	2枚（40g）	0.11	さんま	0.28	1尾（100g）	0.28
カマンベールチーズ	0.48	1切（20g）	0.10	糸引き納豆	0.56	1パック（50g）	0.28
鶏卵（生）	0.43	1個（50g）	0.22	乾しいたけ	1.40	2個（10g）	0.14
牛乳	0.15	コップ1杯（210g）	0.32	ひらたけ	0.40	1/3パック（30g）	0.12
ヨーグルト（全脂無糖）	0.14	1/2カップ（100g）	0.14	アーモンド味付	1.07	20g	0.21

●ビタミンC

食品名	100g含有量(mg)	1回使用量 目安量	1回使用量 含有量(mg)	食品名	100g含有量(mg)	1回使用量 目安量	1回使用量 含有量(mg)
牛レバー	30	50g	15	はくさい	41	1枚（100g）	41
豚レバー	20	50g	10	じゃがいも	35	1個（100g）	35
鶏レバー	20	50g	10	さつまいも	29	1/2個（100g）	29
カリフラワー	81	1/2個（150g）	122	柿	70	1個（160g）	112
ブロッコリー	120	1/2株（100g）	120	ネーブル	60	1個（150g）	90
モロヘイヤ	65	1袋（100g）	65	キウイフルーツ	69	1個（100g）	69
ほうれんそう	35	1束（200g）	70	グレープフルーツ	36	1/2個（120g）	43
芽キャベツ	160	3個（30g）	48	パパイア	50	1/2個（100g）	50
赤ピーマン	170	1/4個（40g）	68	温州みかん	35	1個（100g）	35
キャベツ	41	葉1枚（100g）	41	いちご	62	4粒（50g）	31

■多量ミネラル

●カリウム（K）

食品名	100g含有量(mg)	1回使用量		食品名	100g含有量(mg)	1回使用量	
		目安量	含有量(mg)			目安量	含有量(mg)
まこんぶ（乾）	6,100	10g	610	挽きわり納豆	700	1パック（50g）	350
干しひじき(鉄釜・乾)	6,400	10g	640	えだまめ（冷凍）	650	50g	325
干しわかめ	5,200	2g	104	ながいも	430	10ｃm（200g）	860
切干しだいこん	3,500	10g	350	さつまいも（皮むき）	480	1/2本（100g）	480
さわら	490	1切れ（100g）	490	じゃがいも	410	1個（100g）	410
まぐろ（赤身）	380	1切れ（100g）	380	バナナ	360	1本（100g）	360
まいわし	270	1尾（60g）	162	りんご	120	1個（160g）	192
ほうれんそう	690	1束（200g）	1,380	キウイフルーツ	290	1個（50g）	145
しゅんぎく	460	1束（200g）	920	トマトジュース	260	1缶（200g）	520
アボカド	720	1/2個（100g）	720	牛乳	150	コップ1杯（210g）	315

●カルシウム（Ca）

食品名	100g含有量(mg)	1回使用量		食品名	100g含有量(mg)	1回使用量	
		目安量	含有量(mg)			目安量	含有量(mg)
牛乳	110	コップ1杯(210g)	231	チンゲンサイ	100	1束（100g）	100
プロセスチーズ	630	1切（20g）	126	生揚げ	240	1/2丁（100g）	240
ヨーグルト	120	1/2カップ(105g)	126	がんもどき	270	1個（80g）	216
カマンベールチーズ	460	1切（20g）	92	凍り豆腐	630	1個（20g）	126
パルメザンチーズ	1,300	大さじ1（6g）	78	木綿豆腐	86	1/3丁（100g）	86
コンデンスミルク	270	大さじ1（16g）	43	糸引き納豆	90	1パック（50g）	45
わかさぎ	450	2尾（50g）	225	絹ごし豆腐	57	1/3丁（100g）	57
うるめいわし(丸干し)	570	1尾（30g）	171	きな粉（全粒）	190	大さじ2（12g）	23
ししゃも	350	2尾（50g）	175	焼き豆腐	150	1/3丁（100g）	150
うなぎ蒲焼	150	100g	150	干しひじき	1,000	5g	50
いわし(缶詰・味付け)	370	2尾（60g）	222	煎りごま	1,200	大さじ1（5g）	60
こまつな	170	1束（300g）	510	切干だいこん	500	15g	75
しゅんぎく	120	1束（200g）	240	アーモンド（乾）	250	20g	50

●マグネシウム（Mg）

食品名	100g含有量(mg)	1回使用量		食品名	100g含有量(mg)	1回使用量	
		目安量	含有量(mg)			目安量	含有量(mg)
玄米（ごはん）	49	茶碗1杯（150g）	73.5	木綿豆腐	130	1/3丁（100g）	130.0
干しひじき(鉄釜・乾)	640	10g	64.0	糸引き納豆	100	1パック（50g）	50.0
カキ（生）	74	むき身4個(50g)	37.0	さつまいも	25	1/2本（100g）	25.0
ほたて貝（貝柱・生）	59	むき身2個(50g)	29.5	バナナ	32	1本（100g）	32.0
かつお（春獲り）	42	1切（100g）	42.0	いりごま	360	大さじ1（10g）	36.0
まぐろ（赤身）	45	1切（100g）	45.0	カシューナッツ(フライ)	240	10粒（20g）	48.0
アボカド	33	1/2個（100g）	33.0	バターピーナッツ	190	10粒（20g）	38.0
ほうれんそう	69	1束（200g）	138.0	アーモンド（乾燥）	290	10粒（20g）	58.0
国産大豆（乾）	220	30g	66.0	ポップコーン	95	1/3袋（30g）	28.5

■微量ミネラル

●鉄（Fe）

食品名	100g含有量(mg)	1回使用量		食品名	100g含有量(mg)	1回使用量	
		目安量	含有量(mg)			目安量	含有量(mg)
そば（ゆで）	0.8	200g	1.6	まいわし	2.1	1尾（60g）	1.3
豚レバー	13.0	50g	6.5	わかさぎ	0.8	2尾（50g）	0.4
鶏レバー	9.0	50g	4.5	あさり水煮缶	29.7	25g	7.4
牛レバー	4.0	50g	2.0	カキ（生）	2.1	むき身4個（50g）	1.1
牛肩ロース（赤肉）	2.4	80g	1.9	がんもどき	3.6	1個（80g）	2.9
輸入ヒレ肉（赤肉）	2.8	80g	2.2	糸引き納豆	3.3	1パック（50g）	1.7
和牛もも肉（赤肉）	2.8	80g	2.2	ほうれんそう	2.0	1束（200g）	4.0
かつお	1.9	1切（100g）	1.9	黒キクラゲ（乾）	35.2	3g	1.0
まぐろ（とろ）	1.6	1切（100g）	1.6	卵黄	6.0	1個（20g）	1.2
ぶり	1.3	1切（100g）	1.3	アーモンド（乾）	3.6	10粒（20g）	0.7

●亜鉛（Zn）

食品名	100g含有量(mg)	1回使用量		食品名	100g含有量(mg)	1回使用量	
		目安量	含有量(mg)			目安量	含有量(mg)
精白米（ごはん）	0.6	1杯（150g）	0.9	糸引き納豆	1.9	1パック（50g）	1.0
玄米（ごはん）	0.8	1杯（150g）	1.2	木綿豆腐	0.6	1/3丁（100g）	0.6
胚芽米（ごはん）	0.7	1杯（150g）	1.1	凍り豆腐	5.2	20g	1.0
豚レバー	6.9	50g	3.5	パルメザンチーズ	7.3	大さじ1（6g）	0.4
牛レバー	3.8	50g	1.9	アーモンド（乾）	3.6	10粒（20g）	0.7
牛肩ロース赤肉	3.2	80g	2.6	カシューナッツ(フライ)	5.4	10粒（20g）	1.1
牛もも肉	5.1	80g	4.1	たらこ	3.1	1/2腹（40g）	1.2
牛ヒレ肉	3.4	80g	2.7	うなぎ蒲焼	2.7	100g	2.7
鶏レバー	3.3	50g	1.7	カキ（生）	14.5	むき身4個（50g）	7.3

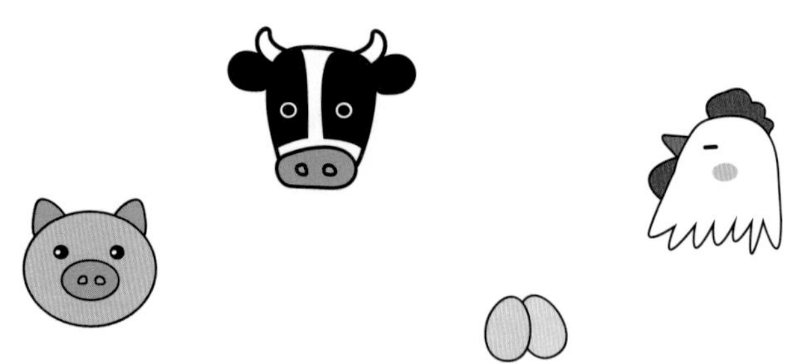

●食塩（NaCl）

食品名	100g含有量(g)	1回使用量		食品名	100g含有量(g)	1回使用量	
		目安量	含有量(g)			目安量	含有量(g)
フランスパン	1.6	60g	1.0	梅干し	22.1	1個（16g）	3.5
食パン	1.3	1枚（60g）	0.8	こんぶ（つくだ煮）	7.4	大さじ1(15g)	1.1
カップめん	6.9	1食分（75g）	5.2	福神漬け	5.1	20g	1.0
ボンレスハム	2.8	2枚（40g）	1.1	たくあん	4.3	20g	0.9
ベーコン	2.2	1枚（20g）	0.4	プロセスチーズ	2.8	1切（20g）	0.6
たらこ	4.6	1/2腹（40g）	1.8	有塩バター	1.9	大さじ1(13g)	0.2
すじこ	4.8	10g	0.5	焼きちくわ	2.1	1本（95g）	2.0
しらす干し(微乾燥品)	4.1	大さじ2（10g）	0.4	魚肉ソーセージ	2.1	1本（30g）	0.6
新巻さけ	3.0	1切（100g）	3.0	カニ風味かまぼこ	2.2	1本（20g）	0.4
むろあじ（開き干し）	2.1	1枚（100g）	2.1	塩せんべい	2.0	1本（20g）	0.4

●調味料に含まれる食塩（食塩1g相当量）

食塩	1g	小さじ1/5	トマトケチャップ	28g	小さじ5
減塩しょうゆ	10g	小さじ2弱	トマトピューレ	250g	1缶と1/5カップ
濃口しょうゆ	7g	小さじ1弱	濃厚（とんかつ）ソース	17g	大さじ1強
薄口しょうゆ	6g	小さじ1	中濃ソース	17g	大さじ1強
甘口味噌	16g	大さじ1弱	ウスターソース	12g	小さじ2強
減塩味噌	20g	大さじ1強	ドレッシング(和風調味料)	23g	大さじ1強
淡色辛味噌	8g	小さじ1と1/3	フレンチドレッシング	33g	大さじ2と1/2
赤色辛味噌	8g	小さじ1と1/3	マヨネーズ（全卵型）	56g	大さじ4

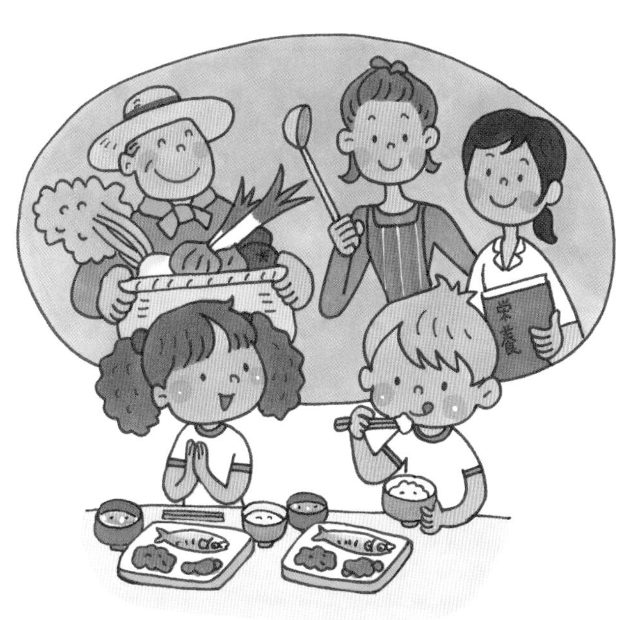

疾病の成り立ちと回復の促進④ 臨床栄養学
看護師国家試験出題基準（令和５年版）対照表

※以下に掲載のない出題基準項目は，他巻にて対応しています．

必修問題

目標Ⅰ．健康および看護における社会的・倫理的側面について基本的な知識を問う．

大項目	中項目（出題範囲）	小項目（キーワード）	本書該当ページ
2．健康に影響する要因	A．生活行動・習慣	食事と栄養	p.12

目標Ⅱ．看護の対象および看護活動の場と看護の機能について基本的な知識を問う．

大項目	中項目（出題範囲）	小項目（キーワード）	本書該当ページ
7．人間のライフサイクル各期の特徴と生活	B．新生児・乳児期	栄養	p.110
	G．老年期	身体的機能の変化	p.126

目標Ⅲ．看護に必要な人体の構造と機能および健康障害と回復について基本的な知識を問う．

大項目	中項目（出題範囲）	小項目（キーワード）	本書該当ページ
11．徴候と疾患	B．主要な疾患による健康障害	生活習慣病	p.81

目標Ⅳ．看護技術に関する基本的な知識を問う．

大項目	中項目（出題範囲）	小項目（キーワード）	本書該当ページ
14．日常生活援助技術	A．食事	誤嚥の予防	p.153
16．診療に伴う看護技術	A．栄養法	経管・経腸栄養法	p.160
		経静脈栄養法	p.163

人体の構造と機能

目標Ⅰ．正常な人体の構造と機能について基本的な理解を問う．

目標Ⅱ．フィジカルアセスメントおよび日常生活の営みを支える看護に必要な人体の構造と機能について基本的な理解を問う．

目標Ⅲ．疾病の成り立ちとの関連において，人体の構造と機能について基本的な理解を問う．

大項目	中項目（出題範囲）	小項目（キーワード）	本書該当ページ
12．代謝系	A．栄養とエネルギー代謝	栄養所要量	p.72，83
		基礎代謝	p.61
	B．物質代謝	同化作用と異化作用	p.14
		栄養素の代謝	p.14

疾病の成り立ちと回復の促進

目標Ⅰ．健康から疾病を経て回復に至る過程について基本的な理解を問う．

大項目	中項目（出題範囲）	小項目（キーワード）	本書該当ページ
1．健康の維持増進	A．疾病の予防・早期発見	健康教育	p.206

目標Ⅲ．疾病に対する診断・治療について基本的な理解を問う．

大項目	中項目（出題範囲）	小項目（キーワード）	本書該当ページ
4．疾病に対する医療	C．治療方法	食事療法	p.148，167

目標Ⅳ．各疾患の病態と診断・治療について基本的な理解を問う．

大項目	中項目（出題範囲）	小項目（キーワード）	本書該当ページ
6．循環機能	A．心臓の疾患の病態と診断・治療	心不全（急性心不全，慢性心不全）	p.196
	C．血圧異常の病態と診断・治療	動脈硬化症	p.195
7．栄養の摂取・消化・吸収・代謝機能	B．上部消化管の疾患の病態と診断・治療	潰瘍性疾患（胃潰瘍，十二指腸潰瘍）	p.168
	C．下部消化管の疾患の病態と診断・治療	炎症性疾患（潰瘍性大腸炎，Crohn<クローン>病，虫垂炎，痔瘻）	p.171，173
	D．肝臓・胆・膵臓の疾患の病態と診断・治療	炎症性疾患（肝炎，胆管炎，胆嚢炎，膵炎）	p.176，177，182，183
		肝硬変	p.178
		脂肪肝，アルコール性肝炎，非アルコール性脂肪性肝炎	p.180
		胆石症	p.180
8．内部環境調節機能	B．代謝異常の疾患の病態と診断・治療	メタボリックシンドローム，肥満症	p.186，193
		糖尿病	p.186
		脂質異常症	p.190
		高尿酸血症，痛風	p.192
		ビタミン欠乏症	p.28，70
	C．体液調節の疾患の病態と診断・治療	水・電解質の異常（脱水，浮腫，低ナトリウム血症，高カリウム血症）	p.45，107
15．排泄機能	A．泌尿器系の疾患の病態と診断・治療	腎炎，慢性腎臓病	p.197，199

健康支援と社会保障制度

目標Ⅲ．公衆衛生の基本，保健活動の基盤となる法や施策および生活者の健康増進について基本的な理解を問う．

大項目	中項目（出題範囲）	小項目（キーワード）	本書該当ページ
8．公衆衛生における生活環境への対策	B．食品および食の安全	健康食品，特別用途食品	p.67，101
10．生活者の健康増進	A．生活習慣病の予防	栄養，運動，休息	p.81，119，133，190
		健康教育と早期発見	p.206
		特定健康診査，特定保健指導	p.120

基礎看護学

目標Ⅱ．基礎的な看護技術と適用のための判断プロセスについて基本的な理解を問う．

大項目	中項目（出題範囲）	小項目（キーワード）	本書該当ページ
4．日常生活援助技術	B．食事と栄養	健康な食生活と食事摂取基準	p.71，110
		治療食，療養食	p.139，167
		食事と栄養に影響する要因	p.54，79，81
		食事と栄養のアセスメント	p.47
		嚥下障害のある人への援助	p.153
		経管・経腸栄養法	p.160
		経静脈栄養法	p.163

成人看護学

目標Ⅰ．成人各期の健康保持・増進や疾病の予防について基本的な理解を問う．

大項目	中項目（出題範囲）	小項目（キーワード）	本書該当ページ
2．成人における健康の保持・増進や疾病の予防	A．生活習慣に関連する健康課題	生活習慣病の要因	p.119

目標Ⅶ．各機能障害のある患者の特徴および病期や障害に応じた看護について基本的な理解を問う．

大項目	中項目（出題範囲）	小項目（キーワード）	本書該当ページ
11．循環機能障害のある患者の看護	A．原因と障害の程度のアセスメントと看護	血管・リンパ管障害	p.194，195
	D．病期や機能障害に応じた看護	心不全	p.196
12．消化・吸収機能障害のある患者への看護	A．原因と障害の程度のアセスメントと看護	嚥下障害	p.153
		消化管機能障害	p.168
	C．治療を受ける患者への看護	経腸栄養法	p.160
		中心静脈栄養法	p.163
	D．病期や機能障害に応じた看護	炎症性腸疾患（潰瘍性大腸炎，Crohn<クローン>病）	p.171，173
		胃潰瘍，十二指腸潰瘍，逆流性食道炎	p.168
		胆管炎，胆石症	p.180
13．栄養代謝機能障害のある患者の看護	D．病期や機能障害に応じた看護	ウイルス性肝炎	p.176，177
		肝硬変	p.178
		脂質異常症，肥満，高尿酸血症	p.186，190，192
14．内部環境（体液量，電解質，酸塩基平衡）調節機能障害のある患者の看護	C．治療を受ける患者への看護	食事療法	p.108，139，167
	D．病期や機能障害に応じた看護	慢性腎不全	p.199
		慢性腎臓病	p.199

老年看護学

目標Ⅱ．さまざまな健康状態にある高齢者と家族の生活および健康を支える看護についての基本的な理解を問う．

大項目	中項目（出題範囲）	小項目（キーワード）	本書該当ページ
5．高齢者の生活を支える看護	C．高齢者の食事・食生活の特徴と援助	高齢者の食事の特徴	p.98
		低栄養	p.133
		摂食・嚥下障害	p.134
7．高齢者に特有な症候・疾患・障害と看護	D．高齢者に特有な疾患・障害の予防と看護	脱水症	p.134

小児看護学

目標Ⅰ．子どもの成長・発達と健康増進のための子どもと家族への看護について基本的な理解を問う．

大項目	中項目（出題範囲）	小項目（キーワード）	本書該当ページ
3．小児各期における健康増進のための子どもと家族への看護	A．栄養と食生活	授乳	p.110，115
		離乳	p.110，115
		食生活	p.110，115
		食育	p.110，115
		食生活の乱れ	p.110，115

INDEX

臨床栄養学

数字，A―Z

あ

い

う

え

す

せ

そ

た

ち

つ

て

ま

み

む

め

も

や

ゆ

よ

ら

り

る

れ

ろ

わ

表紙デザイン：株式会社金木犀舎

本文デザイン：クニメディア株式会社

図版・イラスト：有限会社デザインスタジオEX
清水みどり

編集協力：一般財団法人若さの栄養学協会

組版：株式会社データボックス

ナーシング・グラフィカの内容に関する「更新情報・正誤表」「看護師国家試験出題基準対照表」は下記のウェブページでご覧いただくことができます.

更新情報・正誤表
https://store.medica.co.jp/n-graphicus.html
教科書のタイトルをクリックするとご覧いただけます.

看護師国家試験出題基準対照表
https://ml.medica.co.jp/rapport/#tests

ナーシング・グラフィカ 疾病の成り立ちと回復の促進④
臨床栄養学

2005年5月20日発行　第1版第1刷
2010年1月20日発行　第2版第1刷
2013年1月20日発行　第3版第1刷
2015年1月15日発行　第4版第1刷
2020年1月15日発行　第5版第1刷
2022年1月20日発行　第6版第1刷©
2024年1月20日発行　第6版第3刷

編　者　關戸 啓子
発行者　長谷川 翔
発行所　株式会社メディカ出版
〒532-8588
大阪市淀川区宮原3－4－30
ニッセイ新大阪ビル16F
電話　06-6398-5045（編集）
0120-276-115（お客様センター）
https://store.medica.co.jp/n-graphicus.html
印刷･製本　株式会社広済堂ネクスト

落丁・乱丁はお取り替えいたします.　Printed and bound in Japan
ISBN978-4-8404-7527-3